U0921109

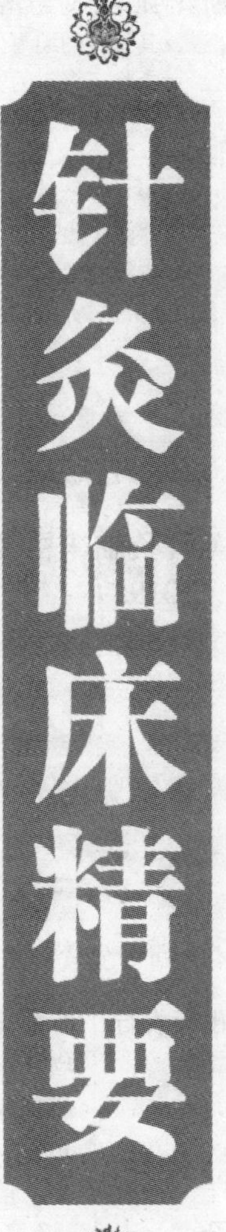

主编　李素荷
副主编　黄德裕
编委　黄奕涵　黄丽红　黄志毅　陈璐　张璇　樊永磊

广东高等教育出版社
Guangdong Higher Education Press
·广州·

内容简介

本书由广州中医药大学针灸推拿学院原院长、博士生导师、教授李素荷和黄德裕教授主编，是作者及其带领的编写团队为发掘、总结中医针灸学，推广针灸疗法和针灸学科的新进展，将从事针灸临床多年的实践进行总结并博采古今同行之有效的临床经验编著而成。全书内容由10部分构成，分别为：卷一·概述、卷二·常见急症、卷三·传染病、卷四·内科疾病、卷五·外科皮肤科疾病、卷六·妇产科疾病、卷七·小儿科疾病、卷八·五官科疾病、卷九·常用疗法、卷十·穴位篇，书中附常用针灸穴位图和表。广东高等教育出版社曾于1988年出版本书第1版，此次修订结合临床实际选择病种，剔除部分临床少见和疗效不满意的病种，增加了目前针灸有效的常见病和现代研究；另外，十四经经穴采用了2006年版《腧穴名称与定位》国家最新标准；充分体现与时俱进的时代特点和创新性，注重中医针灸的传承与发展。

图书在版编目（CIP）数据

针灸临床精要/李素荷主编．—广州：广东高等教育出版社，2019.9

ISBN 978-7-5361-6481-9

Ⅰ.①针… Ⅱ.①李… Ⅲ.①针灸疗法 Ⅳ.①R245

中国版本图书馆CIP数据核字（2019）第094416号

出版发行	广东高等教育出版社
	地址：广州市天河区林和西横路
	邮政编码：510500 电话：（020）85250745
	http://www.gdgjs.com.cn
印　　刷	广东信源彩色印务有限公司
开　　本	787毫米×1 092毫米 1/32
印　　张	10.875
字　　数	320千
版　　次	2019年9月第1版
印　　次	2019年9月第1次印刷
定　　价	39.00元

序　言

《针灸临床精要》原著主编李春辉，副主编张家维。该书1988年成书出版第一版后，深受读者欢迎，多次重印。1991年列入“岭南中医药丛书”，由广东高等教育出版社再版。

时光似箭，日月如梭，一转眼过去已经30年。随着医学不断发展，虽然古老的针灸疗法仍然生机勃勃，该书的内容和经验仍然对临床有很大的指导意义，但30年来中西医对疾病认识和治疗的进步日新月异，原书的部分名称、概念、描述和某些诊断都已经不适应目前的医疗技术水平的发展，更重要的是随着科学技术进步、经济发展，中医学包括针灸学的研究成果和应用也越来越丰富，所以对该书的修改重订越发迫切，势在必行。该书的原作者们也深知这一点，但是他们大都年届古稀，要进行全面修改和补充，已经力不从心。

所幸，原广州中医药大学针灸康复临床医学院院长、博士生导师李素荷教授，深知重修该书的重要性和必要性，在百忙之中自告奋勇，向老一辈专家请缨，重新修订《针灸临床精要》，希望在书中宝贵的经验可以继续流传的同时，让该书的整体水平能和目前医学发展同步；同时，为适应时代要求，满足多层次的读者需要，增加了相关临床研究资料和文献报导，以期将更多的研究成果和经验一起呈献给读者，使该书内容更加丰富，可读性和使用性大大加强。

经过一年多的日以继夜的收集和整理，一本崭新的《针灸临床精要》即将问世，除了保留原书中记载的、在30多年临床应用中证实仍然是行之有效的宝贵经验之外，剔除了一些明显落后的内容，修改一些因年代不同而命名、描述不规范的名词和概念，而更多心血是花费了大量的时间，针对书中每一个疾病和症状，在浩如烟海的研究和报导的文献中，筛选出最具代表性的、经过实践证实了的、在严格科研实践中总结出来的研究结果和临床经验总结，以“文献报导”形式，增补在每一个疾病治疗案例的最后，供读者查阅、参考、对比和使用，这就大大地提高了该书的可读性、实用性和可收藏性。因而它对不论是医学生、针灸师，还是中医临床工作者、中医药院校教师、科研工作者等来说，都是不可多得的口袋书、工具书、参考书。

在该书修订过程中，李素荷教授不幸罹患疾病，但她仍然抱着重病与疾病抢时间，完成大量的编撰修订工作。可是，最终还是没有能看到本书的问世，就永远离开我们。对她的逝世，我们表示深切的哀悼！但我相信，当我们的读者在使用本书时，能有收获，能有得益的时候，她在天之灵，一定会露出欣慰的笑容。

逝者已矣，生者尤来。我们要感谢对此书做出贡献的原版作者们，是他们的付出和执着，才有这本书的诞生和存在；感谢一直和李素荷教授一起修订这本书，一直到她去世时都陪伴在她身边的所有研究生同学们，是你们的辛勤劳动，才能给她安慰，才使这本书的修订工作可以完成。

最后，还要感谢李素荷教授的先生，是他的努力，才有今天这本书的顺利出版。

当然，这是一本有经历的书，但也一定有它不足的地方。所以我们希望更多的人来对它进行批评和修正，期望不远的未来，我们能再一次以全新姿态和形式呈现给喜欢它的读者。

凤凰涅槃。我相信李素荷教授和《针灸临床精要》可以一起永存。

李春辉

2018 年 11 月 1 日于广州中医药大学

目　录

【卷一】　概　述

【卷二】　常见急症

【卷三】 传染病

【卷四】 内科疾病

【卷五】　外科皮肤科疾病

【卷六】　妇产科疾病

【卷七】 小儿科疾病

【卷八】 五官科疾病

【卷九】 常用疗法

【卷十】 穴位篇

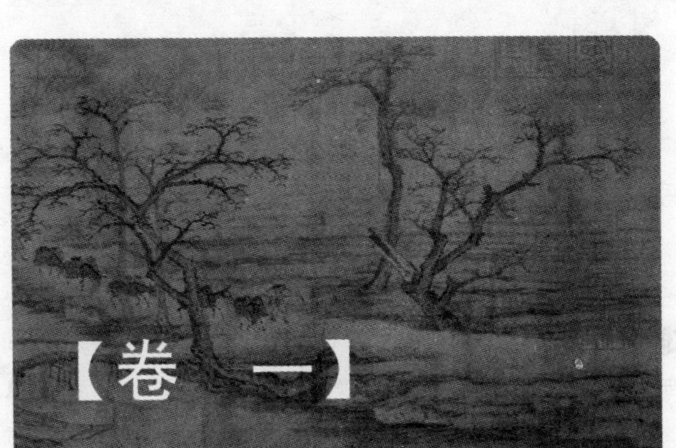

概　述

针灸是中医学宝库中的重要组成部分，是中国传统医学文化之瑰宝。针灸学是中医学体系中最具特色的学科之一。几千年来，针灸疗法一直在中国广泛地得到运用，并传播到世界各地，对人类的健康、繁衍起着重要的作用。针灸疗法是一种符合生命活动过程的生理调节疗法，它不但治疗范围广、收效快，而且经济、简便、容易掌握，因而在国内外日益受到重视。

针灸学是以中医理论为指导，研究经络、腧穴、针灸方法、运用针灸防治疾病的一门学科。针灸治疗疾病是根据脏腑、经络学说，运用四诊八纲理论，结合病变的部位、标本，通过辨证思论等治疗原理进行选穴、配穴处方，按方施以针或灸等技术的治疗手段，使经脉气血通畅，阴阳平衡，从而达到防治疾病的目的。

一、针灸治疗原则

局部与整体

1. 局部治疗：一般指针对局部症状的治疗而言。例如：鼻塞取迎香、巨髎，口噤取地仓、颊车。口噤、鼻塞可见于多种全身性疾患，解除这些症状，将有助于全身性疾患的治疗。

2. 整体治疗：一般指针对某一疾病的病因进行治疗。例如：肝阳上亢的眩晕，取太冲、照海滋肾平肝，肝风平熄则头晕目眩等症自可向愈。风寒外束的感冒头痛，取合谷、外关发汗解表，表邪得解则头痛恶寒等症可除。

3. 局部与整体兼治：既重视原因治疗，又重视症状治疗，将二者有机地结合起来，则有利于提高疗效。例如：脾虚泄泻，既取天枢、足三里止泻，又取三阴交、脾俞健脾。

单从穴位的主治作用来看，有些穴位只主治局部病症，例如：承泣治目疾，颧髎治三叉神经痛等。有些穴位不仅能治局部病症，而且能治全身疾病，例如：气海治少腹痛，又可治疗气虚所致之疾；大椎治项背痛，也可治全身发热和阳虚所致的病症。

治标与治本

标本的含义较广。如：内为本，外为标；正气为本，邪气为标；病因为本，症状为标；先病为本，后病为标。应用治标与治本的原则是：缓则治其本，急则治其标，标本兼治。

1. 缓则治本。在一般情况下，病在内者治其内，病在外者治其外。正气虚者扶正，邪气盛者祛邪。治其病因，能使症状自解。治其先病，后病可除。

2. 急则治标。在特殊情况下，标与本在病机上往往是相互夹杂的，因此，论治时必须随机应变，即根据标本症候的缓急，来决定施

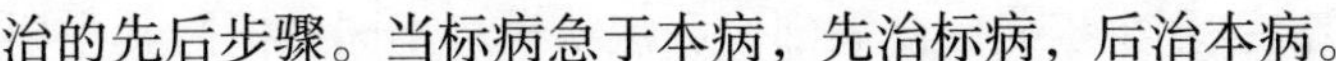

治的先后步骤。当标病急于本病，先治标病，后治本病。

3．标本兼治。当标病与本病处于俱缓或俱急的状态时，均可采用标本兼治法。如由于肝病引起的脾胃不和，可在治肝的同时兼调理脾胃。

补虚与泻实

简而言之，补虚，就是扶助正气；泻实，就是祛除邪气。在患病过程中，正气不足则表现为虚证，治疗时宜用补法；邪气亢盛则表现为实证，治疗时宜用泻法。“邪气盛则实，精气夺则虚。”“盛则泻之，虚则补之。”这是针灸补虚泻实的基本原则。正确运用这一原则，除需掌握针灸补泻的操作方法外，还要讲究经穴配伍，才能取得较好的疗效。

1．本经补泻。一般情况下，凡属某一经络、脏腑的病变，未涉及其他经络脏腑者，即可在该经取穴施以补泻。

2．异经补泻。如经络发生了虚与实的病理变化，针灸处方就不局限于采用某一经的穴位，施以补泻。

本经补泻和异经补泻可以体现于“五输穴”配五行的生克补泻法，运用补虚泻实的原则。还可以将“俞募”“原络”“会郄”等配穴法结合起来，更好地发挥针灸补泻的治疗作用。

同病异治与异病同治

同病异治，即同一疾病用不同的方法治疗；异病同治，即不同疾病用同一种方法治疗。

1．同病异治：某些疾病，其受病部位和症状虽然相同，但因其具体的病机不同，所以在治法上亦因之而异。例如：同是胃病，有属肝气犯胃者，治宜疏肝和胃，行气止痛，取足厥阴、足阳明等经穴和有关募穴组成处方，针用泻法，亦可少灸；有属脾胃虚寒者，治宜补脾健胃，温中散寒，取足太阴、足阳明等经穴和有关背俞组成处方，针用补法，并可多灸。

2．异病同治：不少疾病，受病部位和症状虽然不同，但因其主要的病机相同，所以可以采用同一种方法治疗。例如：肝阳上亢的头痛和肝气郁结的胁痛，都可以取足厥阴、足少阳的经穴和有关俞、募穴治疗。

二、针灸处方

选穴原则

1．近部选穴：亦称局部选穴，即在患者的脏腑、五官、肢体等部位，就近选取腧穴进行针灸治疗。例如：胃脘痛取中脘、梁门；肩部疾患取肩髃、肩井；膝部疾患取膝眼、膝阳关；眼部疾患取睛明、瞳子髎、攒竹、丝竹空；鼻部疾患取迎香、巨髎；耳部疾患取耳门、听宫、翳风；面颊及口齿疾患取颧髎、颊车、地仓、承浆、大迎。此法在临床上应用较广，既可单取一经穴位，亦可取多经穴位合用，目的在就近调整受病经络、器官的阴阳气血，使之平衡。

2．远部选穴：亦称远道取穴，即在受病部位的远距离取穴治疗。此法在具体应用时，有本经取穴和异经取穴之分。

本经取穴：即当诊断某病变机理属于某脏某经之后，即可选该经的有关穴位进行治疗。例如，肺部疾患取太渊、鱼际；与脾相关的疾病取三阴交、太白；急性腰痛取人中、委中等。

异经取穴：许多疾病的病理变化，在脏腑与脏腑之间是互相影响的，故在治疗时可以取所属不同经脉的穴位互相为用。例如：呕吐属胃病，当取中脘、足三里，若由肝气犯胃致胃气上逆而引起呕吐者，则可兼取太冲、肝俞。

3．辨证选穴：是根据疾病的症候特点，分析病因、病机而辨证地选取穴位进行治疗。如外感发热取大椎、合谷、曲池以清热解表；又如脾胃虚弱导致纳呆、便溏等选取脾俞、足三里。

4．对症选穴，亦称随症选穴，是根据疾病的主要症状或腧穴功能主治而选取穴位进行治疗。如胸闷气促可取膻中；筋病时可取阳陵泉；

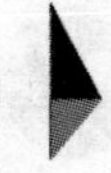

阑尾炎取阑尾穴；昏迷急救取人中、素髎、内关以醒脑开窍。

此外，痛点选穴（阿是穴）亦属于对症选穴法。临床上应用压痛点治疗扭伤、关节炎等局部疼痛，均有较好的效果。

配穴方法

1. 上下配穴法：是泛指把人身体上部的腧穴与下部的腧穴配合成处方的方法。此法在临床上应用最广。例如眼部疾患可取眼周的睛明、丝竹空和下肢的光明、太冲；胃脘痛可取上肢内关，下肢足三里；咽喉痛、牙痛，上肢取合谷，下肢取内庭。

2. 前后配穴法：是以人体前后部位所在腧穴配伍成处方的方法。此法临床上多用于胸腹部的疾患。“俞募配穴法”属此法范畴。如胃脘痛前取中脘、建里，后配脾俞、胃俞；便秘时前取天枢，后取大肠俞。

3. 表里配穴法：本法是以脏腑、经脉的阴阳表里配合关系作为配穴依据，即某一脏腑经脉有病，取其表里经腧穴组成处方施治。如腰痛可取膀胱经的肾俞或大肠俞配合肾经的太溪或涌泉。特定穴中的原络配穴法亦属此法范畴。

4. 远近配穴法：即选穴原则中的“近部选穴”与“远部选穴”配合使用的方法。例如：胃脘痛取中脘、胃俞等是近取法，取内关、足三里、公孙等是远取法，将远近两者配合使用。

5. 左右配穴法：是将人体左侧和右侧的腧穴配合应用的方法。临床上常选择左右同一腧穴配合运用，如腹泻选双侧的天枢穴，鼻塞选双侧的迎香穴。本法也指根据外邪所犯经络的不同部位，在“缪刺”“巨刺”的原则下配穴成方的方法。例如：左侧面瘫取右侧的合谷，右侧面瘫取左侧的合谷；左侧偏头痛取右侧的阳陵泉、侠溪，右侧偏头痛取左侧的阳陵泉、侠溪。此外，亦有疾在患侧而取健侧的穴位，例如偏瘫、痹痛等用此法也有一定的效果。

三、特定穴的临床应用

机体有病，可能会在特定腧穴上出现各种不同的病理反应，而刺灸这些特定腧穴往往会收到一般腧穴所达不到的效果。特定腧穴分为五输穴、原穴、络穴、俞穴、募穴、下合穴、郄穴、八会穴、八脉交会穴和交会穴，共计十大类。此为古代医家临床实践经验的总结。

五输穴的临床应用

五输穴是指十二经脉中的井、荥、输、经、合五个穴位（见表1－1、表1－2）。五输穴除治疗局部病症之外，对经脉循行远端部位（头面、躯干、内脏）乃至全身性疾病均有较好的治疗作用。

表1－1　五输穴（阴经）

阴经	五输穴				
	井（木）	荥（火）	输（土）	经（金）	合（水）
手太阴肺经	少商	鱼际	太渊	经渠	尺泽
手厥阴心包经	中冲	劳宫	大陵	间使	曲泽
手少阴心经	少冲	少府	神门	灵道	少海
足太阴脾经	隐白	大都	太白	商丘	阴陵泉
足厥阴肝经	大敦	行间	太冲	中封	曲泉
足少阴肾经	涌泉	然谷	太溪	复溜	阴谷

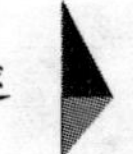

表1-2　五输穴（阳经）

阳经	五输穴				
	井（金）	荥（水）	输（木）	经（火）	合（土）
手阳明大肠经	商阳	二间	三间	阳溪	曲池
手少阳三焦经	关冲	液门	中渚	支沟	天井
手太阳小肠经	少泽	前谷	后溪	阳谷	小海
足阳明胃经	厉兑	内庭	陷谷	解溪	足三里
足少阳胆经	足窍阴	侠溪	足临泣	阳辅	阳陵泉
足太阳膀胱经	至阴	足通谷	束骨	昆仑	委中

（一）五输穴主病

关于五输穴的主病，《黄帝内经》总结为“治脏者治其输，治腑者治其合”“荥输治外经，合治内腑”“病在阴之阴者，刺阴之荥输”。总结最为全面的是《灵枢·顺气一日分为四时》篇，即“病在脏者取之井，病变于色者取之荥，病时间时甚者取之输，病变于音者取之经，经满而血者，病在胃及以饮食不节得病者，取之于合”。

《难经·六十八难》根据《黄帝内经》的经旨，结合经脉的生理、病理特点，进一步总结出“井主心下满，荥主身热，输主体重节痛，经主喘咳寒热，合主逆气而泄”的主病规律。

1. 井主心下满。“心下满”即胸胁部郁闷、痞满，乃肝病之疾。肝属木，主疏泄，经脉布于胸胁。如果肝失于疏泄，肝气横逆，克伐脾胃，就会出现心烦、郁闷不乐、胸胁胀满、烦躁易怒、头痛或胀、嗳气返酸、脉弦等症状，则可取用井穴疏肝理气、解郁除烦。

2. 荥主身热。心属火，“身热”主要是心火亢盛的表现，当然也包括其他脏腑、经脉的热证（包括阴虚火旺之证）在内。诸如热伤神明引起的心悸、心烦、狂躁不宁、神昏谵语；热伤肺卫导致的发热、咽喉肿痛；心火下移小肠，导致小便黄赤、尿道涩痛或尿血等，可取各经荥穴清热泻火。

3. 输主体重节痛。脾主四肢、肌肉，“体重节痛”属于肌肉和关节的病变，主因脾失健运、水湿阻滞。由此引起的其他疾病如食欲不振、脘腹胀满、恶心呕吐、大便稀溏、肢体浮肿等症，可取输穴治疗，以健脾胃、运化水湿。

4. 经主喘咳寒热。“喘咳寒热”系邪袭肺卫、肺失宣降所导致的外感及其呼吸系统病变，如恶寒发热、咳嗽气喘、咽干咽痛等，均可选取经穴，以宣肺解表、止咳平喘。

5. 合主逆气而泄。“逆气而泄”指气机上逆、二便失调的病症，病变部位主要在六腑和肾及前后二阴。如遗尿、泄泻（包括“五更泄”）、遗精、早泄、肾不纳气之气逆而喘等，取合穴调理肠道、调补肾气。

（二）子母补泻法

子母补泻法是根据疾病的虚实，结合脏腑、经脉和五输穴的五行属性，虚则补其母穴，实则泻其子穴。《难经·六十四难》指出：“阴井木，阳井金；阴荥火，阳荥水；阴输土，阳输木；阴经金，阳经火；阴合水，阳合土。阴阳皆不同，其意何也？然：是刚柔之事也。”这是十二经脉五输穴的阴阳、五行分属规律。十二经脉五输穴的井、荥、输、经、合按五行相生的次序排列。

1. 本经取穴法：病在某经，就按其虚实性质在本经选取母子穴。如肺（经）属金，太渊穴属土为其母穴，尺泽穴属水为其子穴。因此，肺的虚证宜补太渊，肺的实证应泻尺泽。胃（经）属土，解溪穴属火为其母穴，厉兑穴属金为其子穴。所以，胃的虚证宜补解溪，胃的实证应泻厉兑。

2. 异经取穴法：异经取穴法是按十二经脉之间的五行生克关系，根据“实则泻其子，虚则补其母”的治疗原则，分别在病变经脉的母经或子经选穴施术。例如肝属木，肝实证泻属火的心经火穴少府；肝虚证补属水的肾经水穴阴谷。

（三）因时而用

因时而用，即根据时令使用五输穴。《灵枢·顺气一日分为四时》篇中记载有："脏主冬，冬刺井；色主春，春刺荥；时主夏，夏刺输；音主长夏，长夏轻刺经；味主秋，秋刺合。"《难经·七十难》中说："春夏刺浅，秋冬刺深。"《难经·七十四难》说："春刺井，夏刺荥，季夏刺输，秋刺经，冬刺合。"都是结合四季应用五输穴的方法。

按季节而论，春夏之季，阳气在上，人体之气也行于浅表，故应浅刺井荥；秋冬之季，阳气在下，人体之气也深伏于里，故宜深刺经合。

将季节结合部位而论，五输穴的分布，井、荥所在的部位肌肉浅薄，而经、合所在的部位肌肉较为丰厚，故可春夏浅刺井、荥，秋冬深刺经、合等。

"子午流注"针法，也是以五输穴为取穴依据的时间针刺法。

原穴、络穴的临床应用

原有本源之意，与人体三焦的原气关系密切。《难经·六十六难》说："三焦者，原气之别使也。""原者，三焦之尊号也。"原气为机体生命活动的原动力，导源于脐下"肾间动气"，关系着整个机体的气化功能，借三焦的气化作用输布全身，对促进五脏六腑的生理活动有着十分重要的意义。原穴即脏腑、经脉的原气输注、留止之处。每条经脉都有一个原穴，总共十二个，故习称"十二原"。其中，阴经的原穴也就是五输穴中的"输"穴，即"以输代原"。《类经图翼》称之为"阴经之输并于原"。阳经脉气盛长，于"输"穴之后另有单独的原穴。

络有联络、网络、散布之义。络穴即联络表里两经的腧穴，也是表里两经经气相通的部位。正如《医学入门》中所说："络穴俱在两经之间，乃交经过络之处。"十二经脉各有一络穴，还有脾之大络，以及任脉之络鸠尾、督脉之络长强，合称"十五络"。

十二经的络穴均位于四肢腕、踝关节以上，肘、膝关节以下，起互联表里经的作用。脾之大络大包穴位于胸胁，任脉之络鸠尾位于上腹，督脉之络长强位于尾骶。这样，十四经脉的气血通过络穴散布周身。

（一）原穴的应用

原穴均位于四肢腕、踝关节附近（见表1－3）。可以反映相应经脉、脏腑的病变，调治本经寒热虚实诸疾。

表1－3　原穴

经脉	肺	心包	心	脾	肝	肾	大肠	三焦	小肠	胃	胆	膀胱
原穴	太渊	大陵	神门	太白	太冲	太溪	合谷	阳池	腕骨	冲阳	丘墟	京骨

1. 原穴的诊断作用。《灵枢·九针十二原》篇说："五脏有疾也，应出十二原，而原各有所出，明知其原，睹其应，而知五脏之害矣。"说明内脏有病，可在原穴显现出某种反应，从而借以诊查内脏疾病。

2. 治病疗疾的作用。《灵枢·九针十二原》篇说："十二原者，主治五脏六腑之有疾者也。"《难经·六十六难》说："五脏六腑之有病者，皆取其原也。"由于原穴与三焦的气化功能活动密切相关，三焦是原气之别使，它导源于脐下肾间动气，输布全身，关系着整个人体的气化功能。刺灸原穴，能够和内调外，宣上导下，通达一身之原气，调节脏腑的各种机能，促使阴阳平衡。所以，《灵枢·九针十二原》篇在论述原气的治疗作用时说："五脏有六腑，六腑有十二原，十二原出于四关，四关主治五脏，五脏有疾，当取之十二原。"

（二）络穴的应用

1. 治疗本络脉的病候。十五大络有一定的分布路线，也有各自的病候记载。当十五络脉气血异常，本络脉分布经过处的病变及本络穴的虚实病候，都可以取相应络穴来治疗。例如手少阴心经之络，实则胸膈支满，虚则不能言语，可取其络穴通里，虚补实泻；足太阴脾经之络，实则肠中切痛，虚则鼓胀，可取其络穴公孙，虚补实泻。

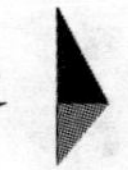

任脉之络散布于胸腹部，故胸腹部病症可取任脉之络穴鸠尾调治；督脉之络从脊柱两旁经腰背上行散布于头，故腰背部和头部疾患可取督脉之络穴长强调治。脾之大络散布于胸胁，网络周身气血，故全身疼痛不适可取脾之大络大包穴调治。

2. 治疗表里经脉病变。在《灵枢·经脉》篇中，十二经脉对应的十二络都各有与表里两经相应的虚实病候。络穴在生理上联络表里两经，在治疗上就可以治疗表里两经病症。《针经指南》中说："络脉正在两经之间，若刺络穴，表里皆治。"说明络穴的主治特点，在于治疗表里两经的病变。例如手太阴肺经络穴列缺，既治本经的咳嗽、气喘，又治手阳明大肠经的头项强痛、牙痛、面瘫。足太阴脾经络穴公孙，既治本经的腹胀、泄泻，也治足阳明胃经的胃脘疼痛。

表1－4　络穴

经脉	肺	心包	心	脾	肝	肾	大肠	三焦	小肠	胃	胆	膀胱
络穴	列缺	内关	通里	公孙	蠡沟	大钟	偏历	外关	支正	丰隆	光明	飞扬

（三）原络配穴法

以病变经脉的原穴与相表里经脉的络穴相配，称为"原络配穴法"或"主客配穴法"。为表里经配穴法的代表，主治表里两经的病变，临床应用最为广泛。如外感之人又患腹泻或便秘，应以肺经原穴太渊配大肠经络穴偏历宣肺止咳、调理肠道。肝部化火而致胆之相火亢盛出现烦躁、口苦、胸胁苦满等郁火证，选肝经原穴太冲配胆经络穴光明，以疏泄肝胆之郁火。原络配穴法组合中原穴和络穴的选择，可按表里经脉病变之先后次序定原络；也可以按表里经脉病变的主次重轻定原络。

原络配穴法还可以单用本经的原穴和络穴同治，例如久咳不愈以肺经原穴太渊透刺络穴列缺；长期失眠以心经原穴神门透刺络穴通里，或者以心包经原穴大陵配络穴内关；腕关节慢性劳损以手少阳三焦经之原穴阳池配络穴外关等。

俞穴、募穴的临床应用

俞穴和募穴均为脏腑、经脉之气输注、聚集的部位，二者脉气相通，故元朝滑伯仁《难经本义·六十七难》说："阴阳经络，气相交贯，脏腑腹背，气相通应。" 俞穴位于背腰部，属阳；募穴位于胸腹部，属阴。

俞穴位于腰背部足太阳经夹脊第一侧线上，故又称"背俞穴"。背俞穴的位置大体与相关脏腑在体内的部位上下排列相接近，故均以相应脏腑的名称命名。募穴是脏腑经络之气聚集于胸腹部的十二个经穴。其位置亦与相关脏腑在体内所处的部位相接近。

（一）俞穴的应用

1．俞穴的诊断作用：《灵枢·背腧》篇说："则欲得而验之，按其处，应在中而痛解，乃其腧也。" 说明背俞穴往往是内脏疾患的病理反应点，其表现可有压痛、敏感、迟钝、麻木、皮下组织变异等。

表1－5　背俞穴

经脉	肺	心包	心	脾	肝	肾	大肠	三焦	小肠	胃	胆	膀胱
背俞穴	肺俞	厥阴俞	心俞	脾俞	肝俞	肾俞	大肠俞	三焦俞	小肠俞	胃俞	胆俞	膀胱俞

2．俞穴的治疗作用：背俞穴主要治疗相应脏腑的疾病以及与脏腑相关的组织器官的疾病，例如肺俞可治疗咳嗽，也可治疗鼻炎。俞穴特点主要是扶正补虚、调节脏腑机能，偏于治疗相应脏腑的慢性虚弱性病症。如宋代《针灸资生经》中记载治疗咳嗽、慢性病用肺俞，急性病用膻中。

（二）募穴的应用

1．募穴的诊断作用：募穴位于胸腹部与相应脏腑的位置接近。当某一脏腑发生病变，多有阳性反应表现在所属募穴上，因而可以辅助诊断疾病。例如肺结核患者可在中府穴出现压痛，膀胱结石患者可在中极穴触及结节或条索状反应物等。

表1－6　募穴

经脉	肺	心包	心	脾	肝	肾	大肠	三焦	小肠	胃	胆	膀胱
募穴	中府	膻中	巨阙	章门	期门	京门	天枢	石门	关元	中脘	日月	中极

2. 募穴的治疗作用：募穴主要治疗相关脏腑的疾病。其治疗特点是驱邪泻实，多用于治疗相应脏腑的急性实证痛症。如中脘通调腑气，治脘腹疼痛；期门疏肝理气，止胁肋疼痛；关元、天枢调理肠道，止腹泻腹痛；中极清利膀胱，治癃闭、小腹胀痛。

（三）俞募配穴法

俞穴和募穴常常配合应用，称“俞募配穴法”。《素问·奇病论》早有所载：“胆虚，气上溢，而口为之苦，治之以胆募、俞。”又如《灵枢·五邪》篇的“邪在肺，则病皮肤痛，寒热，上气喘，汗出，咳动肩背。取之膺中外腧、背三节五脏之傍”（膺中外腧即肺之募穴中府，背三节五脏之傍（旁）即肺俞穴）。俞募配穴法充分体现了经络的调节阴阳作用。二者一前一后，一阴一阳，相互协调，相辅相成，对治疗脏腑病症疗效颇著。

《素问·阴阳应象大论》篇说：“善用针者，从阴引阳，从阳引阴。”从阴引阳即阳病行阴，其治在腹募穴；从阳引阴即阴病行阳，其治在背俞穴。可见，腹募穴多治腑病、阳证；背俞穴多治脏病、阴证。

郄穴、八会穴的临床应用

郄有空隙之义，郄穴是经脉之气深聚的部位。大多位于四肢肘、膝关节以下。十二经脉和奇经八脉中的阴维脉、阳维脉、阴跷脉、阳跷脉各有一个郄穴，共计十六郄穴。

八会穴是指人体脏、腑、气、血、筋、脉、骨、髓等精气聚会的八个穴位。即脏会章门，腑会中脘，气会膻中，血会膈俞，筋会阳陵泉，脉会太渊，骨会大杼，髓会悬钟（绝骨）。

（一）郄穴的应用

1. 郄穴的诊断作用：许多病症（以急性病症为主）会在郄穴出现不同反应，能为诊断疾病提供依据。例如心痛、胸闷患者，多在手厥阴心包经郄门穴出现压痛；月经不调、痛经患者多在足太阴脾经地机穴有压痛等。

表1-7 郄穴

经脉	肺	心包	心	脾	肝	肾	大肠	三焦	小肠	胃	胆	膀胱	阴维脉	阴跷脉	阳维脉	阳跷脉
郄穴	孔最	郄门	阴郄	地机	中都	水泉	温溜	会宗	养老	梁丘	外丘	金门	筑宾	交信	阳交	跗阳

2. 郄穴的治疗作用：郄穴主要用于治疗本经脉、本脏腑的急性、发作性、疼痛性病症。其中阴经郄穴多用于治疗出血证；阳经郄穴多用于治疗急性痛证。例如胃经郄穴梁丘主治急性胃痛；心经郄穴阴郄、心包经郄穴郄门用于治疗心绞痛、呕血；脾经郄穴地机用于治疗痛经、崩漏、便血；肺经郄穴孔最适用于治疗哮喘急性发作、咯血、痔疮下血等。正所谓“郄有孔隙义，本是气血聚，病症反应点，临床能救急”。

（二）八会穴的应用

人之一身，本以脏、腑、气、血、筋、脉、骨、髓八大精气组成。它们相互依赖、相互为用。其中脏与腑互为表里，一阴一阳，共同主持机体的各种活动；而气为血之帅，气行则血行，气止则血凝；筋为脉之使，筋动则脉急，筋静则脉缓；骨为髓所养，髓充则骨实，髓虚则骨软。由此可见，八种精气的生理表现和病理变化都不是单一、孤立的，而是有着极为密切的内在联系。八会穴主治相关精气的病变，凡脏、腑、气、血、筋、脉、骨、髓的病变，都可以取其相聚会的腧穴进行治疗，如腑病取中脘、脏病取章门、气病取膻中、血病取膈俞等。

（三）郄会配穴法

临床上，郄穴与八会穴也可相互配用，称“郄会配穴法”。如哮喘发作取手太阴肺经郄穴孔最配气之会穴膻中；咯血顿作取手太阴肺经郄穴孔最配血之会穴膈俞；急性胃痛取足阳明胃经郄穴梁丘配腑之会穴中脘；颈项强痛取手太阳小肠经郄穴养老配骨之会穴大杼等。

下合穴的临床应用

下合穴是指六腑之气下合于下肢足三阳经的腧穴。《灵枢·邪气脏腑病形》篇说：“合治内腑。”《素问·咳论》篇说：“治腑者，治其合。”指出下合穴主要用来治疗六腑病变。具体来说，大肠的下合穴是上巨虚，小肠的下合穴是下巨虚，三焦的下合穴是委阳，足三阳三腑的下合穴分别是所属经脉的合穴。

六腑病多实证，治疗应以通为用，以降为顺。下合穴是手足六阳经之经气内通六腑之所，故临证用下合穴治疗急腹症，以通降腑气，多获良效。如足三里治疗胃脘痛，上巨虚治疗痢疾、阑尾炎，下巨虚治疗小腹痛、腹泻，阳陵泉治疗黄疸、胆绞痛，委中、委阳治疗膀胱和三焦气化失常引起的尿频、癃闭等。

八脉交会穴的临床应用

八脉交会穴是十二经脉与奇经八脉之气相交会的八个腧穴。它们是列缺、后溪、公孙、足临泣、内关、外关、照海、申脉。既可主治本经脉循行所过的病变，更可主治奇经八脉的有关病变，是治疗所通奇经病症的首选腧穴。如后溪主治脊柱强痛、角弓反张的督脉病变；公孙主治胸腹气逆而拘急、气上冲心的冲脉病变。

八脉交会穴既可以单独使用，也可以配伍应用。配伍的组合是内关配公孙、列缺配照海、后溪配申脉、外关配足临泣。一个上肢穴配一个下肢穴，为上下配穴法的典型代表。阴经两对按五行相生关系配伍，偏治五脏在里之疾；阳经两对按同名经同气相应关系配伍，偏治头面肢体在表之病。八脉交会穴的配伍及主治病症，如表1－8所示。

表1－8　八脉交会穴配伍及主治

穴名	所属经脉	所通经脉	主治范围
列缺	手太阴肺经	任脉	肺系、咽喉、胸膈病症
照海	足少阴肾经	阴跷脉	
后溪	手太阳小肠经	督脉	耳、目内眦、头项、肩胛、腰背病症
申脉	足太阳膀胱经	阳跷脉	
内关	手厥阴心包经	阴维脉	心、胸、胃病症
公孙	足太阴脾经	冲脉	
外关	手少阳三焦经	阳维脉	耳、目外眦、侧头、颈肩、胸胁病症
足临泣	足少阳胆经	带脉	

交会穴的临床应用

交会穴指两条或两条以上经脉相交会之腧穴，主要用于治疗交会经脉所属脏腑、组织的病变。例如大椎为诸阳经之交会穴，能通一身之阳；头维是足阳明、足少阳两经的交会穴，可同时治疗阳明、少阳两型头痛；三阴交为足三阴经交会穴，调理脾、肝、肾等有独到之处；关元、中极为任脉与足三阴经交会穴，故能广泛用于治疗属于任脉、足三阴经的脾、肝、肾等病变。

现将人体交会穴归纳、整理，如表1－9所示。

表1－9　交会穴（○为经脉归属，√为交会经脉）

穴名	经名																				出处及说明
	任脉	督脉	手太阴经	手阳明经	足阳明经	足太阴经	手少阴经	手太阳经	足太阳经	足少阴经	手厥阴经	手少阳经	足少阳经	足厥阴经	冲脉	带脉	阴维脉	阳维脉	阴跷脉	阳跷脉	
会阴	○	√													√						
曲骨	○													√							《针灸甲乙经》
中极	○					√				√				√							
关元	○					√				√				√							
阴交	○									√					√						《外台秘要》
下脘	○					√															《针灸甲乙经》
中脘	○				√			√				√									《针灸聚英》
上脘	○				√			√													《针灸甲乙经》
膻中	○					√		√		√		√									《针灸大成》 注：还应与手三阴经交会
天突	○															√					《针灸甲乙经》
廉泉	○															√					
承浆	○	√		√	√																《针灸聚英》 注：还应与足厥阴经交会

续上表

穴名	经名																				出处及说明
	任脉	督脉	手太阴经	手阳明经	足阳明经	足太阴经	手少阴经	手太阳经	足太阳经	足少阴经	手厥阴经	手少阳经	足少阳经	足厥阴经	冲脉	带脉	阴维脉	阳维脉	阴跷脉	阳跷脉	
长强		○								√											
陶道		○							√												《针灸甲乙经》 注：还应与足太阳经交会
大椎		○		√	√			√	√			√	√								
哑门		○																√			
风府		○							√									√			《针灸聚英》
脑户		○							√												《针灸甲乙经》
百会		○							√				√	√							《类经图翼》 注：还应与阳维脉、阳跷脉交会
神庭		○			√				√												《针灸甲乙经》
水沟		○		√	√																
龈交	√	○		√	√																《针灸聚英》 注：还应与足厥阴经交会
中府			○			√															《素问》（王冰注）
肩髃				○								√								√	《奇经八脉考》

续上表

穴名	经名																				出处及说明
	任脉	督脉	手太阴经	手阳明经	足阳明经	足太阴经	手少阴经	手太阳经	足太阳经	足少阴经	手厥阴经	手少阳经	足少阳经	足厥阴经	冲脉	带脉	阴维脉	阳维脉	阴跷脉	阳跷脉	
巨骨				○																√	《针灸甲乙经》
迎香				○	√																
承泣	√				○															√	《针灸甲乙经》 注：还应与手少阴经、足厥阴经交会
巨髎				√	○															√	《针灸大成》
地仓	√			√	○															√	《针灸聚英》
下关					○								√								《针灸甲乙经》
头维					○								√					√			
气冲					○										√						《难经》
三阴交						○				√				√							《针灸甲乙经》
冲门						○								√							
府舍						○								√			√				
大横						○											√				
腹哀						○											√				

续上表

穴名	经名																				出处及说明
	任脉	督脉	手太阴经	手阳明经	足阳明经	足太阴经	手少阴经	手太阳经	足太阳经	足少阴经	手厥阴经	手少阳经	足少阳经	足厥阴经	冲脉	带脉	阴维脉	阳维脉	阴跷脉	阳跷脉	
臑俞								○										√		√	《针灸甲乙经》
秉风				√				○				√	√								
颧髎								○				√									
听宫								○				√	√								
睛明					√			√	○										√	√	《素问》（王冰注）
大杼								√	○				√								《奇经八脉考》
风门									○												《针灸甲乙经》
附分								√	○												《外台秘要》
跗阳									○											√	《针灸甲乙经》
申脉									○											√	
仆参									○											√	
金门									○									√			
照海										○									√		
交信										○									√		

续上表

穴名	经名																				出处及说明
	任脉	督脉	手太阴经	手阳明经	足阳明经	足太阴经	手少阴经	手太阳经	足太阳经	足少阴经	手厥阴经	手少阳经	足少阳经	足厥阴经	冲脉	带脉	阴维脉	阳维脉	阴跷脉	阳跷脉	
筑宾										○							√				《针灸甲乙经》
横骨										○					√						
大赫										○					√						
气穴										○					√						
四满										○					√						
中注										○					√						
肓俞										○					√						
商曲										○					√						
石关										○					√						
阴都										○					√						
通谷										○					√						
幽门										○					√						
天池											○		√	√							《针灸聚英》
天髎												○						√			《素问》（王冰注）

续上表

穴名	经名																				出处及说明
	任脉	督脉	手太阴经	手阳明经	足阳明经	足太阴经	手少阴经	手太阳经	足太阳经	足少阴经	手厥阴经	手少阳经	足少阳经	足厥阴经	冲脉	带脉	阴维脉	阳维脉	阴跷脉	阳跷脉	
翳风												○	√								《针灸甲乙经》
角孙												○	√								《铜人腧穴针灸图经》
和髎												○	√								《外台秘要》
瞳子髎												√	○								《针灸甲乙经》
上关					√							√	○								
颔厌					√							√	○								
悬厘					√							√	○								
曲鬓									√				○								
天冲									√				○								《素问》（王冰注）
率谷									√				○								《针灸甲乙经》
浮白									√				○								
头窍阴									√				○								
完骨									√				○								
本神													○					√			

续上表

穴名	经名																				出处及说明
	任脉	督脉	手太阴经	手阳明经	足阳明经	足太阴经	手少阴经	手太阳经	足太阳经	足少阴经	手厥阴经	手少阳经	足少阳经	足厥阴经	冲脉	带脉	阴维脉	阳维脉	阴跷脉	阳跷脉	
阳白					√							√	○					√			《针灸聚英》
头临泣									√				○					√			《针灸甲乙经》
目窗													○					√			
正营													○					√			
承灵													○					√			
脑空													○					√			
风池												√	○					√			《针灸聚英》 注：还应与足太阳经交会
肩井					√							√	○					√			《针灸聚英》
日月						√							○					√			《铜人腧穴针灸图经》 注：还应与足厥阴经交会
带脉													○			√					《素问》（王冰注）
五枢													○			√					

续上表

穴名	经名																				出处及说明
	任脉	督脉	手太阴经	手阳明经	足阳明经	足太阴经	手少阴经	手太阳经	足太阳经	足少阴经	手厥阴经	手少阳经	足少阳经	足厥阴经	冲脉	带脉	阴维脉	阳维脉	阴跷脉	阳跷脉	
维道													○			√					《针灸甲乙经》
居髎													○							√	
环跳									√				○								《素问》（王冰注）
阳交													○					√			《针灸甲乙经》
章门													√	○							
期门						√								○			√				

注：根据经络在人体的分布与联系，交会穴还应有足阳明经缺盆（手、足三阳经交会）、足太阳经至阴（与足少阴经交会）、足少阳经京门（与足厥阴经交会）。

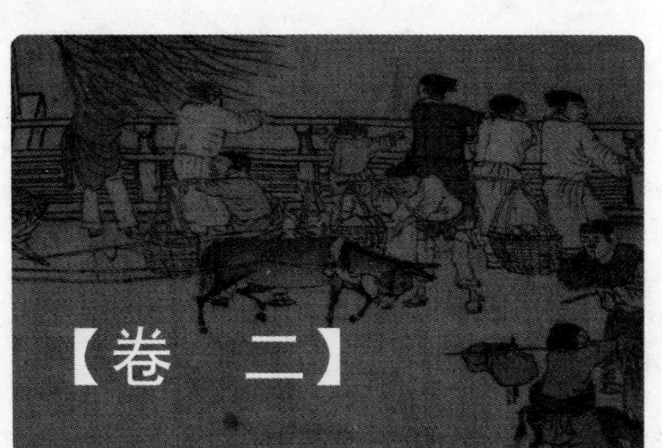

常见急症

历代医家推崇用针灸治疗急症，并积累了很多有效经验。《内经》所载病症中，针灸治疗急症达 30 多种，明代《神应经》所载针灸治疗的病症中急症约占 2/3，此外，《伤寒杂病论》《肘后备急方》《扁鹊心书》也有大量针灸治急症的案例。现代研究亦从细胞、分子水平上证实了针灸在急症中的疗效，如针刺内关穴可改善心肌缺氧缺血，针刺胆囊穴能消除胆道痉挛；针刺百会可增加脑血流量灌注，这些都为针灸治疗急症提供了丰实的临床经验与科学依据。

一、常用急救穴位

常见急症的病因有很多种，而且十分复杂，其病势大都凶险，若治疗不及时，可于顷刻之间决定性命。在临床急救中，见效快、方便易行，且已被广泛地应用的穴位主要有7个。虽然这些穴位作用较短暂，但这种短暂的作用却给进一步的抢救争取了时间，创造了条件，因而有着重要的价值。

（一）人中（水沟）

部位：人中沟的上1/3与下2/3交界处。

主治：猝死无脉；休克；昏迷；昏厥；中暑；小儿急慢惊风；癫痫发作；抽搐；心绞痛；癔症发作；急性腰扭伤等。

配伍：配内关、涌泉、足三里，治中毒性休克；配会阴、中冲，治溺水窒息。

（二）内关

部位：伸臂仰掌，腕掌侧远端横纹上2寸（1寸=3.33厘米），掌长肌腱与桡侧腕屈肌腱之间。

主治：心悸；心搏骤停；休克；心绞痛；胸闷、胸痛；胃痛；呕吐；癫痫；癔症；哮喘；膈肌痉挛；头痛及各种手术疼痛等。

（三）素髎

部位：鼻尖的正中。

主治：休克；呼吸衰竭；心搏骤停；惊厥；抽搐；昏迷；鼻出血等。

配伍：配郄门、足三里，治心绞痛；配涌泉、足三里，治中毒性休克。

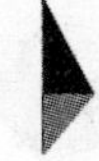

（四）涌泉

部位：足底2、3趾趾缝纹端与足跟连线的前1/3与后2/3交点处。足趾跖屈时足心最凹陷处。

主治：休克；昏迷；中暑；中风；高血压；小儿惊风；癫痫；头痛；鼻衄等。

配伍：配足三里，治中毒性休克。

（五）十宣

部位：两手十指尖端，距指甲约0.1寸处。

主治：休克；昏迷；高热；中暑；癫痫；小儿惊厥。

配伍：配大椎、耳尖，治高热或中暑。

（六）孔最

部位：伸臂仰掌，腕掌侧远端横纹上7寸，尺泽与太渊穴的连线上。

主治：咯血；哮喘发作；咽喉肿痛；失音；痔疮出血。

配伍：配鱼际，治哮喘发作。

（七）百会

部位：前发际正中直上5寸，两耳尖连线的中点。

主治：昏厥；癫痫；眩晕；脏器下垂。

用于急症的穴位还有十二井穴、十六郄穴等。

二、常见急症的处理

休　克

休克是由多种原因引起的急性周围性循环衰竭的综合征。大出血、严重脱水、严重外伤、剧烈疼痛、药物中毒、严重的过敏反应（如青霉素、血清过敏、溶血反应）等原因均可引起休克。本病起病急、发展快，其临床表现和体征属中医厥逆、脱证、亡阴、亡阳等症的范畴。

【诊断要点】

1．休克病者表情淡漠，反应迟钝，脉搏细速，呼吸表浅，皮肤湿冷，肢端青紫，血压下降。

2．低血容量性休克多见于胃肠炎，剧烈吐泻，烧伤，以及大量腹水，肢体软组织内渗液。

3．创伤性休克多见于外伤、骨折、挤压伤。

4．败血性休克多见于杆菌和球菌感染。

5．心源性休克多见于急性心肌梗死以及严重心律失常。

6．过敏性休克多见于青霉素、链霉素、庆大霉素等药物过敏以及血清过敏、溶血反应等。

【治疗方法】

（一）体针

取督脉、手厥阴经穴为主。

1．主穴：素髎、人中、内关、涌泉；

配穴：百会、足三里、中冲。

2．手法：除百会、足三里用灸法外，其余的用针刺泻法。

疗程：视病情而定，可留针 1～3 小时或更长时间。

（二）艾炷灸

取穴：神阙、气海、关元。用大艾炷灸之，不计壮数，灸至脉回汗止为度。

（三）电针

取穴同体针，用疏密波，加电 1～2 小时。

（四）耳针

取穴：肾上腺、皮质下、心、交感、肺、肝。强刺激，留针

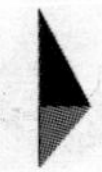

2～3 小时。

针刺时必须针对导致休克的原因，分别采取不同的治疗方法，必要时用中西医结合抢救。针灸对中毒性休克的早期与中期疗效较好，晚期重度休克，由于发生弥漫性血管内凝血和广泛的内脏损害，针灸效果较差。

【文献报导】

1. 钟氏等采用针刺治疗失血性休克的综述，针刺人中、内关、足三里、合谷。①

2. 郭氏等采用针刺干预治疗急诊抽搐休克 84 例，针刺水沟穴，快速进针，强刺激不留针。②

溺　水

溺水是由于大量的水液被吸入肺内，引起窒息缺氧，导致代谢性酸中毒，如不及时抢救，可致死亡。

【诊断要点】

1. 患者面部青紫肿胀，眼球结膜充血，鼻和口腔、气管充满泡沫，由于胃中充满积水而上腹胀大，肢体冰凉，不省人事。

2. 严重溺水患者，会出现呼吸和心跳停止，瞳孔散大。

【治疗方法】

（一）体针

取任、督脉经穴为主。

1. 主穴：会阴、内关、素髎、涌泉、神阙；

配穴：足三里、后溪、太渊、中冲。

2. 手法：针用泻法。神阙穴宜灸。

---

① 钟毓贤，石现，胡森．针灸治疗失血性休克的研究进展［J］．中国中西医结合急救杂志，2011，1（18）：55－57.

② 郭华林，郭杰，陈玲．针刺水沟干预治疗急诊抽搐休克［J］．中国针灸，2001，21（4）：205－206.

（二）耳针

取穴：心、肺、胃、皮质下、肾上腺、枕、交感。强刺激。

救起溺水者，应先清除其口腔污物，将舌头拉出口外，保持呼吸道通畅，采取适当体位迅速将胃内积水倒出，并立即持续行人工呼吸。若心跳已停，应施以口对口呼吸和胸外心脏按压，一般应坚持3～4小时，不可轻易放弃。

昏　迷

昏迷是指神志不清或不省人事的证候，因脑组织代谢发生障碍，高级神经活动受到严重抑制所致。导致昏迷的原因比较复杂，多由传染性疾病、颅脑疾病、代谢障碍、药物或化学品中毒、物理因素等引起。

【诊断要点】

1. 深度昏迷时，患者的意识、感光和随意活动完全消失，肌肉松弛，对光反射、角膜反射和吞咽反射均消失，大小便失禁。

2. 浅度昏迷时，上述的反射仍然存在，常呈现四肢躁动、腱反射亢进等。

【治疗方法】

（一）体针

取督脉、手厥阴经穴为主。

1. 主穴：人中、十宣、内关、合谷、百会；

配穴：大椎、太冲、丰隆、涌泉、关元。

2. 手法：突然昏倒不省人事，面色苍白、汗出肢冷，先指掐或针刺人中，继灸百会、关元穴，其余各穴针用泻法。十宣穴宜用三棱针点刺出血。

（二）电针

取穴同体针，用疏密波，加电30分钟至1小时。

(三) 耳针

取穴：心、皮质下、交感、肾上腺。强刺激，留针2~3小时。

【文献报导】

曹氏等采用早期针刺联合运动疗法治疗神经外科昏迷218例，用醒脑开窍法针刺选穴水沟、百会、内关等，每日1~2次，15日为一个疗程。①

惊　厥

惊厥是指因中枢神经系统功能暂时紊乱而出现的突发性、短暂的意识丧失，并伴局部或全身肌肉痉挛的症候而言，可分为发热惊厥和无热惊厥两类。发热惊厥多为高热或中枢神经系统感染（如各类脑膜炎、脑炎以及中毒性菌痢、中毒性肺炎、破伤风等）引起。无热惊厥多为中枢神经系统非感染性疾病（如新生儿颅内出血、婴儿抽搐症、脑发育不全、脑萎缩、脑瘤、脑血管意外、癔症、癫痫等）引起。

【诊断要点】

1. 发作骤然，短时间的意识丧失，手足抽动，两眼上视或斜视，牙关紧闭，口角牵动，或有口吐白沫或大小便失禁。

2. 发作严重时可引起呼吸、循环功能障碍，如呼吸浅促，口唇发绀，并可窒息致有生命危险。

3. 如属一般感染引起的高热惊厥，发作仅1~2次。搐搦时间短，热退则惊止，不伴有全身中毒症状。

【治疗方法】

(一) 体针

取督脉、手太阳经穴为主。

1. 主穴：人中、印堂、大椎、合谷、劳宫；

---

① 曹奔放，张成，梁文海，等. 早期针刺联合运动疗法对神经外科昏迷患者催醒作用的观察［J］. 中国针灸，2011，31（2）：121-123.

配穴：①发热惊厥配太阳、十宣、曲池。②无热惊厥配筋缩、后溪、阳陵泉、太冲。

2. 手法：针用泻法。十宣穴可放血。

（二）耳针

取穴：皮质下、心、肝、神门、枕。高热者在耳尖部放血3~5滴，其余穴位均用强刺激。

本症用针灸疗法仅是一般对症治疗。必要时与退热剂、强心剂、镇静剂等配合使用。在紧急情况下可用手指按压穴位以代针刺。

中　暑

中暑俗称“发痧”，是在烈日之下或高热和热辐射的环境中长时间停留或工作所致，常在体力过于疲劳的情况下发生。临床上有热射病、热痉挛、日射病等，均可归属本证范畴。

【诊断要点】

1. 轻症中暑：头晕头痛，胸闷恶心，高热汗闭，烦躁不安，全身疲乏和酸痛。

2. 重症中暑：除上述轻症见症外，可出现汗多气短，四肢厥冷，面色苍白，心慌气短，甚至神志不清，猝然昏迷，四肢抽搐，腓肠肌痉挛以及周围循环衰竭等现象。

【治疗方法】

（一）体针

取督脉、手厥阴经和井穴为主。

1. 主穴：人中、内关、十宣、十二井穴；

配穴：①轻症配曲池、太冲、足三里、中脘。②重症配曲泽、委中、涌泉、气海、神阙、百会。

2. 手法：针用泻法。十宣、十二井穴、曲泽、委中可放血。留针至症状明显改善为止。气海、神阙、百会等穴在重症时可施以艾条雀啄灸，持续不断，直至神志清醒。

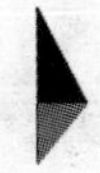

（二）耳针

取穴：耳尖（放血）、神门、皮质下、心、肾上腺、枕。强刺激，反复捻转，留针30分钟至1小时。

（三）梅花针

取太阳、印堂、大椎等穴。背部膀胱经、督脉经穴以重叩刺为度。

本症发作较急，对危重病人应采取中西医综合治疗。

【文献报导】

陈氏等采用四步针罐法治疗中暑65例，选取风池、大椎、足三里、极泉、委中和足太阳膀胱经背部两条循行线。①

急性一氧化碳中毒

持续吸入一氧化碳，可发生一氧化碳中毒。当一氧化碳经呼吸道、透过肺泡进入血液后，和血红蛋白结合，形成碳氧血红蛋白，使血液缺氧。如其再增加浓度，即和组织内的含铁呼吸酶结合，使组织缺氧。有轻度、中度、重度之分。

【诊断要点】

1．轻度中毒者出现头痛眩晕，耳鸣，恶心呕吐，心悸乏力，甚至短暂昏厥。

2．中度中毒者还可出现面色潮红，口唇呈樱桃红色，脉快多汗，甚则昏迷。

3．重度中毒者可迅速进入深度昏迷。昏迷初期，面色呈樱桃红色，呼吸增快，呈现病理反射征，至后期则面色苍白，四肢厥冷，血压下降，反射消失等。

---

① 陈书文，林日可．四步针罐法治疗中暑65例［J］．上海针灸杂志，2005，24（1）：9－10.

【治疗方法】

（一）体针

取督脉、任脉经穴和井穴为主。

1. 主穴：人中、涌泉、少商、中冲；

配穴：素髎、合谷、百会、承浆、神阙。

2. 手法：针刺用泻法，中冲、少商可刺出血。神阙可隔盐或隔姜灸。

（二）耳针

取穴：心、肺、肾上腺、皮质下、交感。强刺激，反复捻转，留针30分钟至1小时。

（三）指压法

反复重掐天容穴，有促进复苏的作用。

针灸对中度中毒者及重度中毒者的昏迷初期，颇为有效。对于昏迷后期的危重病人，应配合急救措施。另外，凡遇此类患者，应先将其置于新鲜空气之中，保持呼吸道畅通。

【文献报导】

1. 胡氏等采用在高压氧、吸氧、脱水剂、B族维生素、改善脑细胞代谢的基础上给予针刺等综合措施治疗急性一氧化碳中毒58例，以内关、水沟、百会等为主穴，行提插捻转法，留针，每日2次。①

2. 赵氏等采用以针刺甦醒穴为主的方法治疗并观察一氧化碳中毒患者意识60例，针刺甦醒穴为主，针刺涌泉、水沟，强刺激，快速捻转。②

---

① 胡吉庆，王红菊．综合疗法对急性一氧化碳中毒患者预后的影响［J］．黑龙江医学，2009，33（9）：651－653.

② 赵金庭，王根民，高洁明．以甦醒穴为主针刺对一氧化碳中毒患者意识影响的临床观察［J］．临床急诊杂志，2008，9（6）：353－354.

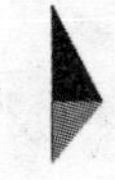

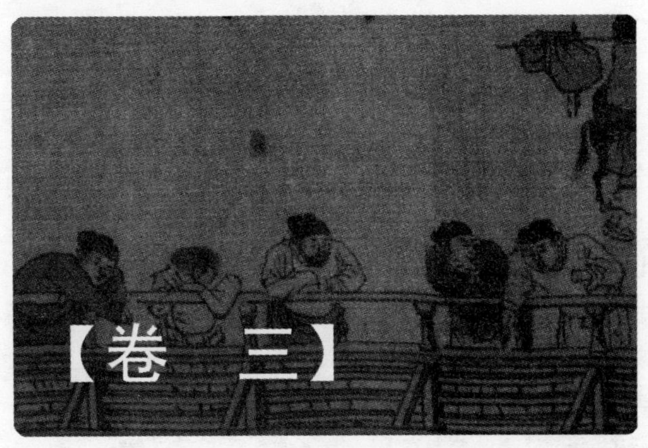

传　染　病

传染病归属中医学“疫病”范畴，针灸治疫首见于《内经》，后经历代医家不断发展于明清时期日臻完善。主要病种有时气病、鼠疫、白喉、霍乱、黄疸、痢疾、痨瘵、大头瘟等，常用手段包括针刺、艾灸、天灸、放血、刮痧、熨法、贴法、拔罐法等。这些简便灵验的外治法对后世影响深远，至今仍有指导意义。

流行性感冒

流行性感冒，简称“流感”，是由流感病毒引起的一种急性呼吸道传染病，主要通过飞沫传播，具有高度传染性。临床特点为起病急、全身中毒症状明显，伴有发热、头痛、乏力、全身酸痛等症状。婴儿、老年人及体弱者易并发肺炎等症。

【诊断要点】

1. 有流感患者接触史及集体发病史。

2. 有典型的症状和体征。流感在临床上可分为单纯型、肺炎型和中毒型。

单纯型：临床上以此型为最多。起病急骤、轻重不一，常伴有头痛、发热、畏寒、乏力、食欲减退、全身酸痛等症状。在全身症状和发热消退时，鼻塞、流涕、喷嚏、咽痛、干咳等呼吸道症状常较显著。部分患者可出现食欲不振、恶心、便秘等消化道症状。症状消失后，一般精神较差，体力恢复较慢。

肺炎型：流感伴发肺炎时，可出现高热不退、气促、发绀、阵咳、咯血等症状。

中毒型：临床上高热不退，神志昏迷，成人常有谵妄，儿童可发生抽搐，或出现脑膜刺激征。少数患者出现血压下降甚至休克。

3. 实验室检查。

血象：白细胞一般无大变化。在高热时白细胞计数可降低，淋巴细胞相对增加，嗜酸粒细胞消失。如合并细菌感染时，白细胞数则明显增多。

血清学检查：血凝抑制试验的特异性较高，而补体结合试验则灵敏性较高。

病毒分离：将急性期患者的咽漱液接种于鸡胚羊膜腔中，可分离出病毒。

免疫荧光技术：取患者鼻洗液中黏膜上皮细胞的涂片标本，或将咽漱液接种于细胞培养管内，应用荧光抗体技术加以检测；结果出现快，灵敏性亦高，有助于早期诊断。

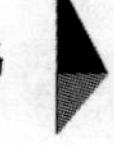

【治疗方法】

（一）体针

取手阳明、手太阴经为主。

1．主穴：大椎、曲池、合谷；

配穴：列缺、风门、风池、鱼际、外关。

2．手法：毫针浅刺用泻法。

（二）拔火罐

1．取穴：大椎、身柱、大杼、风门、肺俞。

2．背部膀胱经走罐。

（三）耳针

取穴：肺、内鼻、下屏尖、额、风溪、神门。咽痛加咽喉、扁桃体穴；高热加耳尖放血。中、强刺激，捻转2~3分钟，留针20~30分钟。

针灸治疗主要针对单纯型，其他两型应结合中西医疗法治疗。本病流行期，针刺或艾灸双侧足三里，每日1次，连续3~7日，有预防作用。

【文献报导】

1．骆氏采用针刺配合刺络放血及走罐治疗西南非流感186例，针刺风池、曲池、合谷、鼻通、印堂等并在大椎和耳尖放血配合膀胱经走罐。①

2．唐氏等采用半刺手法加拔罐治疗流行性感冒（胃肠型）50例，半刺手法疾刺大椎、大杼、风门、肝俞、脾俞等得气不留针加拔罐。②

---

①　骆燕宁，孙彩霞．针灸配合刺络放血、走罐治疗西南非流感186例［J］．中国针灸．2001，21（2）：105－106.

②　唐韬，赵敏奇，雷英，等．半刺加拔罐治疗流行性感冒（胃肠型）50例［J］．中国针灸，2004，24（3）：175－177.

3. 邓氏采用针刺治疗流感发热寒战62例，针刺曲池、太冲，得气后紧按慢提使患者微微有热感，不留针。[①]

4. 陈氏采用以中西药结合针刺的方法治疗甲型H1N1流感230例，在达菲以及中药治疗的基础上辨证诊断给予相应的针刺治疗。[②]

流行性腮腺炎

流行性腮腺炎，中医称“痄腮”，是由病毒引起的一种急性传染病。病毒经呼吸道侵入人体，引起腮腺急性非化脓性炎症。本病以一侧或双侧耳下腮腺部肿胀、发热为主症。多发于冬春季节，多见于儿童，成人也可感染。

本病是外感时行温毒，侵袭少阳、阳明经，更挟痰火积热，壅滞颊腮，经脉失于疏泄而成。若少阳病及厥阴，可引起睾丸肿痛，甚或惊厥等并发症。

【诊断要点】

1. 轻症：发病前常有与腮腺炎患者接触史。初觉腮腺部位酸痛，咀嚼不便，或有恶寒发热、头痛、咳嗽等症，继而一侧或双侧腮部肿胀，疼痛，张口困难，舌红，苔薄黄，脉浮数。数日后逐渐消退。

2. 重症：局部症状较重，腮部漫肿，灼热疼痛，咀嚼吞咽有障碍，高热、头痛、口渴、烦躁或咽喉肿痛。大便干结，小便短赤，舌红，苔黄干，脉滑数。

3. 变症（并发症）：邪毒内陷厥阴，除局部症状外，突发壮热、头痛、项强、喷嚏、昏迷、抽搐、舌绛与脉数。邪毒引睾窜腹，兼见一侧或两侧睾丸肿胀疼痛，少腹痛，呕吐等症。

---

① 邓晓敏．阳中引阴针刺法治疗流感发热寒战62例临床观察［J］．针灸推拿．江苏中医药，2010，42（12）：58－59.

② 陈龙凤．甲型H1N1流感的中西医结合护理体会［J］．中国中医急症，2010，19（6）：1063－1064.

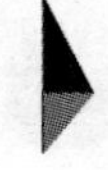

【治疗方法】

（一）体针

取少阳、阳明经穴为主。

1. 主穴：颊车、翳风、风池、合谷；

配穴：下关、大迎、曲池、外关。

每次取主、配穴各1～2穴，交替使用。

2. 手法：先用梅花针点刺腮腺肿胀部位，叩至轻度出血。针刺用泻法，留针20分钟。

3. 疗程：急性腮腺炎一般针灸治疗3～5次基本痊愈。

4. 随症加减：

①腮腺局部可加拔火罐治疗。

②发热较甚者，加刺大椎、曲池，泻法。

③睾丸肿痛者，加刺太冲或行间，泻法。

④如出现惊厥者，先指压人中，继用针刺人中、太冲、涌泉，泻法。十宣速刺放血。

（二）经验疗法

1. 灯草灸法：取穴角孙、翳风、颊车、耳尖，每次2～4穴，一次性，每穴一壮。

2. 取青黛粉适量，用凉开水和匀，搽局部，每日3～5次。

3. 取紫金锭1片，用醋研，外涂局部，每日3～5次。

4. 取患侧角孙穴，常规消毒，挑刺1～3下，轻挤微出血，每日1次，1～3次消肿止痛。

5. 取角孙穴，用1寸毫针由前向后迅速平刺入角孙穴，大幅度提插捻转，留针半小时，每隔5分钟捻转1次。一般经过1～2次治疗即愈。

6. 针刺手三里，进针后一般用捻转提插手法，同时令患者或他人用手按摩患处及颌下肿大之淋巴结，令其张口吸气，几秒钟后即感腮腺局部轻松，肿胀消散，肿大之淋巴结也随之消散。如未消散变软，可再强刺激持续1分钟左右，在患者呼气时出针。

【文献报导】

1. 田氏采用针刺腮腺穴治疗流行性腮腺炎125例，在起病的第一至三天给予物理降温之后采用直刺腮腺穴行提插捻转。[①]

2. 陈氏等采用针刺腮腺穴治疗流行性腮腺炎102例，毫针直刺腮腺穴（耳垂直下0.3寸处）强刺激并提插捻转泻之，得气后留针30分钟。[②]

3. 陈氏采用针药并用法治疗流行性腮腺炎50例，以普济消毒饮为主方随症加减内服配合验方痄腮清痛膏外敷，针刺合谷、颊车、翳风和曲池强刺激，每日一次。[③]

---

① 田海燕. 针刺腮腺穴治疗流行性腮腺125例［J］. 中国针灸，2005，25（12）：897－899.

② 陈宏伟，唐永春. 针刺治疗流行性腮腺炎102例［J］. 中国针灸，2003，23（9）：510.

③ 陈爱群. 针药并用治疗流行性腮腺炎50例临床观察［J］. 中医药导报，2006，12（6）：34－35.

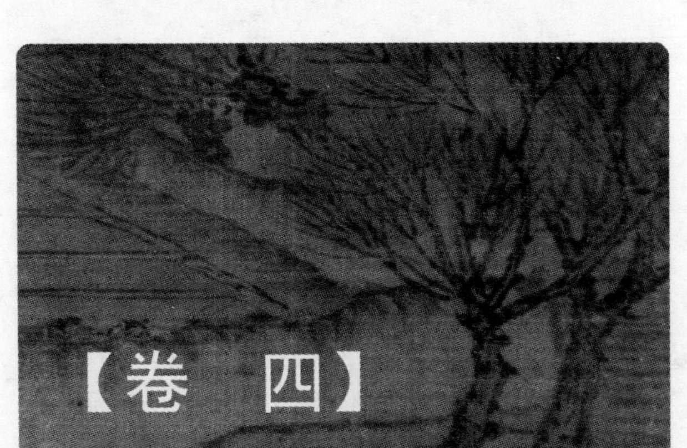

内科疾病

经络系统“内属于府藏，外络于肢节”（《灵枢·海论》），通过经络系统，经络脏腑相关或体表内脏相关，即经络穴位与脏腑之间是一种双向联系，脏腑病理或生理改变可反映到体表相应的经络、穴位或躯体部位，表现出特定的症状和体征，而刺激体表一定的经络、穴位或躯体部位又可对相应脏腑的生理功能和病理改变起到调节作用。这是脏腑经络学说的核心内容，也是指导中医诊断和治疗内科各系统疾病的重要理论基础。

一、消化系统

呕　　吐

呕吐原因甚多，一般有反射性呕吐（如消化、呼吸、泌尿、循环等系统的病变，以及急性中毒、妇科、五官科疾病等所致）、中枢性呕吐（某些中枢神经疾病、药物毒性作用、代谢障碍、放射性损害等所致）、前庭障碍物性呕吐、神经官能性呕吐四种。古代中医称之为“哕逆”“呕逆”。

【诊断要点】

1．引起呕吐的消化道疾病最常见的有急、慢性胃炎，幽门梗阻，肝胆道疾病，肿瘤等。呕吐为主要症状，常伴有恶心。

2．肺部感染、急性或慢性肾功能不全、充血性心力衰竭等引起的呕吐，有各种相应的症状与体征，呕吐是伴发症状。

3．育龄妇女有不明原因的呕吐时，应询问月经情况，做尿液妊娠试验。

4．农药中毒、灭鼠药中毒、食物中毒等引起的呕吐，发病急，并伴有头痛、流涎、出汗、烦躁不安等症状甚至会出现呼吸困难。

5．内耳性眩晕引起的呕吐，有天旋地转感，常伴眼球震颤；青光眼、屈光不正引起的呕吐者，有眼部症状及体征。

6．中枢性呕吐常见颅脑外伤、颅内肿瘤、脑膜炎、脑脓肿、脑积水等患者，呕吐常呈喷射状，照 X 光片或 CT 检查可协助诊断。

7．神经性呕吐常为慢性呕吐的发病原因，发病与精神因素有关，呕吐前无恶心，常在进食后不久即吐，吐后仍可进食，体格检查无特殊发现。

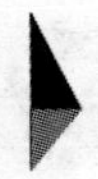

【治疗方法】

（一）体针

取任脉、足阳明经穴为主。

主穴：中脘、足三里、内关。

配穴：并发眩晕者可艾灸百会、印堂；头痛者刺太阳、风池；肝胆道疾病配太冲、肝俞、胆俞、阳陵泉；妊娠呕吐选主穴，轻刺激，或用艾灸；眼科疾病引起者配睛明、太阳、风池等。

（二）耳针

取穴：胃、耳中、肝、交感、神门、皮质下、内分泌。针刺中等刺激，每次选 2～3 穴，留针 30 分钟，每日 1 次。耳针法，用王不留行籽或磁性耳珠贴于耳穴皮肤表面，每日按压 5～6 次，恶心欲吐时用力按压。

（三）取止吐穴（位于手掌面，腕横纹正中直下 0.5 寸处，即大陵穴直下 0.5 寸）

针体呈 15～30 度角下针，针尖刺向中指端，即透向手针疗法穴位“胃点”。大幅度捻转强刺激，留针 10 分钟左右，小儿不留针，轻者一侧，重者双侧，主治各种原因所致的呕吐。

呕吐原因甚多，症状有轻有重，轻者可单纯针灸治疗，重者需配合药物，尤其是颅内高压、肾功能不全、心力衰竭、各种中毒、电解质紊乱者，宜中西医结合，积极抢救。

【文献报导】

1. 马氏采用针刺加牵引治疗椎动脉型颈椎病 63 例，针刺风池、环枕关节夹脊穴、颈椎夹脊穴、内关、三阴交，得气为度，平补平泻，留针 30 分钟后加牵引疗法，每日 1 次。①

---

① 马延辉. 针刺加牵引治疗椎动脉型颈椎病 63 例［J］. 中国针灸，2002，增刊：69－70.

2．王氏等采用针刺结合中药封包防治乳腺癌患者化疗呕吐 68 例，针刺内关、足三里，平补平泻，留针 30 分钟并配合中药封包外敷中脘、神阙穴，每日 1 次。①

3．冯氏等采用针刺配合西医治疗献血反应 162 例，针刺或者指压人中、合谷、内关等穴位，配合西医治疗，每日 1 次。②

急性胃肠炎

急性胃肠炎是夏、秋季节常见的胃肠道疾病，以急性腹痛与泄泻为主要特征。常因食物受细菌感染，或服食发酵分解以及腐败的食物而引起。本病中医称为“腹痛”“下痢”“泄泻”。

【诊断要点】

1．有进食不洁或服食腐败食物史患者，起病急，常在数小时至 24 小时内发病。

2．主要症状为腹痛、泄泻，大便呈黄水样，带泡沫或黏液，腹痛多在脐周。

3．体温多正常，部分可有发热、脱水、电解质紊乱、酸中毒等症状，甚至休克。

4．周围血象白细胞可升高，大便镜检可见黏液及红、白细胞，细菌培养可发现致病菌。

【治疗方法】

（一）体针

取足阳明经穴为主。

1．主穴：天枢、上巨虚（或足三里）。

配穴：伴发热者加合谷、曲池，胃痛腹胀者加中脘、内关、公孙；

---

① 王聪，许锐，陈秀华，等．针刺结合中药封包防治乳腺癌患者化疗呕吐 68 例［J］．新中医，2009，41（8）：100.

② 冯庆功，牛惠佳，王淑霞．针刺配合西医治疗献血反应 162 例［J］．四川中医，2007，25（11）：122－123.

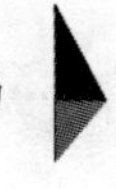

泄泻过多者加水分、大肠俞、阴陵泉。

2．手法：用泻法，多留针。

（二）穴位注射

1．取穴：足三里、上巨虚、大肠俞。

2．药物：维生素 $B_1$2～4 毫升。

3．方法：将上述药物分 1～2 个穴位注射，每日 1 次。

（三）经验疗法

1．胃痉挛治法。

用右手大拇指尖先轻后重加压膻中穴 2～5 分钟，以酸痛为度。此法对胸骨剑突尖端有压痛者效果最佳，一般 1 次可愈。

2．肠痉挛腹痛治法。

按压急脉穴（在腹股沟偏内侧，股动脉搏动应手处）、疼痛处的同侧穴，如整个下腹痛可同时按两侧穴。用大拇指指腹压在穴处，逐渐加力至穴内似搏动非搏动时为宜，压 10 秒后即放松压力，再压再放，每次放松时，患者感到有股热气从穴处向下散到膝部或足底。一般不超过 5 分钟即可生效。

因本病引起失水者宜及时补液，有电解质紊乱及酸碱平衡失调者应及时纠正，注意观察血压，出现休克者宜行抗休克治疗。

【文献报导】

1．赵氏采用中西医结合治疗急性肠炎 91 例，快速针刺天枢、足三里，得气后捻转提插 3～5 次，配合西医治疗，每日 1 次。①

2．高氏采用针罐治疗急性腹痛 286 例，取合谷（左）、足三里（右）、神阙，直刺得气使患者腹部有快感后在神阙穴闪罐数下，使肚脐及其周围皮肤潮红留罐，每日 1 次。②

---

① 赵晓慧．中西医结合治疗急性肠炎［J］．工企医刊，2009，22（4）：46．

② 高卫．针罐治疗急性腹痛 286 例即效性的临床观察［J］．上海针灸杂志，2003，22（1）：32－33．

慢性肠炎

慢性结肠炎又称慢性非特异性溃疡性结肠炎。病因尚未明了，可能与细菌或病毒感染、机体免疫因素、神经功能紊乱以及遗传因素有关。各年龄段均可发生，尤多见于青壮年。临床表现以慢性反复发作性的腹痛、泄泻、排脓血或黏液样便为特征，类似中医的“下痢”“泄泻”范畴。

【诊断要点】

1. 起病缓慢，反复发作，伴食欲减退，体重下降，轻者腹痛不明显，日久在下腹呈阵发性绞痛。

2. 大便次数增多，轻者每日 2～4 次，重者每日可达 10 次以上，可排脓血样或黏液样大便，部分有里急后重和下背部不适。

3. 左下腹或下腹部可有压痛，降结肠或乙状结肠触诊坚硬如管状，肠鸣音亢进。

4. 粪便检查可见黏液、脓血，大便培养无细菌生长。

5. 血液检查可见血红蛋白及红细胞减少，急性期中性粒细胞增高，血沉增快。

6. X 线钡灌肠或乙状结肠镜检查可明确诊断。

【治疗方法】

（一）体针

取足阳明经穴为主。

1. 主穴：天枢、足三里、大肠俞。

配穴：发热配合谷、曲池；里急后重加气海；食少纳呆加脾俞、胃俞。

2. 手法：急性期宜用泻法，留针 20～30 分钟；缓解期宜平补平泻法，或温针灸。

（二）艾灸

1. 取穴：天枢、大横、神阙、气海、足三里、脾俞、胃俞。

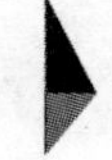

2. 方法：可以直接灸，每次2～4穴，每穴3～5壮；或用温针灸；也可用温灸器悬灸，每日1～2次。

（三）经验疗法

1. 虚寒性痢疾治法。

症状：小腹隐痛，便如脓冻，便后肛门觉凉感，脉沉细、舌淡、苔白。多见年老体弱者，亦有久病不愈迁延而成。

治法：以如铅笔粗的面粉条围脐周，于其上放满生盐，再燃艾炷，连灸7壮。病情严重者加天枢、关元穴拔罐法。

2. 久泻治法。

症状：久泻不止。

方法：以灯芯醮香油点燃爆神阙穴周围和长强穴，听有“喳”之声音为佳。每3日1次。

【文献报导】

1. 谢氏采用温针为主治疗慢性肠炎70例，针刺脐四边各1寸处、中脘、关元、足三里（双），并在得气后采用温针，每日1次。①

2. 段氏采用针刺治疗慢性胃炎70例，取内关、中脘、足三里，隔日1次。②

胃、十二指肠溃疡

胃、十二指肠溃疡又称消化性溃疡，是胃或十二指肠壁组织被胃液（盐酸和蛋白酶）消化的结果，神经功能紊乱、内分泌失调，以及各种物理、化学、精神等因素，都可造成胃粘膜破坏，刺激胃液分泌增多，造成胃壁被消化而成溃疡。本病属中医“胃脘痛”“胃痛”范畴。

---

① 谢松林. 温针为主治疗慢性肠炎70例报道［J］. 甘肃中医，2006，19（9）：35－46.

② 段昭侠. 针刺治疗慢性胃炎70例［J］. 陕西中医，2004，25（9）：837－838.

【诊断要点】

1. 有慢性反复发作性上腹部疼痛史，伴有恶心、呕吐、反酸、嗳气及其他消化不良症状。

2. 体检可发现剑突下压痛，胃溃疡在上腹偏左压痛，十二指肠溃疡在上腹偏右压痛。

3. X线钡餐检查或内窥镜检查可确定诊断。

【治疗方法】

（一）体针

取足阳明、足太阳经穴为主。

1. 主穴：中脘、梁门、足三里、脾俞、胃俞。

配穴：伴恶心呕吐者配内关；伴嗳气反酸者配内庭、太冲；伴肝气犯胃者加肝俞、太冲；伴上腹胀满者加灸上脘、天枢、神阙；伴疼痛剧烈者配梁丘、地机、公孙。

2. 手法：急性发作期一般用泻法，缓解期用补法或平补平泻法，身体虚弱、脾胃虚寒者多艾灸或温针灸。

（二）穴位注射

1. 取穴：脾俞、胃俞、足三里、肝俞。

2. 药物：北芪注射液、当归注射液。

3. 方法：每次用2～4毫升，选1～2个穴位注射。

（三）埋线疗法

1. 取穴：中脘、下脘、梁门、天枢、足三里、脾俞、胃俞。

2. 方法：用常规方法消毒器材。用7号一次性注射针头作针管，2寸针灸针作针芯，将约1厘米长的“000”号羊肠线（或可吸收的蛋白线），置于注射针头针尖部，缓慢刺入穴位深部1.5～2厘米处，边推针芯边退针管，将羊肠线植入穴位内，局部消毒并盖上消毒敷料。每周1次，每次选5～6个穴位。

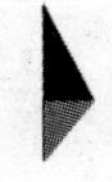

【文献报导】

丁氏采用中西医结合治疗湿热中阻型胃溃疡50例，在西药治疗的基础上配合中药和针刺中脘、内关、足三里、内庭等穴位，每日1次。①

胃　下　垂

胃下垂是由于胃膈韧带与胃肝韧带无力松弛，以及腹壁脂肪缺乏和肌肉松弛所致。多见于瘦长体型者，且女性患者多于男性患者。本病中医称之为“胃下”“胃缓”“痞满”。

【诊断要点】

1. 患者自觉腹胀、腹痛，于进餐后或运动后加重，平卧时减轻，可伴有头晕、心悸、恶心、呕吐、乏力等症状。

2. 讨贝氏区叩诊下移，餐后叩诊时胃下极可下移至盆腔，脐下可有振水音。

3. X线钡餐检查可见胃的位置下降，张力减退、胃小弯角切迹低于髂嵴连线水平，胃呈马蹄形。

【治疗方法】

（一）体针

取任脉、足阳明经穴为主。

1. 主穴：中脘透梁门；下脘透胃上穴（下脘穴旁开4寸），巨阙透神阙、足三里、脾俞。

配穴：伴头晕者艾灸百会、印堂；伴心悸、恶心、呕吐者配内关；伴气短乏力者配气海、关元、神阙。

2. 手法：多用补法、灸法，或温针灸。

（二）埋线疗法

1. 选穴：足三里、中脘、下脘、脾俞、胃俞、天枢、气海、

---

① 丁刚. 中西医结合治疗湿热中阻型胃溃疡50例［J］. 中医药导报，2011，17（12）：39.

关元。

2. 方法：用常规方法消毒器材，用7号一次性注射针头作针管，2寸针灸针作针芯，将约1厘米长的“000”号羊肠线（或可吸收的蛋白线），置于注射针头针尖部，缓慢刺入穴位深部1.5~2厘米处，边推针芯边退针管，将羊肠线植入穴位内，局部消毒并盖上消毒敷料。每周1次，每次选5~6个穴位。

（三）穴位注射

1. 取穴：脾俞、胃俞、足三里、中脘、气海。

2. 药物：黄芪注射液。

3. 方法：每次4毫升，选2~4个穴位注入，每日1次。

【文献报导】

1. 王氏采用针刺加温灸治疗胃下垂60例，取百会、气海、关元、中脘、上脘、建里等穴位，针刺得气后在诸穴行温和灸5~10分钟，每日1次。①

2. 何氏采用针刺背俞透夹脊穴治疗胃下垂60例，取膈俞、肝俞、脾俞、胃俞、三焦俞、气海俞等以及与其相应的夹脊穴，由背俞穴呈60度透刺向夹脊穴，得气后留针30分钟，每日1次。②

3. 李氏等采用针灸加埋线治疗胃下垂88例，取中脘埋线并配合针刺气海、百会、足三里、脾俞、胃俞、内关等穴位，每日1次。③

胃肠神经官能症

胃肠神经官能症是神经功能紊乱引起的胃肠道症状。由于各种精

---

① 王玲．针刺加温灸治疗胃下垂60例［J］．中国针灸，2006，26（2）：125．

② 何天有．针刺背俞透夹脊穴治疗胃下垂60例［J］．针刺研究，2003，23（8）：444．

③ 李成宏，楚胜，李文明．针灸加埋线治疗胃下垂的临床观察［J］．辽宁中医杂志，2008，36（8）：1231－1233．

神因素的刺激，干扰高级神经中枢的正常活动，造成兴奋和抑制过程的紊乱，而致胃肠功能障碍，故虽有明显的自觉症状，而临床检查却没有阳性体征。本病类似于中医的“郁症”“梅核气”。

【诊断要点】

1．胃神经官能症：可见反复发作的嗳气、厌食、餐后呕吐，吐后又可进食。

2．肠神经官能症：常见腹痛、肠鸣、水样腹泻，也可见便秘与腹泻交替。

3．癔球症：主观感觉咽底部近环状软骨处有物梗塞，进食时消失，无吞咽困难，咽反射正常。

4．腹腔检查无阳性体征；粪便检查可呈水样或黏液便，但无红、白细胞；X线钡餐检查或纤维内窥镜检查无器质性病变。

【治疗方法】

（一）体针

取足阳明、厥阴经穴为主。

1．主穴：足三里、太冲、内关。

配穴：胃神经官能症加中脘、期门、脾俞、胃俞；肠神经官能症加天枢、大肠俞、阴陵泉；癔球症加天突、膻中、天柱；失眠加心俞、神门、三阴交。

2．手法：平补平泻法。

（二）耳针

取穴：肝、脾、胃、大肠、小肠、交感、神门，每次选2～4穴，针刺强刺激，留针30～60分钟，每日1次；或用耳针疗法。

【文献报导】

王氏等采用针药结合治疗胃肠动力紊乱60例，取足三里、合谷等穴位，得气后留针 10～15 分钟并辨证分型配合中药，每日 1 次。①

膈肌痉挛

膈肌痉挛是膈肌不自主地间歇性收缩，患者自觉胃中有气冲出喉间，发出呃呃之声，频频不止。本病俗称“呃逆”，古称“哕”。

【诊断要点】

1. 膈肌痉挛单独发生，常见于健康人，每因进食不慎，感受风寒，精神刺激等，发作时间较短，缺乏阳性体征。

2. 继发性膈肌痉挛常见于某些急、慢性疾病，有其原发病的症状和体征，发作时间长，数日或数月不等，可昼夜不停地发作。

【治疗方法】

（一）体针

取任脉、手厥阴经穴和背俞穴为主。

1. 主穴：中脘、内关、膈俞、翳风。

配穴：感受风寒者加大椎、合谷；肝郁气滞者加期门、太冲；脾胃虚寒者灸脾俞、胃俞、足三里；胃火上逆者泻内庭。

2. 手法：实证以泻法；虚证以补法。可以手指用力按压翳风穴。

（二）耳针

取穴：耳中、胃、肝、脾、神门。每次 2～4 穴，强刺激，留针 2～4 小时。或用耳针法。

（三）穴位注射

1. 取穴：膈俞、肝俞、足三里。

2. 药物：硫酸阿托品 0.5 毫克。

3. 方法：将上述药物选 1～2 对穴位注射。

---

① 王敏，颜勤，韩秋艳，等. 针药结合在胃肠动力紊乱中的应用［J］. 陕西中医学院学报，2002，25（1）：27－28.

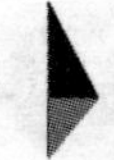

（四）经验疗法

1. 取翳风穴（双）。手法：医者用双食指指端紧压患者该穴1～3分钟，以患者能忍受为度。

2. 取膈俞穴（双）。手法：医者用手指按压患者膈俞穴，得气后持续1～2分钟。

3. 取太冲穴（双）。手法：医者用双拇指端分别按压在患者该穴上，强刺激，以患者能忍受为度，指压5分钟。

4. 取人迎穴。手法：医者食指端紧压患者双侧人迎穴1～3分钟，以患者能忍受为度。

5. 用艾条点燃，将烟移近鼻边，让患者吸入烟气，引起喷嚏即止。

6. 取天突穴。手法：嘱患者屏住呼吸数秒钟，医者用食指端压住天突穴（中度力），压下即觉舒服，至患者忍不住呼吸为止。

7. 患者坐位，医者两手拇指重按于患者面部攒竹穴，余四指并拢紧贴在两耳尖上的角孙穴，由轻到重持续按压5～10分钟，一般呃逆可止。

8. 取内关穴。手法：医者双手拇指分别平放于患者左右手内关穴上，食、中指分别置于外关穴及其下方，然后用拇指给予中强度刺激，同时令患者做深呼吸运动，每次3～5分钟，每日1次，1～3次病愈。

9. 取双侧天宗穴（肿瘤患者加足三里），以拇指腹分别按住天宗，其余4指固定于肩峰端，顺时针按摩，由轻至重，由浅到深，每分钟200圈，持续2分钟，休息2分钟再按第2次。

【文献报导】

1. 杨氏等采用针刺加穴位注射治疗顽固性呃逆92例，内关、天突、膻中等穴常规针刺后，取盐酸异丙嗪注射液1～2毫升在内关穴位注射，每日1次。①

---

① 杨改琴，毕宇峰，张莉君．针刺加穴位注射治疗顽固性呃逆92例［J］．陕西中医，2007，28（1）：94～95.

2. 谭氏采用芒针治疗顽固性呃逆 135 例，选直径 0.4 毫米，长 6 寸的芒针（中脘为主穴，辨证配穴）留针 30 分钟，每日 1 次。①

3. 黄氏等采用水针治疗呃逆 100 例，用威灵仙在双侧膈俞注射，各 2 毫升，每日 1 次，3 次为一个疗程。②

便　　秘

大便次数减少或粪便干燥难解均称为便秘。便秘分结肠便秘与直肠便秘两种，前者是由于食物残渣在结肠中蠕动缓慢而成；后者虽然肠蠕动正常，但食物残渣在直肠中停留时间过长而致。体力活动过少者、长期卧床者、神经功能紊乱者、直肠肛门疾患者常会便秘。

【诊断要点】

1. 有慢性便秘史，可伴有食欲减退、口苦、嗳气、腹胀、左下腹压痛感。

2. 手指探查直肠，可发现粪便干燥。

3. 胃肠钡餐检查，可了解肠运动功能。

4. 直肠、乙状结肠镜检查，了解肠黏膜是否有炎症或异物梗阻。

【治疗方法】

（一）体针

取足阳明经穴为主。

1. 主穴：天枢、上巨虚。

2. 配穴：热盛便秘者加合谷、曲池、腹结；气滞便秘者加外关、行间；气血亏虚便秘者加气海、脾俞、足三里、大肠俞；阴虚便秘者加照海、三阴交。

---

① 谭馥梅. 芒针治疗顽固性呃逆 135 例［J］. 湖南中医杂志，2003，19（6）：32.

② 黄勇，刘桂珍. 水针治疗呃逆临床观察［J］上海针灸杂志，2003，22（6）：17.

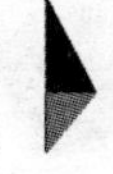

（二）耳针

耳穴：大肠、直肠下段、脾、胃、肾。每次选2～3穴，强刺激手法，留针2～3小时，每日1次。或用耳针法。

（三）埋线疗法

取天枢、上巨虚、大肠俞、足三里穴。每次选取2～3对穴交替。1周1次。

（四）经验疗法

1. 取大横穴。手法：用拇指指端切按患者左侧大横穴1分钟（以患者能忍受之力为度），然后松手半分钟，接着按右侧大横穴1分钟，这样左右交替按压直至患者有便意为止。

2. 习惯性便秘取承山穴。用2寸针，直刺进针1.5寸，有针感后，先捻转10次，再提插10次，不留针，每日1次，10次1疗程。一般5次见效，10次痊愈。

3. 取支沟穴（男左女右，严重者取双穴）。直刺或稍向上刺，深度1～1.5寸，得气后，用提插捻转手法，针感向下到指端，向上可达肘部，留针30分钟，中间运针2～3次，嘱患者留意腹部是否有热、凉及蠕动感，如有便意即可。

【文献报导】

1. 方氏等采用穴位埋线治疗功能性便秘患者72例，给予天枢、大肠俞、肾俞等穴位进行埋线治疗，每2周1次，共治疗8周。①

2. 岳氏采用针刺配合穴位注射及护理治疗中风便秘60例，在常规便秘相关护理基础上，给予支沟、大肠俞、大横、天枢等穴位进行针刺治疗后，取双侧足三里穴位注射新斯的明各0.5毫克，每日1次，

---

① 方庆霞，王少松，谢有良．穴位埋线治疗功能性便秘患者72例临床观察［J］．中医杂志，2011，52（21）：1849－1851.

每疗程 7 天。[①]

3. 薛氏等采用穴位埋线配合走罐治疗习惯性便秘 58 例，给予督脉、足太阳膀胱经第一侧线走罐，至皮肤潮红后在大肠俞留罐 10 ~ 15 分钟，再给予天枢、大横、腹结进行埋线治疗，每周 1 次，每疗程 3 次。[②]

4. 李氏等采用炼脐法合针刺治疗老年习惯性便秘 86 例，自制药膏置于神阙穴内，在其上行隔姜灸，每次 12 壮，配合针刺治疗天枢、足三里、三阴交、支沟等穴。[③]

5. 王氏等采用奇经梅花磁针综合疗法治疗习惯性便秘 120 例，以梅花磁针点按相应穴位，再用增效垫贴敷。[④]

急、慢性胆囊炎

胆囊炎为临床上比较常见的胆道疾病。发病原因主要为细菌感染、胆固醇代谢障碍、胆道阻塞，或胰液反流入胆道刺激造成，胆道结石常与本病有关。急性发作时中医纳入“胁痛”范畴，出现黄疸时则称为“黄疸”。

【诊断要点】

1. 慢性胆囊炎患者疼痛不明显，但急性发作时疼痛剧烈，多发于饱餐后或晚上，以右上腹明显，呈持续性疼痛、阵发性加剧，部分患者疼痛放射至右肩背部。进食油腻食物常会诱发本病发作。

2. 急性发作者可见发热、寒战、恶心、呕吐、嗳气、腹胀、纳呆

---

① 岳志平. 针刺配合穴位注射及护理治疗中风便秘 60 例临床观察 [J]. 中医药导报，2011，17 (2)：87 – 88.

② 薛维华，马彦平，高秀领. 穴位埋线配合走罐治疗习惯性便秘 58 例 [J]. 中国针灸，2010，30 (9)：720.

③ 李成宏，赵红军，罗高国. 炼脐法合针刺治疗老年习惯性便秘的临床观察 [J]. 上海中医药杂志，2008，42 (8)：35 – 37.

④ 王书锐，薛景群，魏宏. 奇经梅花磁针综合疗法治疗习惯性便秘 120 例疗效观察 [J]. 上海针灸杂志，2005，24 (4)：25 – 26.

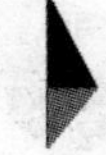

等，白细胞计数升高，中性粒细胞增多。

3．一般不伴有黄疸，若胆总管严重阻塞者可呈现黄疸。

4．右上腹区有触痛，有时可摸到肿大的胆囊，莫菲氏征阳性。

5．B 型超声波可发现肿大的胆囊以及胆道结石。

【治疗方法】

（一）体针

取足少阳、足厥阴经穴为主。

1．主穴：期门、阳陵泉、胆俞。

配穴：伴恶心呕吐者配内关、中脘；伴发热畏寒者配大椎、曲池；伴腹胀者配中脘、天枢；伴疼痛向背部放射者加膈俞、肝俞。

2．手法：用泻法，多留针，反复提插、捻转；期门穴沿肋骨下缘横刺。

（二）穴位注射

1．取穴：胆俞、肝俞、膈俞、阳陵泉。

2．药物：柴胡注射液、鱼腥草注射液。

3．方法：选上述药物 2～4 毫升，选 1～2 对穴位注射，每日 1 次。

【文献报导】

阴氏采用穴位贴敷治疗慢性胆囊炎急性发作 200 例，在给予茴三硫 25 毫克、头孢氨苄缓稀片 0.5 克口服基础上，予理气利胆膏置于中脘、阳陵泉、三焦俞、肝俞等穴位进行穴位贴敷，每 5 日 1 次，共 5 次。①

胆 石 症

胆石症是指胆囊或胆管的任何部位发生结石的一种疾病，是由胆汁郁滞、胆道细菌或寄生虫感染以及胆固醇代谢紊乱所引起的。

---

① 阴建军．穴位贴敷治疗慢性胆囊炎急性发作 200 例疗效观察［J］．新中医，2010，42（11）：97－98.

【诊断要点】

1. 女性患者多于男性患者，肥胖及多产妇者尤多。

2. 平时可无症状，发作时多与饱食脂肪餐、过度劳累、精神刺激等因素有关。急性发作时右上腹呈阵发性绞痛，发冷、发热、恶心、呕吐等，个别严重者可见中毒性休克。

3. 发作时右上腹可触及肿大的胆囊，肝脏可增大，胆总管结石常引起黄疸。病情严重则会出现胆管或胆囊破裂，腹膜刺激征。

4. 白细胞及中性粒细胞可升高，黄疸指数及胆红素也会升高，范登白试验直接呈现阳性，转氨酶升高。

5. B 超可见结石波型，X 光胆囊造影可见阳性结石。

【治疗方法】

（一）体针

取足少阳、足厥阴经穴为主。

1. 主穴：阳陵泉、胆囊穴。

配穴：伴右上腹疼痛者加期门；伴恶心呕吐者加内关、中脘；伴背部放射性疼痛者加肝俞、胆俞。

2. 手法：强刺激手法，每次留针 30 ~60 分钟。

（二）耳针

取穴：肝、胆、胃、十二指肠、交感、内分泌。先强刺激，留针 1 ~2 小时，再用王不留行籽埋耳穴，每天按压多次。

（三）点穴治疗胆绞痛

1. 取穴：患者取俯卧位，依结石的位置取穴。肝内胆管结石取双侧肝俞，胆囊结石取双侧胆俞，胆总管结石取双侧胃俞。

2. 方法：由于解剖关系，点穴均以右侧穴位为主，点穴工具可用手或点穴棒，手法以按为主，也可用一指禅推法，持续点压至疼痛缓解为止。一般点穴 2 ~3 分钟见效，10 分钟左右完全缓解，症状重时点穴时间相应延长。此法不仅能使疼痛完全缓解，也起到排石的作用。

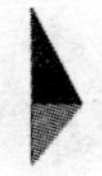

【附】胆道蛔痛治法

针法：取鸠尾穴，右手持针，左手捏起皮肤，捻转进针，进针后使针尖顺向神阙穴方向徐徐刺入，捻转提插至止痛再留针 10 ~ 20 分钟。

【文献报导】

1. 欧阳氏采用单味大黄末配合清开灵注射液针刺治疗胆石症 70 例，在辨证给予中药及清开灵注射液静脉滴注基础上，予以体针治疗（以阳陵泉、支沟、足三里、胆囊穴、胆俞等主要穴位）以及耳针治疗（交感、神门、胆、肝、皮质下）。①

2. 宋氏采用变频电针治疗胆石症 60 例，在辨证给予中药及清开灵注射液静脉滴注基础上，予以体针治疗（以阳陵泉、支沟、足三里、胆囊穴、胆俞等主要穴位）以及耳针治疗（交感、神门、胆、肝、皮质下）。②

二、呼吸系统

咳　嗽

咳嗽，是呼吸系统疾病的一个主要症候，属现代医学的支气管炎范畴，临床上分急性和慢性两类。中医辨证分实证和虚证，由外感引起的咳嗽多为急性、实证，由内伤所致的多为慢性、虚证。若外感咳嗽失治，可转为慢性咳嗽；内伤咳嗽感受外邪，可诱发急性发作。慢性咳嗽日久失治，肺气亏虚，可并发喘息，形成“咳喘”，即慢性气管炎合并肺气肿症候，多见于年老体弱者。

病因病机：外感咳嗽，多由感受风寒风热之邪，肺气壅遏不宣，

---

① 欧阳楚瞻．单味大黄末配合清开灵注射液针刺治疗急性胆囊炎、胆石症 160 例［J］．中医临床研究，2011，3（9）：59 – 60．

② 宋曼萍．变频电针治疗胆石症的临床观察［J］．中国针灸，2006，26（11）：772 – 774．

失于清肃所致；内伤咳嗽，多由肺脏病变，或其他脏腑病变累及肺脏所致。如久咳伤肺，或脾失健运，湿盛生痰，上渍于肺，肺失肃降所致，或情志内伤，肝失条达，久郁化火，肺阴受灼所致。

【诊断要点】

1. 咳逆有声，咯痰，或伴喉痒。

2. 外感咳嗽多起病急，病程短，常伴恶寒发热等表证；内伤咳嗽多为久病，常反复发作，病程较长，常伴其他脏腑失调的症状。

3. 肺部听诊、血常规、胸部X线、CT、肺功能等检查有助于诊断。

中医辨证：分外感咳嗽、内伤咳嗽两类。

（一）外感咳嗽

1. 风寒型：咳嗽，喉痒，痰白清稀。伴恶寒、发热、无汗、身痛、头痛、鼻塞流涕，舌苔白，脉浮紧。

2. 风热型：咳嗽，痰稠黄。伴发热、咽喉痛、口干、有汗，舌红，苔黄，脉浮数。

（二）内伤咳嗽

1. 痰湿型：咳嗽，痰色稀白或灰暗，晨起咳嗽较甚，咳出痰液后症状缓解。伴胸闷，或气逆，舌苔白腻，脉濡滑。

2. 燥热型：干咳无痰，或痰少黏稠，咯吐不爽，伴胸胁痛，面颊略红，口苦，咽干，舌红，苔薄黄，脉弦数。

【治疗方法】

（一）体针

取手太阴、阳明经穴及背俞穴为主。

1. 主穴：太渊、列缺、肺俞、合谷。

配穴：尺泽、曲池、大椎、丰隆、内关。

每次取主配穴各1～2穴。

2. 手法：实证用泻法，虚证用补法或加艾灸。

3．疗程：3～5 日为 1 疗程。初起轻症者 1 个疗程可愈；久病、重症者可连续 2～3 个疗程；未愈者，休息 3～5 日后继续针灸治疗。

4．随症加减。

（1）风寒咳嗽者：取列缺、合谷、肺俞，配风池。泻法，风池、肺俞加艾灸，以解表散寒，宣肺止咳。

（2）风热咳嗽者：取合谷、尺泽、鱼际、大椎。泻法，以疏风清热、宣肺止咳。兼咽喉肿痛者，加刺少商出血，以清泄肺热。

（3）痰湿咳嗽者：取肺俞、脾俞、太渊、丰隆。泻法，以除湿祛痰，肃肺止咳。胸脘满闷者，加刺内关泻法，以宽胸和胃；脾虚肺弱者，宜用补法，或加艾灸肺俞、脾俞、足三里，以健脾化湿，补益肺气。

（4）燥热咳嗽者：选取主配穴、肺俞、合谷、尺泽。泻法，以清肺化痰止咳。兼肝胆火郁、胸胁痛、口苦咽干者，加太冲、足临泣，泻法，以清泄肝胆火热；并加刺太溪、三阴交，补法，以滋水涵木、润肺止咳。

（二）穴位注射

取穴：大杼、风门、肺俞、曲池、足三里等。每次选 1 穴，注双侧。

药物：①急性实证咳嗽，采用鱼腥草注射液 2 毫升一次，5 次 1 疗程，如未愈可连续 2～3 疗程。

②慢性虚证咳嗽，采用胎盘注射液 2 毫升一次，6 次 1 疗程，可连续 2～3 疗程。或采用维生素 B_{12} 100 微克一次，方法同上。

【文献报导】

1．张氏等采用针刺加闪罐治疗顽固性咳嗽 62 例，在以风门、肺俞、膈俞、天突、膻中为主穴进行常规针刺后予以闪罐，至皮肤潮红后留罐 5～10 分钟，每日 1 次，每疗程 7 日。[①]

---

① 张继红，赵藏朵，张慧岭．针刺加闪罐治疗顽固性咳嗽 62 例［J］．陕西中医，2003，24（10）：928.

2．张氏等采用针刺加穴位注射治疗咳嗽 300 例，常规针刺治疗（风门、肺俞、尺泽为主穴）后在华佗夹脊穴穴位注射鱼腥草注射液，每穴 1 毫升，每日 1 次，每疗程 12 次。[①]

支气管哮喘

支气管哮喘，中医称之为“哮病”“气喘病”，哮指喉中有哮鸣声，喘指呼吸困难，是以呼吸喘促，反复发作为主症。尤其过敏性支气管哮喘，其是一种常见的过敏性（变态反应）疾病。该病一年四季均可发生，以寒冬季节及气候急剧变化时发病较多，不受年龄限制。

该病是由于痰饮内伏，复感风寒风热之邪，或吸入花粉、漆气等过敏源致使肺气失宣，津液凝聚成痰，气道受阻所致；或因素体虚弱，饮食不节，或进食虾、蟹、蛋类等食物，致脾失健运，痰湿停滞，阻遏肺气所致。若久病脾虚，损及肾阳，肾不纳气，出现动则喘甚等症，若进而累及心脏，心阳不振，心气虚亏，则出现下肢浮肿，小便不利，心悸不宁等肺源性心脏病证候。

现代医学认为，哮喘疾病的发生原因，因人而异，具过敏反应素质的机体，且处于高度过敏状态时，一旦接触过敏原即可激发过敏反应而发作哮喘。常见过敏原如花粉、漆气、异味、烟尘以及鱼、虾、蟹、蛋、牛肉等。

【诊断要点】

1．反复发作喘息、气急、胸闷或咳嗽，多与接触过应原、冷空气，物理、化学性刺激、病毒性上呼吸道感染、运动等有关。

2．发作时在双肺可闻及散在或弥漫性、以呼气相为主的哮鸣音，呼气相延长。

3．上述症状可经平喘药物治疗后缓解或自行缓解。

4．排除其他疾病所引起的喘息、气急、胸闷和咳嗽。

5．临床表现不典型者（如无明显喘息或体征）应有下列三项中

---

① 张宏图，刘颖，安凤华，等．针刺加穴位注射治疗咳嗽 300 例的临床报告［J］．针灸临床杂志，2000，16（3）：46－47.

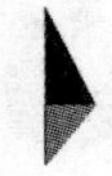

的至少一项：①支气管激发试验或运动试验阳性；②支气管舒张试验阳性；③昼夜 PEF 变异率≥20%。

中医辨证分实证、虚证两类。

主症：突感胸闷，气促，呼吸困难，喉间有哮鸣声，吸气短促，呼气延长，甚则张口抬肩，不能平卧，汗多。伴剧烈咳嗽，吐泡沫样痰，持续数分钟或数小时，待咳出黏液样痰后，气喘停止。严重时出现唇、指发绀等。

1. 实证：分寒实、热实。

（1）寒实：面色苍白，形寒肢冷，无汗，痰白清稀，舌淡苔白，脉浮紧。

（2）热实：胸痛，痰黄黏稠，发热，汗出，口干，舌红苔黄，脉滑数。

2. 虚证：以肺、脾、肾虚为主。

（1）肺脾两虚：面色晄白，神疲体倦，语言无力，气短，动则汗出，舌淡苔白，脉细弱。

（2）肾不纳气：面晦无华，动则气喘，卧则气紧，汗出肢冷，舌淡苔白，脉沉细。若久病心阳受损，心气虚亏，则出现肢体浮肿，小便不利，心悸不宁，脉虚数等症。

【治疗方法】

本病实为本虚标实之证。发作期间多表现为实证、虚实夹杂证；缓解期表现为虚证。

（一）体针

以手太阴、阳明经穴及有关背俞穴为主。

1. 实证：宜宣肺泄热，化痰平喘。

（1）主穴：定喘、肺俞、膻中、尺泽、列缺。

配穴：大椎、丰隆、合谷。

每次取主配穴各 1 ~ 2 穴，交替选用。

（2）手法：针刺用泻法。

（3）随症加减：伴风寒者，加灸大椎、定喘、风门、肺俞，以温肺散寒；痰热者，取合谷、尺泽、丰隆、鱼际，针刺泻法，以泄热除痰。

2. 虚证：治宜温肺健脾补肾，理气平喘。

(1) 主穴：定喘、太渊、足三里、肺俞、脾俞、肾俞。

配穴：膻中、丰隆、大椎、命门。

每次取主配穴各1~2穴，交替选用。

(2) 手法：针刺用补法。

可以艾灸：燃两支艾条，先悬灸定喘、大椎，随之自上而下，沿两侧定喘、大杼、风门、肺俞缓慢移动，艾灸30分钟，症状缓解后，加灸脾俞、足三里。虚证哮喘，病程较长，除肺脾虚外，往往累及肾阳虚，命门火衰，宜加灸肾俞、命门、关元、气海等穴，每次1~2穴，以培补元气，温壮肾阳。

本病表现为虚实夹杂者可参考以上两方面用穴治疗。

（二）耳针

取穴：肺、气管、脾、肾、肾上腺、神门、交感。每次取1~2穴双侧。揿针埋针，胶布固定，隔天更换一次。哮喘发作时可先用毫针针刺，留针30分钟，反复捻转多次。并可用王不留行籽或塑料耳珠，胶布固定压穴法。

（三）穴位注射

1. 取穴：肺俞、脾俞、肾俞、足三里、丰隆。每次选一穴双侧交替注射。

2. 常用药物：①胎盘组织液，2毫升一次。②维生素B_{12}注射液500微克加维丁胶性钙注射液1毫升混合。以上药物任选一种，或交替使用，还可选用当归注射液、北芪注射液等。

（四）埋线疗法

1. 取穴：同体针。

2. 方法：常规消毒器械，用7号一次性注射针头作针管，2寸针

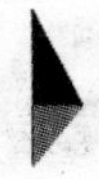

灸针作针芯，将约1厘米长的“000”号羊肠线（或可吸收的蛋白线）置于注射针头针尖部，缓慢刺入穴位深部1.5~2厘米处（背部、腰部穴位用斜刺或平刺，尤其是上背部穴位不能直刺和深刺），边推针芯边退针管，将羊肠线植入穴位内，局部消毒并盖上消毒敷料。每周1次，每次选5~6个穴位。

（五）贴敷疗法

1. 取穴：肺俞、脾俞、肾俞、足三里、丰隆、大椎、定喘、大杼、风门。

2. 药物：白芥子、甘遂、细辛、延胡索等研末，鲜姜汁调药末成药膏，用胶布贴敷于穴上，每次选5~6个穴位。

3. 时间：每年三伏天和三九天贴敷最宜。平时也可一周至10日贴1次。

【文献报导】

1. 林氏等采用穴位贴敷治疗支气管哮喘50例，将自制好的药膏（白芥子、甘遂、细辛、延胡索、鲜姜汁）贴敷相应穴位（定喘、肺俞、膏肓、天突、膻中）。[①]

2. 宋氏采用隔药饼灸配合穴位注射治疗支气管哮喘62例，将自制好的药饼（白芥子、延胡索、细辛、甘遂、姜汁），同时将卡介菌多糖核酸注射液1毫升注射双侧足三里，每周2次。[②]

3. 梁氏等采用穴位埋线治疗支气管哮喘91例，在中西药治疗的基础上，配合埋线疗法（3组穴位交替：①肺俞、中府；②脾俞、章门；③肾俞、京门），每周1次。[③]

---

① 林忠嗣，张雅凤，郭振武．穴位贴敷后发泡治疗支气管哮喘临床疗效的影响［J］．新中医，2011，43（11）：87-88.

② 宋明霞．隔药饼灸配合穴位注射治疗支气管哮喘62例疗效观察［J］．新中医，2011，43（9）：77-78.

③ 梁春，伦新．穴位埋线治疗支气管哮喘疗效观察［J］．辽宁中医杂志，2009，36（2）：264-266.

4．杜氏等采用针刺及刺络拔罐治疗缓解期支气管哮喘 76 例，在西药常规治疗上针刺脾俞、肾俞、夹脊、丰隆，留针 30 分钟，取肺俞、风门穴刺络拔罐，每日 1 次，每疗程 12 次。[①]

三、循环系统

高血压（附低血压症）

高血压病是指在静息状态下动脉收缩压和/或舒张压增高。本病以动脉血压升高为特征，尤其是舒张压持续升高为特点的全身性、慢性血管疾病，分原发性高血压和继发性高血压。

原发性高血压病，早期有头晕、头痛、乏力、心烦易怒等症状，后期可因脑、心、肾等脏器的不同程度损害而产生相应的症状。继发性高血压，继发于某些疾病而引起的高血压，其血压的升高仅是一种症状，故又称症状性高血压。

本病属于中医的眩晕、头痛等证的范畴。

【诊断要点】

原发性高血压诊断要点：

1．血压持续高于正常的范围，即血压≥140/90 mmHg。

2．有下列症状者要考虑高血压病的可能：

（1）反复发作的顽固性头痛、眩晕、手指麻木或血管方面的其他症状。

（2）心脏扩大及机能不全和冠状循环机能不全。

（3）肾脏机能不全。

（4）大脑方面的神经病理症状或精神病理症状。

3．排除可以引起高血压的其他疾患，如原发性肾脏及尿路疾病、内分泌系统的疾病以及大脑器质性疾病等。

---

① 杜宇征，于涛．针刺及刺络拔罐治疗缓解期支气管哮喘［J］．中国临床康复，2006，10（19）：170.

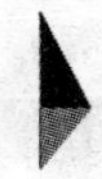

【治疗方法】

（一）体针

取厥阴经、阳明经穴为主。

1. 主穴：太冲、曲池、足三里。

配穴：风池、内关、太溪、绝骨（头晕头胀者加风池；心烦失眠者加内关、太溪；四肢发麻，头晕头痛等中风先兆症者，灸绝骨、足三里）。

2. 手法：用平补平泻法，留针 20～30 分钟，每日 1 次。

3. 辨证加减：头晕头胀者加风池；心烦失眠者加内关、大溪；四肢发麻，头晕头痛等中风先兆症者，灸绝骨、足三里。

（二）耳针

取耳背降压沟用中强刺激间歇捻针，留针 15～30 分钟，每天一次。可配耳穴（脑、心、下脚端、神门），用磁珠丸压贴法，每天按压数次，每次 2～3 分钟，3～5 日换贴一次，左右耳交替。

（三）艾灸法

取涌泉穴，用艾条每晚睡前各灸 15 分钟，对改善头痛、失眠，降低血压有效。

【附】低血压症针灸治疗

取素髎穴针刺入约 0.3 寸，用中强刺激，间歇捻针，留针 30 分钟，每日 1 次。

取中脘、关元、足三里，用温针法，留针 30 分钟，每日 1 次。

取百会穴，用艾条温和灸法，悬灸 20 分钟，每日 1 次。

【文献报导】

1. 徐氏采用针刺结合中药足浴治疗高血压病 79 例，常规针刺百会、合谷、曲池、三阴交、太冲为主，每日 1 次，每疗程 10 次，配合中药足浴治疗（十大功劳、夏枯草、龙胆草、芦荟等药），每次 1 小时，每日1次。①

2. 陈氏采用针灸正骨治疗颈椎病性高血压58例，常规针刺（颈椎夹脊、头维、率谷、太阳、风池、太冲、三阴交）30分钟，每日1次，每疗程10次，采用新医正骨疗法隔两日1次，每疗程4次。②

3. 廖氏等采用“泻南补北”法治疗阴虚阳亢型高血压病59例，通过太冲透行间、大陵透内关，得气后捻转泻法，曲泉、太溪透昆仑、复溜，得气后捻转补法，留针30分钟，每日2次，每疗程7日。③

4. 王氏采用平衡针灸治疗高血压60例，针刺降压穴及辨证配穴，出现触电式针感，每日1次。④

5. 林氏采用针刺配合轻音乐治疗原发性高血压500例，常规针刺所选穴位（风池、足三里、绝骨、阴陵泉、三阴交、太溪、太冲、曲池、内关、合谷为主）留针40分钟，播放舒缓的轻音乐、民乐为主的音乐，每日1次，每疗程10次。⑤

心律失常（附特发性心动过速、室上性心动过速）

心律失常是指心脏搏动速率过快、过慢及节律不齐的统称。其中以各种期前收缩最为常见，其次是窦性心律失常，尤其是窦性心动过缓、窦性心动过速和窦性心律不齐；阵发性房性或房室结性心动过速，心房颤动与扑动，以及不同程度的房室传导阻滞亦较多见。各种并行心律，尤其是房性并行心律、反复心律、预激症候群、超常期传导是

---

① 徐德厚．针刺结合中药足浴治疗高血压病［J］．中国中医药咨讯，2011，3（16）：167.

② 陈晓强．针灸正骨治疗颈椎病性高血压58例［J］．颈腰痛杂志，2008，29（4）：394.

③ 廖辉，李丹萍，陈强，等．“泻南补北”法治疗阴虚阳亢型高血压病疗效观察［J］．中国针灸，2006，26（2）：91－93.

④ 王文远．平衡针灸治疗高血压的临床研究［J］．针灸临床杂志，2006，22（1）：9－10.

⑤ 林兵．针刺配合轻音乐治疗原发性高血压500例［J］．实用中医药杂志，2006，22（2）：99.

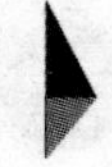

少见的心律失常。本病属于中医的“心悸”“怔忡”“胸痹”等病的范畴。

【诊断要点】

1. 脉象出现迟、促、结、代等现象。

2. 心脏听诊心率过快、过慢或节律不整，或其他的不正常表现。

3. 心电图有相应的特征。

4. 可伴有头晕、心慌、心悸、心跳、胸前区不舒服，或有气促或其他的临床表现。

【治疗方法】

（一）体针

取手少阴、厥阴经、背俞穴为主。

主穴：内关、神门、心俞、厥阴俞。

辨证加减：心气虚或心动过缓加足三里或素髎；心阴虚或心动过速加通里或夹脊（胸 4～6 穴），或太冲；气阴两亏加三阴交、中脘、郄门；心脉瘀阻加膈俞、膻中；心阳虚衰加关元、肾俞。

手法：用平补平泻法，留针 15～30 分钟。

（二）耳针

取穴：神门、心、交感、肾上腺，用王不留行籽压法，每天按压数次，每次 2～3 分钟。

【附】突发性心动过速症治法

临床主症：突发心烦气急，呼吸急促，满头大汗，唇、指青紫，辗转翻滚极度烦躁，脉数疾（每分钟 120 次）。

1. 取膻中穴，向下针刺寸许，行平补平泻法，每隔 2 分钟捻转 1 次，10 分钟后出针。膻中，为气之海，气会膻中，对全身气机调畅有重要作用。膻中为心包募穴，亦治心病。故单刺膻中得使大气顺运，血静脉平，诸症立解。

2. 取内关穴，针刺 0.5～0.8 寸，行平补平泻法，每隔 2 分钟行针 1 次，10 分钟后出针。

以上两穴在突发时无针灸针的情况下，可先进行手指按压。

【附】室上性心动过速症治法

取穴：双侧攒竹穴。

治法：病者卧位，平刺0.5寸，得气后留针3～15分钟，每2～3分钟行针1次，一般量刺激为宜。

【文献报导】

1. 许氏采用针刀针刺法治疗颈性心律失常56例，小针刀于所选穴位（阿是穴、心俞、厥阴俞、内关、足三里）操作至产生强烈针感，不留针，每2～3日1次，每疗程7次。①

2. 唐氏采用眼针治疗心律失常118例，取双侧心区针刺，得气后留针15分钟。②

心　绞　痛

冠状动脉粥样硬化或其他原因造成冠状动脉供血不全，是心绞痛发生的基础，这时如果有造成心肌氧耗量增加的任何原因，均可诱发心绞痛发作。如心率增快、收缩压增高、左室舒张末期压升高等，心绞痛在中医学中属于“胸痛”“真心痛”等病的范畴。

【诊断要点】

1. 阵发性发作。

2. 每次发作历时很短，一般是数秒钟至数分钟，很少超过15分钟者。

3. 疼痛的部位一般是在胸骨后，并常放射至左肩、左臂内侧或至左前臂。

4. 疼痛带有压榨样感或窒息感，可呈针刺样或刀割样痛。

5. 发作常有一定的诱因，如情绪激动、奋力奔跑、饱餐之后等，

---

① 许毅强. 针刀针刺法治疗颈性心律失常56例［J］. 上海针灸杂志，2007，26（7）：18.

② 唐双胜. 眼针治疗心律失常118例即刻疗效观察［J］. 上海针灸杂志，2004，23（11）：21.

适当休息常可缓解。

【治疗方法】

（一）体针

以手厥阴经、任脉为主。

1. 取穴：郄门、巨阙、内关。

2. 手法：急用稍强刺激为主。郄门用提插泻法，要求针感要较强，若激发针感沿手厥阴心包经，从远心端向近心端感传，达到“气至病所”疗效较佳，巨阙用捻转泻法，可配合行针的辅助手法——“飞”法，以加强针感。

3. 辨证加减：气虚者配足三里，针用补法或温针法；阳虚者配关元，用灸法；阴虚者配三阴交，针用补法；气滞血瘀者配膈俞，可用灸法以行气活血。

（二）耳针

取穴：心、神门、胸。针刺用中强刺激间歇捻针，留针到痛止；或用耳针法用力按压至痛止。

（三）经验疗法

1. 取心俞穴，首先以拇指尖在心俞上用力压迫，并可摇动以加强刺激，致有酸、胀、重感为宜，可配合压揉内关穴。

2. 按压至阳穴 20 分钟，心绞痛即可缓解。

临床中要注意的是：心绞痛必须与心肌梗死等病相鉴别，心绞痛的发作历时短暂，有一定的诱因，用硝酸甘油疗效显著；心肌梗死胸痛呈进行性加剧，发作时间持续较长，不能为硝酸甘油所缓解，严重者伴有血压下降、心力衰竭、休克等临床表现，必须采用综合抢救措施。

【文献报导】

1. 尼氏采用穴位贴敷治疗阳虚型心绞痛 60 例，贴敷药物（白芥子、细辛、甘遂、延胡索）固定贴在所选穴位上（膈俞、膻中、心俞），每次6小时，每日1次，每疗程10次。[①]

2. 吴氏等采用温针灸治疗冠心病心绞痛136例，常规针刺以心俞、厥阴俞、膻中、内关为主穴，在上述穴位上施温针灸，共施3壮，留针30分钟。[②]

3. 韩氏等采用穴位注射治疗冠心病心绞痛58例，将复方香丹注射液0.5~1毫升穴注至所选穴位（3组穴位交替使用：①内关、丰隆、阳陵泉；②心俞、通里、太冲；③膈俞、足三里、三阴交），每日1次，每疗程10次。[③]

4. 郑氏等采用针灸配合耳针治疗不稳定型心绞痛97例，根据不同针刺相应穴位，每日1次，耳针主穴取交感、小肠、心、皮质下，每疗程半个月。[④]

急性心肌梗死

本病是由于冠状动脉急性闭塞，使部分心肌因严重持久缺血而发生的局部坏死，绝大部分由冠状动脉硬化引起，属中医学“真心痛”“厥心痛”的范畴，为气阴不足、气滞血瘀、痰湿内阻所致。

【诊断要点】

1. 突然胸骨后或心前区剧痛，向左肩臂或他处放射，疼痛持续半小时以上，经休息和含服硝酸甘油片无效，伴气促、出汗、肤色苍白、烦躁不安、恶心、呕吐、腹胀等，亦有部分病例可无痛感。

2. 舌质紫暗有瘀点，苔白滑或黄腻，脉细数、结代或缓；严重者

---

① 尼娜·尼亚孜别克. 穴位贴敷治疗阳虚型心绞痛60例体会［J］. 新疆中医药，2011，29（5）：25－27.

② 吴长岩，贾乐红，吕志军. 温针灸治疗冠心病心绞痛的临床研究［J］. 中医临床研究，2009，（1）：51－55.

③ 韩勇，王红. 穴位注射治疗冠心病心绞痛58例［J］. 陕西中医，2007，28（2）：204－205.

④ 郑春雷，胡银柱. 针灸配合耳针治疗不稳定型心绞痛97例［J］. 中医针灸，2001，12（21）：742.

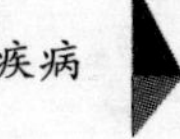

心音减弱，出现胎心律、奔马律及各种心律失常，肺底湿性罗音及肺水肿征，血压低，体温增高，少数亦可有心包摩擦音。

3. 化验：血白细胞数升高，中性粒细胞数升高，嗜酸性粒细胞数降低，血沉降率快，血清谷－草转氨酶（SGOT）、血清乳酸脱氢酶（LDH）、肌酸磷酸激酶（CPK）活性升高，尤以CPK活性升高最早。

4. 心电图结合临床资料，以辅助临床诊断。

【治疗方法】

对确诊及高度可疑急性心肌梗死患者，必须就地抢救，绝对安卧休息，不要乱搬动患者，待病情稳定后再送医院治疗。

（一）体针

取手厥阴经、背俞穴为主。

取穴：心俞、厥阴俞、内关、膻中。

手法：强刺激不留针。

（二）耳针

取穴：神门、心、内分泌，强刺激不留针。

（三）经验疗法

1. 取膻中、合谷（双）、足三里（双）、丰隆（双）等强刺激，每3～5分钟行针1次，病情好转后，留针2小时。

2. 取强虎边穴（于三间与合谷连线中点向尺侧平开5分处）透劳宫，内关、足三里、三阴交，强刺激，3～5分钟行针1次，病情好转后，留针半小时起针。

四、泌尿生殖系统

神经性尿频症（附老年性夜尿频多）

神经性尿频症指非感染性尿频尿急，是儿科一个独立的疾病，患儿年龄一般在2~11岁，多发生在学龄前儿童。其发病特点为尿频，每2~10分钟一次，患儿尿急，不能忍耐片刻，较小患儿经常为此尿湿裤子，可继发尿路感染或阴部湿疹。属中医学“淋证”范畴，多由湿热之邪蕴结下焦，使膀胱气化功能失常所致，病位在肾与膀胱。

【诊断要点】

1. 好发于学龄前期儿童，尤以4~5岁为多见。

2. 每天排尿次数增加但无尿量增加，每次排尿量很少，有时仅几滴。

3. 每次精神紧张时，尿频、尿急症状立即出现，主要在上床睡觉前、吃饭或上课时加重，睡眠后则无尿频。

4. 尿常规检查正常。

5. 患儿体温基本正常。

【治疗方法】

（一）体针

取足少阴、足太阴经穴和背俞穴为主。

1. 主穴：肾俞、太溪。

配穴：阴陵泉、三阴交、足三里。

2. 手法：补法或平补平泻，留针30分钟。

3. 疗程：选主配穴各2穴，每日针1次，一般5~10次能收到满意疗效。

（二）耳针

取穴：肾、膀胱、尿道、皮质下、神门、交感，揿针埋针，每2~3日换针1次。

（三）艾灸

取穴：肾俞、关元、中极，艾炷直接灸，每穴3~5壮，每日灸1次。

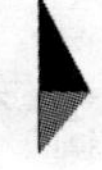

【附】老年性夜尿频多治法

夜尿频多是老年人常见临床症状。因频繁起床，往往影响睡眠，或诱发甚至加重其他疾病，如感冒、哮喘、肺胀、胸痹等。

1. 取穴以肾俞、太溪、复溜。用补法，捻转进针，得气后留针30分钟，其间行针2~3次，隔日针1次，10次为1疗程。

2. 取三阴交、长强穴。针刺，每日1次，平补平泻。

尿　失　禁

尿失禁，是由于膀胱括约肌损伤或神经功能障碍而丧失排尿自控能力，使尿液不自主地流出。尿失禁按照症状可分为充溢性尿失禁、无阻力性尿失禁、反射性尿失禁、急迫性尿失禁及压力性尿失禁五类。多见于老年人、病后体弱、神经系统损伤以及中度或深度昏迷的患者。属中医学“小便不禁”范畴，多由于劳伤、忧思、疲劳、病后气虚、老年肾亏等，使下元不固、膀胱失约而致。

【诊断要点】

1. 充溢性尿失禁：尿路有较严重的机械性或功能性梗阻，当膀胱内压上升到一定程度并超过尿道阻力引起。

2. 无阻力性尿失禁：尿道阻力完全丧失，膀胱内不能储存尿液，患者站立时尿液全部由尿道流出。

3. 反射性尿失禁：上运动神经元病变导致患者不自主地间歇排尿，排尿无感觉。

4. 急迫性尿失禁：逼尿肌无抑制收缩而引起。

5. 压力性尿失禁：当腹压增加时（如咳嗽、打喷嚏、上楼梯或跑步）引起。

【治疗方法】

（一）体针

取任脉、足太阳经、足太阴经穴为主。

1. 主穴：气海、中极、三阴交、膀胱俞。

配穴：肾气不足者配肾俞、太溪；脾肾两虚者配肾俞、脾俞、足

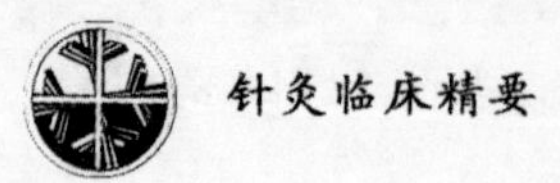

三里。

2. 手法：针用补法、温针法或针后加灸。

（二）耳针

取穴：膀胱、肾、尿道、皮质下、神门、枕。中等刺激，留针20分钟。亦可埋针或耳针药籽。

（三）梅花针

中等强度叩刺少腹部、腹股沟部、腰骶部，每日叩刺一次。

（四）头针

取足运感区、生殖区。隔日针刺一次，每次留针20分钟，间歇捻转。

（五）贴药疗法

用暖脐膏贴敷气海、关元、肾俞、膀胱俞等穴，每次贴敷2穴。

【文献报导】

1. 牛氏采用针刺拔罐治疗老年性尿失禁151例，针刺百会、中极、关元、气海、地机、三阴交及拔罐肾俞、膀胱俞10分钟，每日1次，每疗程10日，共3疗程。①

2. 毛氏等采用针灸加功能锻炼治疗产后早期压力性尿失禁56例，针刺中极、关元、列缺、足三里、阴陵泉、三阴交，补法，每日1次，留针15～30分钟，再进行盆底肌功能锻炼，10分钟内每回合10次动作，每日2～3个回合。②

3. 孙氏等采用醒脑开窍法针刺治疗脑卒中后尿失禁100例，根据

---

① 牛琦云. 针刺拔罐治疗老年性尿失禁［J］. 河南中医，2008，28（7）：83.

② 毛亚芬，陈辉. 针灸加功能锻炼治疗产后早期压力性尿失禁56例［J］. 实用中医药杂志，2008，24（4）：255.

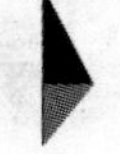

病灶部位选择针刺方向针刺百会、合谷、三阴交、气海、关元、阴陵泉，采用呼吸补泻法后行温针灸，每日 1 次，每疗程 10 次。①

尿潴留

尿潴留是指尿液充胀膀胱而不能排出者。引起尿潴留的原因很多，一般可分为阻塞性和非阻塞性两类。阻塞性尿潴留是由于患者有前列腺肥大、尿道狭窄、膀胱或尿道结石、肿瘤等疾病，阻塞了膀胱颈或尿道而发生尿潴留；非阻塞性尿潴留即膀胱和尿道并无器质性病变，尿潴留是由于排尿功能障碍而引起的。属中医学“癃闭”范畴，病位在膀胱，膀胱气化不利是导致本病的直接原因。

【诊断要点】

1．患者尿意紧迫，反复用力排尿，但排不出尿液。

2．因膀肌过度的膨满及屡试排尿无效，患者辗转不安、呻吟，挤压膀胱，并使用各种体位以助排尿。

3．下腹部胀痛不适，触诊有球形隆起，且光滑而完整，富有弹性，叩诊呈浊音。

【治疗方法】

（一）体针

取足太阳经穴及膀胱局部取穴为主。

1．主穴：膀胱俞、中极、关元、三阴交。

配穴：实证可加配阴陵泉、水道、三焦俞；虚证可加配肾俞、气海、涌泉、次髎。

2．手法：实证针用泻法，虚证针用补法，可加灸。

（二）耳针

取穴：肾、尿道、膀胱、交感、皮质下、外生殖器。毫针法，中

---

① 孙建峰，杨全鱼．醒脑开窍法针刺治疗脑卒中后尿失禁 100 例［J］．中国中医药信息杂志，2007，14（5）：69－70.

度刺激，留针 30 分钟。可揿针埋针。

（三）电针

取穴同体针。选用可调波，加电 20 分钟。

（四）梅花针

中等强度叩刺耻骨联合、任脉曲骨至气海、腰骶部。

（五）穴位注射

选黄芪注射液穴注膀胱俞、三阴交、阴陵泉，隔日一次，每次每穴注射 1～1.5 毫升，每次选 2 穴。

【文献报导】

1. 张氏等采用针灸配合隔姜灸治疗老年髋部骨折术后尿潴留 50 例，常规针刺（关元、中极、气海、三阴交）30 分钟后于关元、中极、气海穴上行隔姜灸，每次 2～5 壮。①

2. 周氏等采用推拿配合针刺解除产后尿潴留 50 例，推拿利尿穴，按逆时针方向推拿 20 次，每次 15 分钟，休息 30 分钟后常规针刺中极、关元、阴陵泉、足三里、三阴交等穴。②

3. 宋氏采用透穴针法治疗尿潴留 60 例，先后针刺关元透中极、三阴交透绝骨、大巨透水道、阴陵泉透阳陵泉、肾俞透气海俞，留针 30 分钟，每 5 分钟行针 1 次。③

---

① 张红梅，魏华．针灸配合隔姜灸治疗老年髋部骨折术后尿潴留［J］．中国正骨，2009，21（9）：70.

② 周小红，甘照华．推拿配合针刺解除产后尿潴留 50 例观察［J］．浙江中医杂志，2009，44（5）：366.

③ 宋辉．透穴针法治疗尿潴留 60 例疗效观察［J］．吉林中医药，2002，22（5）：45.

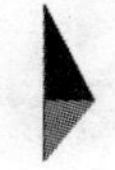

遗　精

遗精是以不因性交而精液频繁遗泄为主要表现，并伴有头昏、耳鸣、健忘、心悸、失眠、腰酸腿软、精神萎靡等症状的疾病。有梦而遗者名为“梦遗”；无梦而遗，甚至清醒时精液自行滑出者为“滑精”。未婚或已婚但无正常性生活的男子每月遗精 2 ~4 次者属正常现象。本病病位在肾，多由肾气不能固摄所致。

【诊断要点】

1. 多发于青壮年，常由精神、心理或物理等因素导致；或有纵欲、过劳史，或生殖器炎症史。

2. 非性交时发生精液频繁外泄，并伴有上述全身不适症状。

3. 可做相关的检查以确定是否有生殖器及附属性腺的炎症。

【治疗方法】

（一）体针

取任脉、足太阳经穴为主。

1. 主穴：气海、关元、肾俞、次髎、三阴交。

配穴：梦遗加配中封、心俞；滑精加配志室。如失眠加内关、神门；头晕加百会；自汗加阴郄、足三里。

2. 手法：梦遗针宜泻法；滑精针宜补法，并加灸。

3. 疗程：7 ~10 次为 1 个疗程，停 3 日后再行第二个疗程。

（二）耳针

取穴：内生殖器、内分泌、神门、心、肾。用轻刺激，留针 15 ~ 20 分钟，隔日针一次。可揿针埋针或耳针法。

（三）梅花针

梅花针轻度叩刺关元、中极、曲骨，并叩刺腰骶部、长强穴，每次 20 分钟，隔日一次。

（四）穴位注射

取肾俞、次髎、三阴交等穴，注射当归注射液或黄芪注射液，每次每穴注 1～1.5 毫升，隔日一次，每次 2 穴；或选用维生素 B_1 或胎盘组织液穴注，方法同前。

（五）埋线疗法

取关元、中极、肾俞、三阴交。每次选 2 穴，埋入羊肠线，每月 2～4 次。

【文献报导】

史氏等采用穴位注射加中药治疗遗精 50 例，均在会阴穴及长强穴注射黄体酮，每穴 0.05 毫升，每周 1 次，虚者配合知柏地黄汤、天王补心丹口服，实者配合八正散口服。①

阳　痿

阳痿是指男子未到性功能衰退的年龄，却出现了性生活中阴茎不能勃起或勃起不坚，影响正常性生活的病症。

中医认为本病的发生多因房事不节、手淫过度；或过于劳累、疲惫；异常兴奋、激动；高度紧张、惊恐伤肾；命门火衰、宗筋不振；或嗜食肥甘、湿热下注、宗筋弛缓而致，与肾、肝、心、脾的功能失调密切相关。

【诊断要点】

1. 已婚男子阴茎不能勃起或勃而不坚，致使不能正常行房事，此为本病的主要临床表现。

2. 阳痿有原发性和继发性两种，又有器质性和功能性之分。原发性阳痿表现为患者的阴茎从未能进入女性阴道进行性交；继发性阳痿患者则有过性交史，但后来产生障碍。器质性阳痿表现为患者的阴茎

---

① 史宗强，周国禹．中药加穴位注射治疗遗精症 50 例［J］．现代中西医结合杂志，2006，15（6）：777－778．

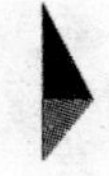

任何时候都不能勃起，既不能在性兴奋时勃起（如睡梦中和膀胱充盈时），亦无自发性勃起；功能性阳痿患者则有自发的勃起，但临房时勃起又失败。

3. 绝大多数由精神心理因素所致。

4. 排除功能性阳痿，应结合其他体征，追踪原发病。

【治疗方法】

（一）体针

取任、督二脉穴为主，配以足太阴经、足太阳经穴。

1. 主穴：气海、关元、三阴交、中极。

配穴：命门、肾俞、心俞、大赫。

2. 手法：针用补法，亦可用温针或单用艾灸法。

3. 疗程：10～15次为1疗程，停2～3日再行第二个疗程。

（二）艾灸

1. 取穴：第一组取肾俞、三阴交、八髎、阴谷、足三里，第二组取复溜、关元、然谷、中极、曲骨，或每次取4～6个穴位，交替使用。辨证配穴：肾阳虚者加命门、腰阳关；肾阴虚者加心俞、太溪；脾虚者加大赫、脾俞。

2. 操作方法：先将艾绒揉成团，然后再把生姜切成像2分钱硬币一样大的薄片，定好穴位后，针刺用平补平泻手法，得气后留针先把切好的生姜片套在针柄的上端固定好，将艾团放在上面点燃直到艾绒燃完为止。用手法时每次针感达到阴茎效果最好。治疗期间不能房事。每日针1次，10日为1疗程（注意预防灼伤皮肤）。

（三）耳针

取穴：肾、脾、内生殖器、外生殖器、内分泌、皮质下。每次选2～3穴，中等强度刺激，留针20分钟，每日或隔日一次。亦可揿针埋针或耳针法。

（四）穴位注射

取关元、中极、肾俞、三阴交。药物选用维生素 B_1 100 毫克或丙酸睾酮 5 毫克，每隔 2～3 日注一次，每次选用 1～2 穴，每穴注射维生素 B_1 1 毫升或丙酸睾酮 2.5 毫克。

（五）穴位埋线

取肾俞、关元、中极、三阴交。每次选 1～3 穴，每月 2～4 次。

射精不能症

射精不能症是指具有正常的性欲，阴茎勃起正常，能在阴道内维持勃起及性交一段时间，甚至很长时间，但无性高潮出现，且不能射精。本病系由于中枢神经系统和周围神经系统、内分泌系统及生殖器官等共同参与的性生理反射过程中，某个环节的功能障碍，使性兴奋的刺激不足以产生射精反射所导致。

【诊断要点】

1. 性欲正常，阴茎勃起正常。

2. 性交时无性欲高潮及快感，即性交过程中始终没有出现生殖器的阵发性抽搐感。

3. 性交时无随意射精动作，无精液射出。

4. 功能性不射精者有遗精，器质性不射精者无遗精。

【治疗方法】

（一）体针

取穴以任、督脉穴为主，配以足太阳、足厥阴经经穴。

1. 主穴：气海、中极、三阴交、阴廉。

配穴：气虚不能射精者加腰阳关、长强、肾俞，另加灸大敦；湿热阻窍者加阴陵泉、素髎；阴精不足者加关元、归来、志室；肝郁不泄者加太冲、蠡沟、肝俞。

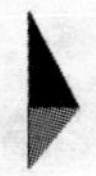

2．手法：气虚针用补法加灸，湿热针用泻法，阴虚不足针用补法亦可加灸，肝郁针用泻法。

3．疗程：10～15 次为 1 个疗程，停 2～3 日再针第二个疗程。

（二）耳针

取穴：心、肾、内分泌、交感、内生殖器、外生殖器。每次选3～4 穴，留针 30 分钟，间歇运针。亦可用揿针埋针或王不留行籽贴压。

（三）头针

选取头针生殖区、足运感区。留针 30 分钟，隔日针一次。

（四）梅花针

叩少腹部、生殖器根部、腰骶部，重叩长强、大椎、命门穴。

（五）针挑

取穴：大椎、长强、命门、腰阳关、次髎。每次选 2 穴，隔 3～5 日针挑一次。

（六）穴位贴敷

取穴：关元、神阙。睡前以麝香 0.25 克、马钱子 0.5 克（研末）混合贴穴，连用 4～6 次。

男性不育症

凡是结婚 2 年以上，又在生育年龄之内，夫妻共同生活在一起，性生活正常，未采用任何避孕措施，由于男方原因使女方不能受孕者统称为男性不育症。属中医学“无子”“无嗣”范畴，与肾、心、肝、脾有关，尤其与肾的关系最为密切。多由于肾精亏虚、气血不足、肝郁血瘀、湿热下注所致。

【诊断要点】

1．了解患者幼年或成年后的病史，如腮腺炎、睾丸炎、隐睾症、精索静脉曲张、生殖系统结核、外生殖器损伤史、逆行射精、射精不能、长期接触放射线、长期服食抗癌药等都会影响精子的生成或性功能障碍。

2. 男性生育能力鉴定主要是根据精液、性机能状态、各种内分泌测定、睾丸活检、免疫学、染色体以及输精管造影等检查，以了解造成睾丸生精障碍的原因，了解输精管道有无梗阻或其他引起不育的原因。

3. 睾丸发育不全；维生素 A、E 缺乏；生殖器畸形；前列腺炎、阳痿；外伤后造成输精管通道的疤痕粘连；狭窄阻塞等都会导致男性不育症。

【治疗方法】

（一）体针

取任脉、督脉、足太阳经穴为主。

1. 主穴：气海、关元、三阴交、肾俞、足三里。

配穴：肾气虚弱者加大赫、志室、命门；肝郁气滞者加太冲、太溪；湿热下注者加阴陵泉、次髎；气血两虚者加足三里、膈俞、腰阳关等穴。

2. 手法：实证用泻法；虚证用补法，并可加灸或温针。

3. 疗程：10 次为 1 个疗程，休息 3～5 日后再行第二个疗程。

（二）耳针

取穴：肾、心、肝、内分泌、外生殖器、皮质下。每次选 3～4 穴，留针 20 分钟，亦可揿针埋针或耳针法。

（三）梅花针

中等强度叩刺少腹部、腰骶部、肾俞、志室、大椎、长强。

（四）针挑

取穴：次髎、肾俞、腰阳关、命门、大椎、长强。3～5 日针挑一

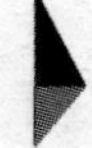

次，以肝郁气滞型和湿热下注型为宜。

（五）穴位注射

取穴：肾俞、次髎、三阴交、足三里。选取当归注射液、黄芪注射液或胎盘组织注射液，每次选 2～4 个穴，每穴 1～2 毫升。

【文献报导】

吴氏等采用俞募配穴埋线疗法治疗免疫性不育 50 例，选取肾俞、京门；肝俞、期门；脾俞、章门。每次 1 组穴位，均取双侧，3 组交替使用，每周 1 次。[①]

尿道炎

尿道炎是淋病双球菌、细菌或细菌病毒侵犯尿道黏膜，而发生的黏膜红肿、黏液性或脓性分泌物增加的一种疾病。多由性交不洁或膀胱炎、肾盂肾炎、全身性感染的下行性感染所引起。本病属中医“淋证”范畴。

【诊断要点】

1. 尿道有刺激症状。
2. 尿道口红肿，有脓性分泌物，沿尿道可有压痛感。
3. 尿中有大量红细胞、白细胞，尿三杯试验第一杯尿明显不正常。
4. 尿道分泌物涂片染色检查或细菌培养有致病菌，可以与淋菌性尿道炎鉴别。

【治疗方法】

（一）体针

取任脉、足太阴经、足太阳经穴为主。

1. 主穴：中极、三阴交、阴陵泉、膀胱俞、金门。

---

① 吴湘，刘磊，伦新，等. 埋线疗法治疗男性免疫性不育症的临床研究［J］. 中国医药导报，2009，6（22）：123－127.

配穴：湿热者加天枢、归来；肝火者加太冲；脾肾两虚者加肾俞、脾俞、关元。

2. 手法：实证针用泻法；虚证针用补法或酌情加艾灸。

3. 疗程：5～7 次为 1 个疗程，休息 3 日后再行第二个疗程。

（二）耳针

取穴：肾、神门、膀胱、尿道、艇角、交感。用揿针埋针或耳针法。

（三）梅花针

中等强度叩刺少腹部、腰骶部，重叩膀胱俞、肾俞。

（四）穴位注射

选用复方丹参注射液穴注肾俞、膀胱俞，隔日一次，每穴注射1～2 毫升，5 次为 1 个疗程。

膀　胱　炎

膀胱炎有特异性细菌感染和非特异性细菌感染之分。前者是相对于膀胱结核而言；后者系大肠杆菌、副大肠杆菌、变形杆菌、绿脓杆菌、粪链球菌和金黄色葡萄球菌所致。其临床表现有急性与慢性两种。急性发病突然，排尿时有烧灼感，并在尿道区有疼痛、尿急和严重的尿频。常见于女性。本病属中医“淋证”范畴。

【诊断要点】

1. 急性膀胱炎：可突然发生或缓慢发生，排尿时尿道有烧灼痛，尿频，往往伴有尿急，严重时类似尿失禁，尿频尿急常特别明显，每小时可达 5～6 次以上，每次尿量不多，甚至只有几滴，排尿终末可有下腹部疼痛。尿液混浊，有时出现血尿，常在排尿终末出现，如出现肉眼血尿则称为急性出血性膀胱炎。

2. 慢性膀胱炎：尿频、尿急、尿痛症状长期存在，且反复发作，但不如急性期严重，尿中有少量或中量脓细胞、红细胞。

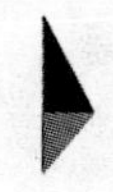

【治疗方法】

（一）体针

取穴以任脉、足太阳经穴为主。

1．主穴：关元、中极、肾俞、膀胱俞、次髎。

配穴：急性膀胱炎常配曲池、中封、太冲、阴陵泉、足三里；慢性膀胱炎常配三阴交、水道、曲泉。

2．手法：急性膀胱炎针刺用泻法，慢性膀胱炎针刺用平补平泻法，亦可加灸。

3．疗程：5～7次为1个疗程，停3日后再行第二个疗程。

（二）耳针

取穴：膀胱、肾、交感、枕、肾上腺、内分泌。中等强度刺激，留针30分钟。亦可揿针埋针或耳针法。

（三）梅花针

中等强度叩刺少腹部、腰骶部，重叩肾俞、膀胱俞。7次为1个疗程。

前列腺炎

前列腺炎是指前列腺特异性和非特异感染所致的急慢性炎症，从而引起的局部或全身症状。临床上可分为急性前列腺炎和慢性前列腺炎。急性前列腺炎有尿频、尿急、尿痛及终末血尿，腰骶部及会阴区、大腿内侧有不适感；慢性前列腺炎有的可无任何不适，典型的有尿后淋沥，尿道口有分泌液渗出、腰酸、会阴区不适，常伴有性欲减低及遗精等。本病属中医“淋证”“淋浊”范畴。

【诊断要点】

1．可出现膀胱刺激征，如尿频、排尿时尿道灼热、疼痛并放射到阴茎头部。清晨尿道口可有黏液等分泌物，还可出现排尿困难的感觉。

2．后尿道、会阴和肛门处有坠胀不适感，下蹲、大便及长时间坐在椅凳上胀痛加重。

3. 慢性前列腺炎可引起性欲减退和射精痛，射精过早症，并影响精液质量，在排尿后或大便时还可以出现尿道口流白色分泌液，合并精囊炎时可出现血精。

4. 慢性前列腺炎可合并神经衰弱症，表现出乏力、头晕、失眠等；长期持久的前列腺炎症甚至可引起身体的变态反应，出现结膜炎、关节炎等病变。

5. 直肠指检前列腺有触疼。按摩液化验，白细胞数每一高倍镜视野超过10个以上，并见卵磷脂小体减少。

【治疗方法】

（一）体针

取足太阴、足太阳经、任脉穴为主。

1. 主穴：三阴交、阴陵泉、中极、膀胱俞。

配穴：实证加配足三里、太冲、气海；虚证加配肾俞、曲泉、太溪。肾阴虚者加大赫、志室、血海；下元虚惫者加关元、气海。

2. 手法：实证用泻法；虚证用平补平泻法。下元虚惫者针后加灸。

3. 疗程：7~10次为1个疗程，停3日再行第二个疗程。

（二）耳针

取穴：内生殖器、膀胱、肾、内分泌、肾上腺、艇角。中刺激，留针20分钟。亦可揿针埋针或耳针法。

（三）针挑

取膀胱俞、大肠俞附近之反应点，如无反应点则直接挑治穴位，5~7日挑治1次。

（四）电磁疗法

取穴同体针。用1 500高斯的磁片接通电疗机，用密波治疗30分钟。

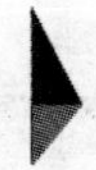

（五）梅花针

中等强度叩刺腰椎至骶椎两侧，腹股沟部以及会阴部。每日叩刺1次。

（六）头针

取穴：下肢感觉区、足运感区。每日或隔日治疗1次。

【文献报导】

臧氏等采用穴位埋线疗法治疗慢性非细菌性前列腺炎45例，选取三阴交、会阴、膀胱俞、肾俞、足三里、关元，穴位交替使用，7日1次。①

泌尿系结石

泌尿系结石包括肾、输尿管、膀胱、尿道等结石病，是结石形成后在泌尿系统造成局部创伤、梗阻或并发感染引起。中医学认为本病属于“石淋”“砂淋”等范畴。

【诊断要点】

1. 肾绞痛：从后腰肾区向膀胱及生殖器放射的阵发性剧痛，痛时面色苍白，伴有冷汗、恶心、呕吐等症。膀胱结石还可出现尿频、尿急。

2. 肾区可有叩击痛。痛时常伴肉眼血尿，镜检尿中有大量红细胞。尿内可有结石排出。

3. X线腹部平片、B超检查，可找到结石阴影，但有些结石，须泌尿系造影才能发现。

---

① 臧洪学，韩万隆，耿玉敏，等．穴位注射埋线治疗慢性非细菌性前列腺炎45例临床观察［J］．河北中医，2006，28（11）：864.

【治疗方法】

（一）体针

取足太阳、足太阴经穴为主。

1. 主穴：肾俞、膀胱俞、中极、三阴交、阴陵泉。

配穴：实证可加配委中、太冲；虚证可加配气海、足三里。肾绞痛发作出现恶心呕吐配内关、膻中；休克配素髎、涌泉、足三里。

2. 手法：实证用泻法；虚证用平补平泻法，可加艾灸。留针 20 分钟。肾绞痛发作时间歇运针后留针 30 分钟至 1 小时。

3. 疗程：10 次为 1 个疗程，停 3 ~ 5 日再行第二个疗程。

（二）耳针

取穴：肾、膀胱、尿道、腰骶椎、交感、皮质下、输尿管、神门。每天针刺一次，每次留针 30 分钟，用中刺激手法。肾绞痛发作时用强刺激手法。可用揿针埋针或耳针法。

（三）电针

取穴同体针，选疏密波或密波，治疗 30 分钟，10 次为 1 个疗程。

（四）电磁疗法

取穴同体针，用 1 500 高斯磁片接电疗机，每次治疗 20 分钟。也可留贴于穴位上。

（五）穴位注射

适用于肾绞痛发作者。选穴肾俞、三阴交、足三里。用 1% 的普鲁卡因每穴注入 3 ~ 5 毫升，或用硫酸阿托品 0. 25 毫克，分别注入上穴，每日一次。

（六）治肾绞痛经验疗法

1. 方法：病者取俯卧位，在肾绞痛区同侧小腿，外踝高点上方三

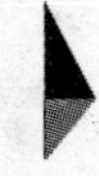

横指处内、外侧各取1个进针点，内侧在小腿内侧面正中，外侧在小腿外侧面正中。常规消毒器材后向上平刺，刺入皮下后向上捻转，进针1.5寸左右，如见到位于真皮下的针体略呈直线状隆起，即为针位正确标志，用胶布固定后，可嘱病者起床缓缓行走，留针30分钟。若进针正确，病者自觉疼痛渐渐消失。

2. 取精灵穴（手背第4、5掌骨间后缘，腕背横纹与掌骨小头连接之中点凹陷处），针刺患侧穴，得气后传至指尖，行中等强度刺激，痛不减者留针40分钟，并间歇行针，加强刺激至止痛。

【文献报导】

1. 张氏采用穴位注射治疗肾绞痛136例，在双侧承山穴注射黄体酮注射液20毫克。[①]

2. 范氏等采用火针治疗急性肾绞痛48例，选取双侧委中穴，将烧至红白的火针以极快的速度刺入所标记的穴位，随即迅速出针，不按压针孔，如此反复3~5次。[②]

3. 王氏等采用穴位放血治疗肾绞痛130例，用三棱针对准委中部青紫脉络处，斜刺入脉中后迅速将针退出，使瘀血流出至自行停止。[③]

睾丸炎、附睾炎

睾丸炎、附睾炎为一般化脓菌所致的非特异性炎症，多由前列腺、精囊或后尿道逆行性感染所致，可分为急性与慢性两种。本病属于中医学的“子痈”范畴。

【诊断要点】

1. 急性睾丸炎、附睾炎：阴囊肿热，睾丸胀痛，恶寒发热，小便

---

① 张贵福，黄体酮穴位注射治疗肾绞痛136例［J］. 云南医药，2005，26（1）：27－28.

② 范小红，刘绍良，黄应杰. 火针针刺委中穴治疗急性肾绞痛48例［J］. 实用医学杂志，2008，24（3）：459.

③ 王昭辉，陈璇如. 委中刺络治疗肾绞痛130例［J］. 中国中医急症，2007，16（10）：1269.

黄，大便秘结。

2. 慢性睾丸炎、附睾炎：阴囊冷痛，睾丸坚硬，疼痛牵引至少腹部。

【治疗方法】

（一）体针

取任脉、足厥阴经为主。

1. 主穴：大敦、太冲、关元、气冲、次髎、三阴交。

配穴：寒疝加配气海；湿热疝加配归来；伴恶寒发热者加大椎、曲池。

2. 手法：寒疝用补法，针后可加灸；湿热疝用泻法，不加灸。

3. 疗程：5 ~7 次为1个疗程。

（二）耳针

取穴：外生殖器、皮质下、肾上腺、神门、肝。每次选 3 ~4 穴，强刺激，留针 20 分钟。可用揿针埋针或耳针法。

（三）电磁疗法

取穴同体针。用1 500 高斯的磁片接通电疗机，选用密波，治疗 30 分钟。

（四）穴位注射

选用丹参注射液穴注肝俞、次髎，每穴注射1 ~2 毫升，隔日穴注一次。

（五）梅花针

中等强度叩刺小腹部，腹股沟部，腰骶部，每日叩刺1 次，7 次为1个疗程。

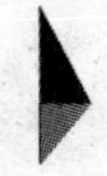

（六）头针

足运感区、生殖区。电针，选疏密波，每次治疗20分钟。

肾　炎

肾炎有急性肾炎和慢性肾炎之分。急性肾炎又称急性血管球性肾炎或急性肾小球性肾炎，是一种全身性的毛细血管疾病，以肾脏病变尤为明显。慢性肾炎又称慢性血管球性肾炎，是肾及全身毛细血管重复感染导致肾机能减退，反复发作，易并发各种化脓性感染、高血压、心力衰竭等。

【诊断要点】

1. 急性肾炎：发病前1～2周有过链球菌感染的病史，尿的改变对诊断最为重要，蛋白尿是常见表现之一，水肿也为常见的初发症状，大多数患者有高血压，为本病的早期表现。

2. 慢性肾炎：部分慢性肾炎可由未治愈的急性肾炎演变而来。其典型特征为水肿、尿改变、高血压、肾功能减退、继发性贫血及血液化学异常等。

【治疗方法】

（一）体针

取背俞穴和足阳明经、足太阴经穴为主。

1. 主穴：肾俞、足三里、三阴交。

配穴：实证加合谷、太溪、水泉；虚证加阴陵泉、命门、水分；伴面部浮肿者加人中；伴上肢浮肿者加偏历；伴下肢浮肿者加丰隆。

2. 手法：实证用泻针法；虚证用平补平泻法或针后加灸，或用温针治疗。

（二）梅花针

轻叩背部膀胱经、督脉、腰骶、下腹部，隔日1次，10次为1个疗程。

（三）耳针

取穴：肾、膀胱、交感、脾、肾上腺、肝。轻刺激，可用揿针埋针或耳针法。

（四）埋线疗法

取穴同体针，每次取5～6个穴位，交替选用，1～2周埋线1次。

【文献报导】

孔氏等采用穴位埋线法治疗急性肾炎100例，选取肺俞、肾俞、命门、阴陵泉、三阴交。每月1次，两侧穴位交替使用。①

肾盂肾炎

肾盂肾炎是一侧或两侧肾盂或肾实质受细菌侵袭而引起的感染性疾病，临床依病程长短可分为急性肾盂肾炎和慢性肾盂肾炎。急性肾盂肾炎发病较急；病程超过6个月者，为慢性肾盂肾炎，症状一般较轻，但有明显全身虚损、贫血症状。此病多见于女性。

【诊断要点】

1. 急性肾盂肾炎：急起畏寒、发热；有明显的腰酸痛、尿频、尿急、尿痛等尿路感染症状；肾区有明显的压痛及叩击痛；不同程度的脓尿，轻度蛋白尿；尿培养细菌阳性。

2. 慢性肾盂肾炎：有半年以上反复发作的急性肾盂肾炎病史，或腰痛、尿频与血尿史；水肿较轻，蛋白尿较少，有不同程度的肾功能减退。

【治疗方法】

（一）体针

取任脉穴位和背俞穴为主。

---

① 孔祥秋，王丽．平行针穴位埋线治疗急性肾炎100例［J］．中国乡村医药杂志，2008，15（4）：44.

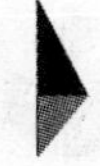

1. 主穴：中极、关元、膀胱俞、肾俞。

配穴：实证加阴陵泉、间使、外关、陶道；虚证加三阴交、脾俞、水分。

2. 手法：实证用泻法；虚证用平补平泻法，或用温针，亦可加艾灸。

3. 疗程：5～7 次为 1 个疗程，休息 3 日后再行第二个疗程。

（二）耳针

取穴：肾、膀胱、交感、内分泌、肾上腺、皮质下、神门、尿道。

（三）梅花针

轻叩背部膀胱经、督脉、腰骶部、下腹部，隔日一次，10 次为 1 个疗程。

（四）水气罐疗法

腹部：神阙左右旁开二横指拔 2 罐，神阙下每隔二横指拔 2～3 罐；背部：命门左右旁开二横指拔 1 罐；由此穴向上向下隔二横指连拔 6～7 罐；下肢：足三里下二横指、三阴交上二横指拔 1～2 罐。

五、代谢与内分泌系统

单纯性甲状腺肿

单纯性甲状腺肿包括散发性和地方性两种。散发性多见于青春期、行经期、哺乳期及绝经期的妇女，各地均可发生；地方性则发生于离海较远的边缘地区或高原地区。本病主因是缺碘，通常是由于碘质摄入不足或甲状腺激素需求量增多，导致甲状腺增生，腺体肥大；还有其他一些因素，如食物中含有致甲状腺肿的物质，或缺乏钙、镁、锌等矿物质，或由于先天酶的缺乏，造成激素合成障碍等。本病属中医“瘿病”范畴。

【诊断要点】

1. 甲状腺早期呈弥漫性肿大，质软平滑，后期多为结节性，无压痛。

2. 基础代谢率大多正常，血清蛋白结合碘正常。

3. 甲状腺吸碘^{131}正常或增高，尿碘^{131}排泄多低于正常值。

4. 血清总甲状腺素（T_4）基本正常或偏低，血清总甲状腺素（T_3）略增高。

5. 儿童患本病，可伴生长发育障碍。

【治疗方法】

（一）体针

取手足阳明经和任脉穴为主。

1. 主穴：合谷、曲池、天突、水突。

配穴：痰多配丰隆，心烦失眠配太冲、内关。

2. 方法：上述穴位用泻法。水突穴用鸡爪刺法：从腺体边缘进针，刺向肿块中心，呈鸡爪法针刺。

（二）挑治疗法

颈部阿是穴（肿块隆起部），或颈椎3～4、5～6之间旁开1.5寸处。局部常规消毒，用粗针或专用挑治针将挑治点皮肤挑破，再将局部皮下纤维挑断挑尽，最后不能让挑断的纤维露出于针孔外，碘酒消毒，覆盖纱布。每次2～3点，每周2～3次。

【文献报导】

蔡氏采用围刺配合中药治疗单纯性甲状腺肿大40例，视囊肿大小用不同长度针灸针进行围刺，刺至囊中央，每次4～6根针，囊中央一根直刺，用温针灸；体质强壮、囊肿坚实者用泻法；体质虚弱、囊肿柔软松大者用平补平泻法。每次留针30～40分钟，以2节艾燃尽为度，每节艾长1.5～2厘米。每周5次。①

---

① 蔡小莉. 围刺配合中药治疗单纯性甲状腺肿大疗效观察［J］. 上海针灸杂志，2011，30（2）：123－124.

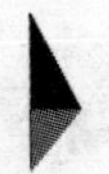

甲状腺功能亢进

甲状腺功能亢进常见的有弥漫性毒性甲状腺肿、结节性毒性甲状腺肿和混合性甲状腺肿。由于甲状腺分泌过量的甲状腺激素，这些激素作用于全身，引起一系列病理、生理反应。其主要改变是机体氧化过程加速，代谢率增高，甲状腺肿大为其主要特征。本病仍属中医“瘿病”范畴。

【诊断要点】

1．女性患者多于男性患者，中青年发病者较多，起病缓慢，精神刺激常为本病的诱因。

2．弥漫性毒性甲状腺肿患者，其腺体柔软，边缘清楚；结节性毒性甲状腺肿者，其腺体呈单个或多个结节肿大。肿大的腺体通常在做吞咽运动时，随气管上下移动，局部可闻血管性杂音。

3．自觉怠倦乏力，怕热多汗、低热、食欲亢进，但体重反而减轻，可有心烦、失眠、急躁易怒、心动过速、睡眠多梦、眼球突出、两手震颤、腱反射亢进等症状。男子可见阳痿，女子闭经或月经不调。

4．基础代谢率增高，大于15%，血清蛋白结合碘增高，每100毫升大于7微克。

5．T_4量增高，每100毫升大于14微克，T_3量增高（正常值为70～170毫微克）。通常T_3与T_4大致平衡，但T_3型甲亢则血中T_3增高而T_4正常。

6．甲状腺吸碘^{131}试验：

（1）24小时甲状腺吸碘^{131}率增高>45%。

（2）24小时尿碘^{131}率减低<25%。

（3）甲状腺吸碘^{131}率高峰提前，3小时吸碘^{131}率>25%。

【治疗方法】

（一）体针

1．主穴：天突、水突、膻中、足三里、平瘿穴（位于第4～5颈椎间旁开0.7寸处）。

配穴：伴烦躁易怒者配太冲、肝俞；伴失眠多梦者配内关、神门、印堂；伴痰多者配丰隆、脾俞；伴心悸不安者配内关、心俞；伴眼球突出者配天柱、风池、攒竹、睛明、太阳；伴阴虚火旺者配太溪、太冲。

2. 方法：针刺以泻法或平补平泻法，水突穴用鸡爪刺法（见单纯性甲状腺肿）。

（二）挑治疗法

方法同单纯性甲状腺肿。

【文献报导】

田氏等采用穴位埋线疗法配合口服抑亢胶囊治疗甲亢 138 例，选取双侧心俞、肝俞穴进行埋线，每 2 周 1 次。①

糖 尿 病

糖尿病是因机体胰岛素出现相对或绝对的分泌不足，引起糖代谢功能紊乱，蛋白质及脂肪的代谢也相继出现紊乱的一种疾病。糖尿病分Ⅰ型糖尿病和Ⅱ型糖尿病。Ⅰ型糖尿病，又称青少年糖尿病，患者产生胰岛素的胰腺细胞已经彻底损坏，从而完全失去了产生胰岛素的功能，须终生使用胰岛素治疗。本篇主要讨论Ⅱ型糖尿病的诊治。中医称本病为“消瘅”“消中”“消渴”病。

【诊断要点】

1. 中年以上起病者，常有家族史，诱因与肥胖、神经刺激、多产妇、感染、手术、创伤及激素的应用有关。

2. 临床表现以多饮、多食、多尿三多症状为主，食欲亢进，体重反而日渐减轻。并发症常是由于周围动脉硬化引起的继发症状，如脑卒中、白内障、冠心病、肾性高血压、肾功能不全等。本病易出现皮肤感染或瘙痒、酮中毒等。

---

① 田元生，杨维乾，曹金梅. 穴位埋线配合中药治疗甲亢 138 例疗效观察[J]. 中国针灸，2002，22（9）：585－586.

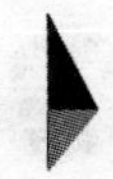

3. 空腹血糖高于6.2 mmol/L，饭后两小时血糖在11.1 mmol/L以上，葡萄糖耐量试验呈阳性。

4. 尿糖定性反应呈阳性反应，但尿糖阴性不能排除糖尿病。

【治疗方法】

（一）体针

足阳明、足太阴经和背俞穴为主。

1. 主穴：胰俞（第八胸椎棘突下，旁开1.5寸处）、足三里、三阴交。

配穴：口干口渴配肺俞、金津、玉液；多食善饥配脾俞、胃俞、地机；尿多配肝俞、肾俞、太溪。

2. 手法：针刺多用补法，或用温针灸。原则上不采用直接灸，以免灼伤皮肤，造成皮肤感染。

（二）耳针

取穴：胰胆、脾、肾、胃、肺、肝、神门、内分泌。以耳针为主。

（三）穴位注射

取穴：肺俞、膈俞、胰俞、脾俞、肾俞、足三里。选北芪注射液，每次每穴2毫升，选2个穴位，每天1次。

本病治疗期间，必须控制饮食，按糖尿病配餐。如果血糖过高或长期依赖胰岛素治疗，须结合应用胰岛素治疗。

【文献报导】

董氏采用穴位埋线治疗糖尿病62例，选取胃管下俞穴（胰俞）进行埋线，15日埋1次，4次为一个疗程。[①]

---

① 董卫. 胃脘下俞穴位埋线治疗糖尿病62例［J］. 上海针灸杂志，2002，21（3）：3－5.

周期性麻痹

周期性麻痹属于染色体显性遗传病，是因钾离子代谢故障而引起的一种疾病。主要表现为周期性发作的弛缓性肌肉瘫痪。本病多呈低血钾性，少数血清钾可正常，甚至比发病前增高。因其临床症状以肌肉无力为主，属中医“痿证”的范畴。

【诊断要点】

1. 各个年龄段均可发生，以青少年多见，男性患者多于女性患者，常在清晨或半夜起病。饱餐、运动、外伤、感染常可诱发。

2. 四肢呈对称性弛缓性软瘫，下肢较上肢为重，近端比远端重，严重者颈肌、躯干肌、呼吸肌甚至吞咽肌均可受累。

3. 瘫痪肢体腱反射减弱或消失，肌张力降低，肌电图电刺激反应减弱或消失，但感觉一般正常。

4. 低血钾型发作时血清钾浓度在 3.5 mmol/L 以下，心电图有低钾改变，部分出现心律失常，血压下降；高血钾型及正常血钾型少见。

【治疗方法】

反复发作则应当休息，避免过劳、饱食及受冷等，如引起呼吸困难者可配合人工呼吸、给氧、吸痰等。

（一）体针

取手足阳明经穴和背俞穴为主。

1. 主穴：上肢取曲池、手三里、合谷、内关、外关；下肢取环跳、足三里、三阴交、绝骨、伏兔。

配穴：脾胃虚弱加脾俞、胃俞、公孙、地机；肝肾亏虚加肝俞、肾俞、太冲、太溪、关元、气海。

2. 手法：多用补法，温针灸或直接灸。

（二）穴位注射

取穴：肝俞、脾俞、胃俞、肾俞、曲池、手三里、足三里。选北芪注射液、当归注射液，每次选一种药物 4 毫升，选 2 ~4 个穴位注射，每日 1 次。

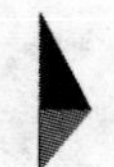

肥　胖　症

由于进食的热量多于人体的消耗量，并以脂肪形式储存于体内，使人体重量超过标准体重的20%以上时，称为肥胖症。肥胖症有两种不同的类型：若没有明显诱因，自幼年或青年即见肥胖且多数有遗传因素者，称为单纯性肥胖症；如因某些内分泌功能紊乱造成肥胖者，称继发性肥胖症。古代称本病为“膏人”。

【诊断要点】

1. 单纯性肥胖症多有遗传史，可从幼年或中年发病，平素营养过剩，常伴有高脂血症或高脂蛋白血症。

2. 继发性肥胖症可因脑部炎症后遗症、颅脑外伤、肿瘤，或内分泌功能失调（如糖尿病早期、甲状腺功能减退、皮质醇增多症、性功能减退等）引起。

3. 以皮肤皱褶卡钳测量皮下脂肪厚度。常用测量部位为三角肌外皮脂厚度及肩胛角下。成人两处数据相加，男性≥4厘米，女性≥5厘米即可诊断为肥胖。

4. 按体重指数［体重（千克）/身高^2（米）］大于24者，称为肥胖症，但应注意排除其他原因引起的体重增多，如蛋白质增多或水钠潴留引起者。

【治疗方法】

（一）体针

取足阳明经穴和任脉穴位为主。

1. 主穴：梁门、中脘、天枢、足三里。

配穴：痰湿型取丰隆、脾俞、水分、水道；气虚型取足三里、关元、气海。

2. 手法：实证用泻法，虚证用补法，可用艾灸。腹部穴位可透针。

（二）耳针

取穴：口、食道、胃、大肠、肺、脾、肾、腹。泻法，针后揿针埋针，每次进餐前30分钟或出现饥饿时，按压埋针。

（三）埋线疗法

取穴同体针。每次选6～8穴，每周治疗1次。

本病治疗期间应控制正常的饮食量，鼓励患者增加运动或体力劳动。

【文献报导】

1. 李氏等采用腹针治疗单纯性肥胖56例，采用腹部围针法加体针进行治疗，选穴：腹部于脐周上、下、左、右、左上、左下、右上、右下8个方向，分别在距肚脐2寸、3寸、4寸的部位各取3个点刺入。肢体：上肢取臂臑、手三里、内关、合谷；下肢取髀关、伏兔、风市、血海、足三里。针刺入穴位皮下后，针尖均斜向脐中心并进行一定幅度的提插捻转操作，留针30分钟，隔日1次，20次为1个疗程。①

2. 齐氏等采用穴位埋线减肥治疗60例，选取中脘、天枢、水道、足三里、曲池、丰隆、上巨虚、下巨虚等穴，半个月埋线1次，共治疗6次。②

尿崩症

由于下丘脑—神经垂体受损而致抗利尿激素缺乏所引起的尿崩病称为垂体性尿崩症。此外，肾小管对抗利尿激素失去反应，也可导致尿崩症的发生，称为肾性尿崩症。

---

① 李彩云，李月婷．腹针治疗单纯性肥胖56例［J］．中国民间疗法，2011，19（4）：16.

② 齐凤军，程井军．穴位埋线减肥60例临床观察［J］．针灸临床杂志，2006，22（7）：34－35.

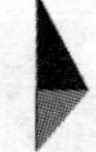

垂体性尿崩症（指缺乏抗利尿激素，用垂体后叶制剂有效者），分为原发性和继发性。原发性尿崩症患者往往无明显病因可查，部分病例为遗传性，大约为单基因的显性遗传，男女皆可患病；继发性尿崩症患者可继发于肿瘤、炎症、肉芽肿、创伤、外科手术、血管损害等。遗传性肾性尿崩症（指对抗利尿激素有抗拒性者），大约为隐性伴性遗传，主要累及家系的男性成员，而由女性成员传给下一代，女性也可有轻度的尿液浓缩机能障碍。

【诊断要点】

1. 垂体性尿崩症：起病多呈现渐进性，亦可突然发生，继发于头颅创伤者可立即起病，或在数周后出现症状，表现为烦渴多饮，多尿，皮肤干燥，汗少，口干，便秘，日久可出现精神症状，头痛、虚弱等，垂体性尿崩症大多为终身性的。

2. 遗传性肾性尿崩症：症状与垂体性者相同，只是用垂体后叶制剂无效，病情可轻可重，在出生时即已存在，严重的男性患儿，主要表现为脱水、发热、体重减轻、高血钠、便秘，常伴有智力缺陷。在童年以后症状为轻度多饮多尿。

【治疗方法】

（一）体针

取任脉、足太阳、足少阴经穴为主。

1. 主穴：百会、气海、中极、肾俞、三阴交。

配穴：涌泉、命门、膀胱俞、足三里、太溪。

2. 手法：针刺用补法，针后可加灸，或温针，或用隔附子饼灸。

（二）耳针

取穴：肾、膀胱、肾上腺、内分泌、皮质下，中等强度刺激，留针 30 分钟。可揿针埋针或耳针法。

（三）穴位注射

取黄芪注射液穴注肾俞、膀胱俞，每穴 2 毫升，每次 2 穴，隔日 1 次，10 次为 1 个疗程。

六、运动系统

风湿性关节炎

风湿性关节炎，是风湿病之一，主要累及膝、踝等大关节，有反复发作的倾向。病因一般认为与 A 组溶血性链球菌感染有关，属于一种变态反应性疾病。中医认为此病由风、寒、湿三气杂至，留置经络，闭阻不通而成，属“痹症”范畴。

【诊断要点】

1. 本病以青年患者为多，有反复发作的倾向。

2. 好发于膝、肘、踝、腕、肩等大关节，多发，对称。

3. 急性期，关节红、肿、热、痛显著。多次发作后呈慢性，见关节疼痛，但关节不强直、不变形，具有游走性，多与天气变化有关。

4. 有的出现风湿性环形红斑，皮下结节。

【治疗方法】

因本病累及各大关节，故不能固定某经某穴，而应以局部与循经取穴为主，亦可用阿是穴。

（一）体针

1. 取穴：

肩关节部：肩髃、臑俞、肩髎、肩贞、肩前。

肘关节部：曲池、尺泽、小海、手三里。

腕关节部：阳池、外关、阳溪、合谷。

髋关节部：居髎、环跳、髀关。

膝关节部：犊鼻、梁丘、内膝眼、阳陵泉、足三里。

踝关节部：解溪、丘墟、昆仑、太溪、照海。

伴红肿热甚者，加大椎、曲池、委中（放血）、太冲。游走性疼痛者，加风门、风市、血海。

2. 手法：伴红肿热甚者，用毫针刺泻法，留针 20 分钟，委中放

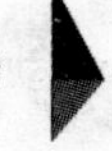

血，每日1~2次。伴游走性痛者，用毫针平补平泻，留针20分钟，每日1次。伴疼痛剧烈而不红不热者，多用艾灸，如直接灸、隔姜灸，或用温针灸，每日1次。

3. 疗程：10日为一个疗程，停2~3日后，再做下一个疗程。

（二）电磁疗法

用每片含1 500高斯的磁片4~6片，贴于局部穴位，再接电疗机，用疏密波20~30分钟。

（三）梅花针加拔火罐

点刺局部，再加拔火罐，如红肿热痛者，加点刺脊柱两侧。

【文献报导】

徐氏采用三伏天火针治疗风湿性关节炎50例，肩部取肩髃、肩髎、肩贞、肩内陵；膝部取犊鼻、内膝眼、阳陵泉、鹤顶。肿痛明显取肿胀最高点或压痛最明显处。根据患者耐受程度，每次取2个穴或4个穴；每伏入伏第1天治疗1次，每隔3日针刺1次，即每伏治疗3次，共治疗9次。①

肌纤维组织炎（肌风湿）

肌纤维组织炎是肌腱、韧带、脂肪内的纤维组织的一种病变，又称非关节性的风湿病，或称肌风湿，属中医“痹证”范畴。本病病因尚未完全了解，主要与以下因素有关：

1. 寒冷、潮湿：受寒冷、潮湿侵袭。

2. 疲劳：经常不活动的肌群过度疲劳。

3. 不良姿势：使某些肌肉或韧带处于过度紧张状态导致疲劳、疼痛。

4. 外伤：可使肌肉组织纤维化，失去固有弹性，当组织伸展时引

① 徐秀芳. 三伏天火针治疗风湿性关节炎50例［J］. 中国民间，2005，13（5）：14－15.

起疼痛。

5. 代谢障碍：有某些患者血中尿酸含量增高。

6. 先天性脂肪小如自体肌膜上薄弱点或缺损区外突的脂肪组织肿胀疼痛。

【诊断要点】

1. 本病起病急骤，气候骤变往往诱发，常由急性期不愈转为慢性发作。

2. 症状以局部疼痛和僵硬为主，并有局部触痛和运动受限。

3. 疼痛部位因病位不同而异，病在枕部肌肉者，枕部头痛；颈部者，引起颈项强痛；肩部者，引起肩臂挛痛；肋间肌者，引起胸痛；腰部肌者，引起腰痛；臀肌者，引起臀连股后引痛；等等。

4. 在慢性期，上述症状在休息后反而引起疼痛，轻微活动后，症状可缓解，早晨症状较重。

【治疗方法】

本病可累及人体各部位纤维组织，与风湿关节炎的取穴相似，不能固定某经某穴，而以局部与循经取穴为主，亦可用阿是穴。

（一）体针

1. 主穴：

颈项部：风池、新设、大椎、大杼、外关。

肩背部：肩髃、肩髎、肩井、膈俞、肩中俞、肩外俞、天宗、曲池。

腰骶部：肾俞、大肠俞、八髎、环跳、秩边、委中。

上肢部：臂臑、曲池、合谷、手三里、外关。

下肢部：伏兔、髀关、风市、殷门、委中、足三里、阳陵泉。

各部加用阿是穴。

2. 手法：

①急性期：用毫针泻法。留针 20 分钟，每日 1 次。②慢性期：用毫针刺，视病情，补法或泻或平补平泻，每日 1 次。体质虚弱邪盛者，针灸并用，或单用艾灸法。

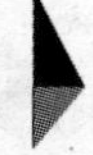

3. 疗程：10 次为 1 个疗程，停 2 ~ 3 日后，再做下一个疗程。

（二）电磁疗法

用每片含 1 500 高斯的磁片 4 ~ 6 片，贴于上述穴位上，再接电疗机，用密波，20 分钟。可在穴位上敷贴磁片。

（三）梅花针

点刺患处至潮红。

（四）拔火罐

在施与上述各法后，在患处拔火罐，每次 2 ~ 3 个。

（五）穴位注射

选用当归、丹参注射液各 2 毫升，注入患处周围穴位，每次 4 穴，但切勿注入关节腔内。每日或隔日 1 次。

肩关节周围炎

肩关节周围炎（简称肩周炎）是指肩关节的关节囊和关节周围组织的退行性、慢性无菌性炎症。因引起局部软组织广泛粘连，而限制了肩关节的活动，中医称为“肩凝”。本病病因有的与肩部、上肢、肘部外伤有关，有的继发于冈上肌肌腱炎、肩周围的滑囊炎，还有一些找不出明显原因。本病多见于 50 岁左右的人，常因风、寒、湿邪侵袭而诱发，故又称“漏肩风”“五十肩”。

【诊断要点】

1. 本病多见于 50 岁左右的人。

2. 肩部具有广泛的疼痛，局部不红、不肿，肌肉可有萎缩，每于夜间疼痛加剧。

3. 病者肩关节活动受限，多不能梳理自己的头发，上臂外展外旋明显受限，肩有明显压痛点。

【治疗方法】

（一）体针

取穴以阳明经穴为主，配以太阳、少阳经穴。

1. 主穴：肩髃、肩贞、肩前、肩髎。

配穴：手三里、条口透承山、阿是穴。

手法：平补平泻，每次选4~6穴，留针20分钟，每日1次。

2. 主穴：肩陵穴（位于阴陵泉下方0.8~0.9寸处，手压之有压痛则是本穴）。

配穴：不能外展者可配中渚穴，可辅以指针法推按大椎、肩井穴。

手法：以捻转手法为主，并适当地辅以提插手法。并按病情，虚则补之，实者泻之或平补平泻的针刺手法。每日1次，每7次为1个疗程。针刺时，根据《内经》“邪客于经，左盛则右病，右盛则左病”的原则，用缪刺法，取对侧的肩陵穴，配穴也用对侧穴位。

3. 取条口透承山，患左取右，患右取左，泻法，针感上传导，不需留针。针时并嘱病者将患肢用力向上举。拔针后即可活动自如。

4. 针刺患侧列缺穴，向上斜刺0.3~0.5寸，捻转使针感上传，留针20分钟，同时带针嘱患者活动肩关节，做外旋、外展、后伸等动作。3次有效。

5. 针刺患侧中平穴（足三里下1寸），捻转使针感上传，留针20分钟，同时带针嘱患者活动肩关节，做外旋、外展、后伸等动作。

（二）温针灸

取上述体针肩臂部穴位4个，针柄上置1.5~2厘米长的艾条点燃，每日1次。

（三）电磁疗法

用每片含1 500高斯的磁片4~6片，贴于上述体针肩臂部穴位上，再接电疗机，用疏密波，20~30分钟。

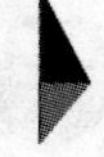

（四）梅花针加拔火罐

点刺肩周，后于肩前、肩后、三角肌处各拔火罐一个。

【文献报导】

1. 杨氏等采用小针刀治疗肩周炎 60 例，用小针刀在喙突处和肱二头肌短头附着点、冈上肌止端、肩峰下冈下肌和小圆肌的止端分别行切开剥离法或纵行疏通剥离法，在肩峰下滑囊行通透剥离法，当针下有松动感时出针，如肩关节周围尚有其他明显痛点，可在该痛点上行适当的小针刀松解术，5～7 日 1 次，每疗程 4 次。①

2. 周氏等采用浮针治疗肩周炎 100 例，在距痛点 6～8 厘米处进针，每日 1 次，每疗程 5 次。②

颈　椎　病

颈椎病是颈椎或其附近软组织，随着年龄的增长自行蜕变以及急慢性损伤后所致的综合病征，故又称为“颈椎综合征”，属中医“痹症”范畴。本病病因还不十分清楚。一般认为年龄增加和慢性损伤，使颈椎退行性改变所致。多发自负荷和活动度最大的 5～6 颈椎间隙，次为 6～7 和 4～5 颈椎间隙。

【诊断要点】

1. 本病多发于中年以后，随年龄的增长呈慢性渐进性发展。

2. 临床表现主要为头、颈、肩、臂、手等处酸痛、麻、沉，活动受限，以颈项痛连单侧上肢前外缘放射痛为主，常伴有头晕。

3. 常因颈项疲劳或受寒冷影响而加重。

4. 患处颈椎，肩胛冈上、冈下有压痛点。

---

① 杨付兵，杨庆林，等. 针刀治疗肩周炎 60 例［J］. 中国针灸，2010，30：60－61.

② 周文学，谯原芳，等. 浮针治疗肩周炎 100 例［J］. 人民军医，2001，44（10）：603.

【治疗方法】

（一）体针

取穴以太阳经、颈部夹脊穴为主，配以少阳、阳明经穴。

1. 主穴：风池、百劳、肩井、肩中俞、天宗、颈部阿是穴。

配穴：肩髃、臂臑、曲池、外关、合谷。

2. 手法：泻法，选患侧4～6穴，留针20分钟，每日1次。

3. 疗程：10次为1个疗程，停2～3日后，再做下一个疗程。

（二）电磁疗法

用每片含1 500高斯的磁片4～6片，贴于上述穴位，再接电疗机，用密波20分钟。

（三）温针灸

同体针穴位，毫针刺入，行手法后，在针柄上置1.5～2厘米长的艾条点燃。

（四）电针

同体针穴位行针后，再接电疗机，用疏密波20分钟。

（五）红外线或特定电磁波

在毫针刺或电磁疗法的基础上，同时用红外线或特定电磁波照射颈项、肩胛部20分钟。

（六）梅花针加拔火罐

点刺颈项、肩胛部后，再用小号、中号火罐2～3个拔于项部、肩、肩胛部。

【文献报导】

1. 刘氏采用针刀治疗颈椎病150例，运用朱汉章氏小针刀治疗，以头颈部为主，双肩、上肢为辅，每周1次，轻者治疗3次，重者治

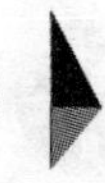

疗5次，术后第3日开始做颈保健操，坚持1~3个月。[①]

2. 张氏等采用火针为主治疗颈椎病210例，在痛点或胀硬不适处取穴，初期火针针刺后，在所刺部位拔罐，每1~3日1次，每疗程7次。[②]

3. 丁氏等采用耳穴贴压治疗颈椎病58例，主穴：颈椎、颈、肾、肝；配穴：神经根型加神门、肾上腺、肩，椎动脉型加心、枕，交感型加交感，脊髓型加脾及肢体相应部位。治疗时取所有的主穴及相应配穴，用探棒在所选区找出敏感点，常规消毒后用胶布将王不留行籽固定于敏感点上，两侧耳穴交替使用。[③]

4. 刘氏采用经络自血疗法治疗神经根型颈椎病57例，于双侧大杼、颈百劳、天柱，交替每日取2穴，每穴注入自血2.5毫升，每日1次，每6日为1个疗程，疗程间休息1日，共2个疗程。[④]

腰肌劳损

腰肌劳损，是指腰部关节、腰肌等组织慢性损伤的一种疾患，腰痛为其主要临床表现，属中医“腰痛”范畴。本病病因是腰部组织于劳作负重时，因姿势不正、长时间处于特殊体位、过度疲劳等，致使腰部肌肉、韧带、筋膜组织及关节慢性损伤，或因腰部急性扭伤后，肌肉纤维撕裂、出血、纤维化，产生粘连。中医认为是因劳损伤筋，气血闭阻经络所致。

【诊断要点】

1. 多见于中年男性体力劳动者，常有外伤史。

---

① 刘定国. 针刀治疗颈椎病150例疗效观察［J］. 职业与健康，2007，23（4）：312－313.

② 张轩，盛诗涵. 火针为主治疗颈椎病210例［J］. 中国针灸，2008，S1：33.

③ 丁岩，屈晓原. 耳穴贴压治疗颈椎病58例［J］. 中国民间疗法，2002，10（9）：21－22.

④ 刘刚. 经络自血疗法治疗神经根型颈椎病57例［J］. 针灸临床杂志，2010，26（11）：13－14.

2. 腰痛为主症，常于一侧为甚，劳累后加重。

3. 腰部活动受限。

4. 患侧腰肌紧张、饱满、压痛，骶棘肌起点、髂骨嵴后方亦可有压痛点。

【治疗方法】

（一）体针

取穴以足太阳经穴为主，配以督脉、足少阴经穴。

1. 主穴：肾俞、大肠俞、次髎、秩边、委中、阿是穴。

配穴：腰阳关、腰俞、腰部夹脊、太溪、然谷。

2. 手法：泻法；病程较长的可加灸或用温针灸。每次6~8穴，留针20分钟，每日1次。

3. 疗程：7次为1个疗程，停2~3日后，继续下一个疗程。

（二）电磁疗法

穴位同体针，选每片含1 500高斯的磁片4片或6片，再接电疗机，用疏密波20分钟。

（三）电针

穴位同体针，接电疗机，疏密波或连续波20分钟。

（四）红外线或特定电磁波

可在针刺或电磁疗法的同时，照射腰骶部。

（五）梅花针加拔火罐

点刺腰骶部至潮红，再拔火罐2~4个。

【文献报导】

1. 刘氏等采用穴位注射自血疗法辅助治疗腰肌劳损60例，采取自身静脉血在腰俞、肾俞、委中等穴各注射1毫升，每2日1次，每

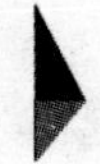

10日为1个疗程，共2个疗程。[①]

2．杨氏等采用蜂针治疗慢性腰肌劳损78例，以腰部华佗夹脊、肾俞、志室、次髎、委中、阿是穴为主，偏寒湿者加大椎，偏瘀血者加膈俞，偏肾虚者加命门，每日1次，每10次1个疗程，治3个疗程。[②]

3．李氏等采用火针治疗慢性腰肌劳损60例，取阿是穴、双肾俞、双委中，每周3次，连续治疗4个疗程。[③]

4．高氏等采用小针刀治疗腰肌劳损54例，在腰椎脊柱周围寻找酸胀痛点行局部浸润麻醉后针刀沿痛点直（纵）入肌肉，有硬结和条索者可纵行或横行通透剥离后出针刀，术毕外敷无菌纱布丁、外封创可贴固定，每周1次。[④]

梨状肌综合征

梨状肌综合征多因梨状肌损伤后而出现臀部深在性疼痛并放射至下肢、少腹等处疼痛的一系列症候，属中医“痹症”范畴。此病多由梨状肌损伤后渗出、粘连，进而涉及和牵扯周围组织而成。

【诊断要点】

1．多见于中老年患者，多有臀部及下肢扭伤史。

2．臀部疼痛，呈深在性胀痛，并可放射到同侧大腿后侧、小腿外侧，或股前疼痛，严重时臀部呈刀割样痛，下肢屈曲。

3．可有腰痛并向少腹或股外侧放射，会引起阴部不适，男性阴囊

---

① 刘宝才，吴方俊．穴位注射自血疗法辅助治疗腰肌劳损临床观察［J］．湖北中医学院学报，2009，11（1）：57．

② 杨诩翔，王国基，姚海春．蜂针治疗慢性腰肌劳损疗效观察［J］．中国针灸，2009，29（4）：332－334．

③ 李彬，杨丽娟．火针治疗慢性腰肌劳损疗效观察［J］．针灸临床杂志，2009，16（7）：62－63．

④ 高武科，赵小昆．小针刀治疗腰肌劳损54例［J］．针灸临床杂志，2003，19（11）：37．

睾丸有抽搐感。

4．梨状肌投影部位压痛明显，并可触及条索状肌束。

5．直腿抬高60度前疼痛，超过60度则不痛或疼痛减轻。

【治疗方法】

（一）体针

取足太阳、少阳经穴为主。

1．主穴：环跳、秩边、关元俞、八髎。

配穴：委中、阳陵泉、阿是穴。

2．手法：泻法，选患侧穴4~6个，留针20分钟，每日1次。

3．疗程：7次为1个疗程，停2~3日后，继续下一个疗程。

（二）电针

穴位同体针，接电疗机，用密波20分钟。

（三）电磁疗法

穴位同体针，用每片含1 500高斯的磁片片贴于穴位上，再接电疗机，用疏密波20分钟。

（四）红外线或特定电磁波

在针刺或电磁疗法的同时，可照射患部15分钟。

（五）拔火罐

在针刺或电磁疗法后，可在局部拔火罐2~3个。

（六）穴位注射

伴有腰痛、腿痛者，可用当归或北芪注射液，取大肠俞、环跳、风市、伏兔、阳陵泉等穴，每次选2~4穴，每穴1毫升，隔日1次。

【文献报导】

1．金氏等采用银质针热灸疗法治疗梨状肌综合征72例，选准软

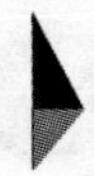

组织压痛点为进针点，每个进针点作利多卡因皮内注射，根据患者胖瘦在进针点选择12厘米长度的银质针缓缓垂直进针4~8厘米达梨状肌部，出现下肢放射麻木感时退针5毫米，并向一侧偏斜25~30度角，再进针10毫米，纵行分离松解坐骨神经一侧3次，然后以同样方法松解坐骨神经另一侧，最后横行弹拨2~3次，坐骨结节上部（6枚，针距为1~1.5厘米）分2行呈弧形直刺达骨膜，然后在每一支银针的圆球形针尾上装一艾球点燃，起针后针眼涂以2%碘酒，3天内不接触水和不洁物，在同一个病变治疗区仅作1次热灸治疗，多个病变区域的治疗，间隔时间以2~3周为宜。每治疗1次为1个疗程。①

2. 季氏等采用针刀治疗梨状肌综合征48例，在梨状肌体表投影范围内的压痛点、硬结及条索状物作为进针点，每7日1次，2次为1个疗程。②

3. 周氏采用扬刺治疗梨状肌综合征45例，取阿是穴（以梨状肌处压痛点为第一治疗点，在第一治疗点四周各约5厘米处再选4个治疗点，总共5个治疗点）。用芒针直刺入第一治疗点，当针尖达到梨状肌处时，押手拇指与食指轻轻向下循按针身，如雀啄之状，同时刺手略呈放射状变换针刺方向并小幅度捻转针身，得气后留针20分钟。以同样针刺手法对其他4个治疗点进行针刺，最后直刺入治疗点的深度较第一治疗点浅。每日1次，每5次为1个疗程。③

扭　伤

扭伤是指关节部位过度劳累或外伤引起关节周围的肌腱、韧带、脂肪垫和软骨等组织损伤的一种疾患。常见的有腰椎、膝、踝、肘、

---

① 金瑛，吴友明．银质针热灸疗法治疗梨状肌综合征72例观察［J］．实用中医药杂志，2007，23（10）：653-654.

② 季炜鹏，王旭东．针刀治疗梨状肌综合症的临床观察［J］．内蒙古中医药，2009，（20）：22-23.

③ 周立武．扬刺治疗梨状肌综合征疗效观察［J］．上海针灸杂志，2009，28（11）：655-656.

腕关节扭伤。

【诊断要点】

1. 有外伤史。

2. 不同的部位有不同的临床表现。

(1) 腰部损伤：一侧或两侧腰痛，腰部活动受限，局部肌肉挛急、压痛，不能转侧俯仰。

(2) 膝、踝、肘、腕部损伤：局部肿胀疼痛，有压痛，患肢活动受限。

【治疗方法】

(一) 体针

以局部取穴为主，结合循经远道取穴。

1. 扭伤局部。

(1) 取穴：腰部扭伤取穴与腰肌劳损同。

膝踝部扭伤：内、外膝眼，委中，阳陵泉；解溪、外丘、商丘、昆仑。

肘、腕部扭伤：曲池、手三里、尺泽、小海；阳溪、阳池、外关、合谷。

(2) 手法：泻法，每次选4~6穴，留针30分钟，每日1次。

(3) 疗程：7次为1个疗程，停2~3日后，继续下一个疗程。

2. 循经远道取穴法。

(1) 取条口穴，令患者坐在椅子上，双脚着地，腿肌放松。常规消毒器材后，用3寸针速刺入穴位，得气后，用强刺激，旋转刺激3~5分钟，并令痛者左右顾盼，由小到大将腰部逐渐旋转，至痛止。不留针，一般1~3次治愈。

(2) 取攒竹，嘱患者先活动身体，当出现疼痛最剧烈姿势时，即于患侧（双侧痛或正中痛取双侧）攒竹向头上正中方向刺入0.5寸左右，针感出现时，持续捻转，提插约5分钟，稍留针。留针过程中，嘱患者做各种适当的肢体活动，每日1次，治疗期间，避免重体力劳动。1~3次有效。

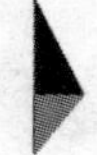

(3) 取“腰痛点”(手背腕横纹前1.5寸，第二伸指肌腱桡侧及第四伸指肌腱尺侧处，一手共两点)。手自然弯曲，穴位常规消毒后，用两根1寸毫针，分别在两穴斜刺入伸指肌腱下，0.3~0.5寸，双手同时捻转两针，同时令患者做弯腰活动1~3分钟，腰痛解除后则出针。

(4) 取昆仑穴(双)，弹拨按摩，可腰痛和踝痛。

(二) 电针

穴位同体针，接电疗机，用密波20分钟。

(三) 耳针

取穴：对耳轮上、下脚起始部的反应点(变色、起泡、脱屑、突起的粟粒或痛点)为“腰痛穴”。进针后迅速捻转，捻转得气后嘱患者活动腰部，10~20分钟后出针。

(四) 电磁疗法

取穴同体针，用每片含1 500高斯的磁片4~6片，贴于穴位上，再接电疗机，用密波30分钟。

(五) 梅花针加拔火罐

点刺至局部潮红再拔火罐。

落　枕

落枕多于一侧颈项部肌肉紧张、僵硬、疼痛，活动受限为其主要症状。多因睡眠时体位不当，枕头过高或过低，同一姿势睡眠时间过长，使颈项部经脉受压或风寒邪气袭入颈项经络等致气血不和，筋脉拘急而成。

【诊断要点】

1. 多于早晨起床后见颈项强直、疼痛，活动受限。
2. 转动头颈不灵，转动时疼痛加剧，常需头颈和躯干联动。

3. 重者可有同侧头、背、肩胛及上肢部疼痛。

4. 患侧颈项部肌肉（主要是斜方肌和胸锁乳突肌）紧张，有明显压痛点，肩胛内缘亦可有压痛点。

【治疗方法】

（一）体针

取穴以手太阳、足少阳经穴为主，配以督脉等经穴位。

1. 主穴：后溪、风池、肩井、落枕。

配穴：大椎、肩中俞、大杼、阿是穴。

2. 方法：先刺患侧后溪穴，得气后行针泻法，并嘱患者转动头颈，边行针，边转动头颈，每次 1 分钟，留针 5 分钟后再重复做一次。多施以此法后已明显见效。若未完全缓解，再选患侧主穴、配穴各 2 个针刺用泻法。每 5 分钟行针 1 次，留针 20 分钟。出针后分别悬灸风池、大椎、压痛点各 3 分钟。

（二）电针

穴位同体针，接电疗机，用疏密波 20 ~ 30 分钟。

（三）梅花针

点刺患侧颈项，肩胛部位，叩至微出血或中度充血，然后局部加拔火罐。

（四）经验疗法

1. 患者病侧前臂向上，手腕稍弯曲，医者用一手拇指掐压患者内关穴，同时中指或食指抵于外关穴，掐压 1 ~ 2 分钟，力量由轻而重，使其压力从内关穴透达外关穴，患者有酸、胀、麻、热感或有上传的感觉；在掐压过程中，嘱患者左右旋转，前屈后仰等自由活动颈部，一般多在 1 分钟左右症状减轻或消失，少数症状缓解不消失者可在疼痛部位点压，并在颈部简单的理筋分筋，效果更佳。

2. 取阳溪穴。以左手抬住患者手腕下部，右手拇指尖掐压患者阳

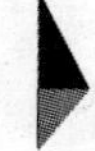

溪穴。患者双侧交替受掐压，有感应时嘱患者颈部自然活动，至灵活无疼时即可止掐，每日1次，3日为1个疗程。

3．取支沟穴。用3寸毫针垂直刺入，以透间使最佳，强刺激手法，有针感传导至颈部，同时嘱病者转动颈部，留针20分钟，5分钟行针1次，每日1次，1~5次有效（或加颈部按摩）。

4．取内关穴。选取健侧，若左右同病则左右同针。要求内关透向外关，手法强刺以泻，令针感沿臂上传颈项方向，同时令患者轻轻旋转颈部，这时多数患者随之感到头转轻快，项强若失。

【文献报导】

1．焦氏等采用大面积拔罐治疗落枕92例，取大椎、肩髃、筋缩及患侧腋中线与第七肋相交点，四点连线所构成的四边形之内为拔罐部位，留罐15分钟。①

2．徐氏采用针刺独取悬钟穴治疗落枕60例，用2寸毫针垂直刺入患侧悬钟穴1.5~1.8寸，行提插捻转法使之得气，留针20~30分钟，每隔5分钟行针1次，用泻法，同时嘱患者前后左右（坐位），左右（卧位）活动头颈部，活动范围由小到大，行针时如能诱导针感过膝者则效果更佳。②

3．李氏等采用穴位注射配合手法治疗落枕56例，以当归注射液4毫升加2%利多卡因1毫升配成。注射足临泣穴处的敏感点，同时嘱患者活动头部5分钟。然后手法治疗。③

---

① 焦海英，张海兵．大面积拔罐治疗落枕92例［J］．中国民间疗法，2002，10（4）：31-32.

② 徐有权．独取悬钟穴治疗落枕60例［J］．海军医学杂志，2003，24（4）：377.

③ 李宗高，成凤舞．穴位注射配合手法治疗落枕56例［J］．人民军医，2011，54（11）：970.

七、神经精神系统

神经功能性头痛

神经功能性头痛又称精神性头痛，是由于精神因素引起的中枢神经系统功能失调所致。头痛部位变异性大，多为持续性，但时重时轻，每与情绪和工作紧张有关，中青年多见，女性多于男性，属中医的“头痛”“头风”范畴。

【诊断要点】

1. 头痛多为持续性，时重时轻，部位不定，或两侧头，或后头，或头顶，或全头，或游走性胀痛，伴有重压、紧缩、麻木感。

2. 头痛与精神状态有关，每遇情绪激动、工作紧张时加剧。

3. 除头痛外，常伴有神经官能症的其他症状，如失眠、记忆力差、注意力不能集中、头昏、烦躁不安等。

4. 临床检查无神经系统的局灶体征。

临床常根据头痛的部位进行辨证归经，具体如下：

阳明头痛：以前额、眉棱、鼻根部痛为主。

少阳头痛：疼痛在侧头部，多见于单侧。

太阳头痛：后枕部疼痛，或下连于项部。

厥阴头痛：巅顶部疼痛，或连于目系。

【治疗方法】

（一）体针

1. 主穴：按头痛局部及经络辨证取穴。

阳明头痛：头维、印堂、神庭、阳白、合谷；

少阳头痛：风池、率谷、太阳、外关、足临泣；

太阳头痛：天柱、脑户、后溪、申脉；

厥阴头痛：百会、四神聪、太冲、行间；

全头痛：风池、百会、头维、率谷、太阳、合谷。

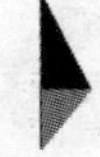

配穴：外感头痛配风门、列缺、大椎、曲池；肝阳上亢配太冲、侠溪、三阴交；肾精不足配肾俞、太溪、三阴交；气血亏虚配气海、足三里。

2. 手法：平补平泻，每次选主穴配穴各2～3个。每5分钟行针2次，留针20～30分钟。

3. 疗程：每日针1次，7次为1个疗程，停2～3日后再做下一个疗程。

（二）梅花针

重叩印堂、太阳、阿是穴，每次5～10分钟。适用于风寒湿邪侵袭。

（三）耳针

取穴：枕、颞、额、皮质下、结节、神门。毫针强刺激，留针时间视头痛缓解情况而定；可用耳压法；顽固性头痛还可取耳背静脉刺出血。

（四）穴位注射

根据中医证型，分别选用柴胡注射液、当归注射液、丹参注射液、维生素 B_1 或维生素 B_{12} 注射液，常规取穴2～3穴，每穴1毫升。

（五）三棱针

头痛剧烈时，取印堂、太阳、百会、大椎、攒竹等穴，以三棱针刺血，每穴3～5滴。

（六）电针

取合谷、风池、太阳、阿是穴等穴，接电针仪，用连续波中等强度刺激。

（七）经验疗法

治眶上神经痛。

诊断依据：有明显眉棱骨疼痛及额痛病史，经检查视力、眼压等均属正常，排除其他疾患，唯眶上神经切迹处有明显的压痛或触痛者即诊断为本病，但在诊断时一定要排除青光眼等严重眼病。

治疗方法：取耳垂中心“眼”穴。先常规消毒耳垂，取王不留行籽用耳压法贴于穴中，以拇食两指加压按揉，一般5分钟左右有止痛效果，连贴3日，每日按压3～5次，痛时亦可加压。单侧贴患侧，双侧贴两侧。

偏 头 痛

偏头痛是一种原因较复杂的临床症状，女性较多，为周期性发作的头痛，多数出现于单侧，剧烈时有恶心、呕吐，并伴有视觉障碍等前驱症状。

【诊断要点】

1. 发作性头痛，以单侧为主。
2. 患者以中青年女性为多，常在月经来临前后发作。
3. 头痛发作前常伴有视觉障碍，如闪光、暗点等。
4. 剧痛时伴有恶心、呕吐。
5. 出现面色潮红或苍白。
6. 每次头痛发作约数小时，然后缓解。
7. 发作时精神疲倦乏力、嗜睡等，发作过后如正常人。

【治疗方法】

（一）体针

取手足少阳经穴为主，配以阳明或肝经穴位。

1. 主穴：风池、率谷、悬厘、外关、足临泣。

配穴：合谷、太冲、攒竹、太阳、丝竹空。

2. 手法：泻法，均针患侧，每次选主配穴各2个，留针20～30

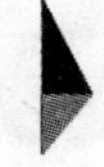

分钟。

3．疗程：每日1次，6~10次为1个疗程，停2~3日，继续下一个疗程。

（二）电针

以上穴位行针后加电针，用密波。

（三）梅花针

点刺患侧偏头部及眼区，每日1次。

（四）挑针疗法

在头部前额或颞部痛点挑针，每2~3日1次，每次挑2~3点。

（五）耳针

取穴：神门、额、颞、肝、胰胆。揿针埋针或耳压法。

（六）贴磁疗法

用每片含1 500高斯的磁片贴患侧太阳穴、合谷、足临泣、中渚等穴，留置24小时，第二天复诊再换贴其他穴位。

【文献报导】

1．邢氏采用锋勾针、火针治疗偏头痛86例，锋勾针取穴：大椎、风池、百会、太阳、悬颅、悬厘、印堂、头维、上星及阿是穴。针法：每次可选5~6穴，根据病情交替使用，每穴钩割3~4次，微出血。细火针取穴：阿是穴、百会、悬厘、悬颅等，在酒精灯上烧红火针，每次选穴4~6穴，每穴点刺2~3次。每3日1次，同时进行，每3次为1个疗程。①

2．温氏等采用穴位埋线治疗偏头痛192例，主穴取外关、合谷。

---

① 邢守平．锋勾针、火针治疗偏头痛86例［J］．中医外治杂志，2005，14(3)：36-37.

配穴：伴心烦郁怒，脉弦数加太冲；胸闷，恶心，脉弦滑加丰隆；面色晦暗，脉弦细加阿是穴；少气懒言，心悸，少寐，脉细者加足三里。每次取主穴2个，配穴1个，每周1次，每3次为1个疗程。[①]

3. 贾氏采用腕踝针治疗偏头痛50例，选用腕部治疗点上3、上4、上5穴。每日1次，每次留针30分钟，10次为1个疗程，疗程间休息3~5日。[②]

三叉神经痛

三叉神经痛是三叉神经分布区的一种阵发性电击样剧痛，多见于40~60岁的中老年人，青少年较少见。本病病因有原发性及继发性之分，本节重点介绍原发性三叉神经痛。

【诊断要点】

1. 三叉神经分布区存在阵发性、放射性、电击样或刀割样疼痛。

2. 口颊内有一触发点或称扳机点，触动即产生疼痛，如说话、吃饭、洗脸、受风等。

3. 疼痛多发生在一侧，两侧疼痛者较少见，疼痛不超过三叉神经范围。

4. 每次疼痛时间由十几秒至2分钟。起初每次疼痛时间较短，发作间隔时间较长，以后疼痛时间逐渐加长而间隔时间变短。

5. 少数患者病程久后疼痛区皮肤出现感觉减退。

6. 原发性者神经检查和其他检查无特殊，舌淡红，脉弦细。

【治疗方法】

（一）体针

取穴以手足阳明经为主，配以少阳、膀胱经穴。

---

① 温彦考，赵国瑾. 穴位埋线治疗偏头痛192例［J］. 中国针灸，2002，22（7）：439.

② 贾晓莉. 腕踝针治疗偏头痛50例［J］. 中国民间疗法，2003，11（5）：11.

1. 主穴：阳白、下关、地仓、颊车、迎香、合谷、面部阿是穴、内庭。

配穴：攒竹、颧髎、听宫、四白、瞳子髎、太冲、足三里。

2. 手法：用泻法，均针患侧，每日针1次，病情严重或个别疼痛较甚者可上下午各针1次，每次选主配穴各阶2~3个，留针20~30分钟。

3. 疗程：每7次为1个疗程，停2~3日，再针第二个疗程。

（二）电针

取穴同体针，在针刺行针后加电针，用密波，留针30分钟，每日1次，疗程与体针同。

（三）耳针

用王不留行籽贴敷肝、肾、神门、面颊、颌、皮质下等穴，叮嘱患者每日按压3~4次，每2~3日换籽1次。

（四）电磁疗法

用每片含500高斯的磁片4片，以体针中面部穴位为主，每日电磁疗1次，每次30分钟，7~10次为1个疗程。

（五）穴位皮内注射

探查三叉神经痛区的阿是穴（诱发点），用皮内针以注射生理盐水0.1毫升，按皮肤常规消毒，做痛点皮内注射。每日或隔日注射1次，一般注射3~5次生效。

（六）皮内针

在面部寻找扳机点，将揿针刺入，外以胶布固定。2~3日更换1次。

（七）刺络拔罐

选颊车、地仓、颧髎，用三棱针点刺，行闪罐法。隔日1次。

【文献报导】

1. 孙氏采用针刺治疗三叉神经痛35例，主穴：神庭、风池、印堂、外关、合谷、完骨、天柱、人中，局部配穴：第一支痛选阳白、攒竹、头临泣、丝竹空；第二支痛选四百、太阳、上关；第三支痛选下关、地仓、大迎。选1.5~2寸的28号毫针采用针刺泻法，观察患者在施针之后显现出的麻、重、酸、触电样、胀感作为参考标准，1日施针一次，间隔行针2次，每次留置20分钟，1个疗程30次。①

2. 王氏等采用温针灸治疗三叉神经痛60例，主穴：颧髎、下关、合谷、内庭，局部配穴：第一支痛配鱼腰、阳白、上星；第二、三支痛配上迎香、四白、地仓、夹承浆；头面部穴位取患侧，合谷、内庭取双侧。颧髎、下关穴加用温针灸法。②

坐骨神经痛

坐骨神经痛有原发性和继发性之分，原发性坐骨神经痛多与风湿、感染、受寒等有关；继发性坐骨神经痛为神经通路的邻近组织病变产生机械性压迫或粘连所引起，如椎间盘突出、脊椎结核、脊椎肿瘤等。根据其受损部位可分为根性坐骨神经痛及干性坐骨神经痛。

【诊断要点】

1. 沿坐骨神经分布区内向下呈放射性疼痛。

2. 臀部、股后中点、腘窝、小腿腓点（近阳陵穴）、踝点（近昆仑穴）有压痛点。

3. 患侧跟腱反射减弱或消失。

---

① 孙赫楠. 中医针灸治疗原发性三叉神经痛35例疗效分析［J］. 北方药学，2014，11（9）：139.

② 王利，史玉君. 温针灸法治疗原发性三叉神经痛60例［J］. 陕西中医，2008，29（4）：481-482.

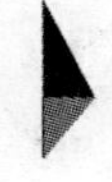

4. 直腿抬高试验呈阳性。

5. 剧烈咳嗽、喷嚏、排便可使疼痛增加。

6. 久病者，脊椎可向健侧弯曲。

【治疗方法】

（一）体针

取足太阳和足少阳经穴为主。

1. 取足太阳穴。

（1）主穴：肾俞、秩边、环跳、委中、阳陵泉、昆仑；配穴：大肠俞、殷门、承山、足三里、丘墟、悬钟。

（2）手法：针患侧，疼痛急性发作时用泻法，平时可用平补平泻法。

（3）疗程：每次选 4～5 穴，留针 20～30 分钟，每日 1 次。

2. 取足少阳穴。

（1）取穴：双阳穴（患侧环跳穴与风市穴之中点向内，沿足少阳胆经与足太阳膀胱经循行路线之正中间找出取穴点，再由取穴点向上向下各 1 寸处分别取之）。本穴因其恰在两阳经经脉之间，故名为“双阳穴”。

（2）手法：行常规皮肤消毒，在双阳穴上各直刺 2.5～3 寸，予以提插捻转中等强度刺激。针感：酸、麻、胀、触电样，向上放射至腰骶部，向下放射至足趾部。

（3）疗程：每日针刺 1 次，每次留针 10～20 分钟，10 次为 1 个疗程。起针后，配用艾条悬灸 10 分钟。火罐施用闪火法拔罐 10 分钟。

（二）穴位注射

1. 当归注射液穴注：取大肠俞、殷门、足三里、阳陵泉、承山、阿是穴，每次选用 2 穴，每穴注入当归注射液 2 毫升，每日或隔日 1 次。

2. 用 10% 葡萄糖 10～20 毫升加入维生素 B_1 100 毫克，注入大肠俞、肾俞、秩边、阿是穴，每穴注 5 毫升，每日 1 次。

（三）耳针

取穴：坐骨神经、肾上腺、神门、皮质下、臀、腰骶椎等，用王不留行籽贴压，3日换籽一次，每日自行按压3～5次。

（四）刺络拔罐

用梅花针叩刺腰骶部，或用三棱针在压痛点刺络放血，并加拔火罐。

（五）电针

取穴同体针，针刺得气后接通电针仪，用密波或疏密波，刺激量逐渐由中度到强度。

【文献报导】

1. 王氏采用耳针结合体针治疗坐骨神经痛160例，耳针取坐骨神经区敏感点、体针取局部压痛点（次髎、殷门、附阳等穴周围），秩边、委中、阳陵泉、阿是穴、环跳、承山、昆仑。留针30～40分钟，每10分钟行针1次。采取提插与捻转两种手法，互相结合运用，针感必须达到酸、麻、沉、胀的“得气”要求。秩边穴直刺3～4寸，有麻电感，向下肢放射，直刺1～2寸有酸麻感，向腰与股外侧放射。①

2. 王氏等采用温针灸治疗坐骨神经痛50例，选穴环跳、秩边、委中、承山、阳陵泉，伴发腰骶部疼痛者加刺大肠俞、关元俞，伴发足背疼痛加刺昆仑、足临泣。②

3. 黄氏采用体针治疗坐骨神经痛76例，选阳陵泉穴、悬钟穴、丰隆穴、承山穴、大肠俞穴、环跳穴、昆仑穴、秩边穴，以捻转或提插为主，持续针刺30分钟，行针需隔10分钟进行1次，每天1次，

---

① 王儆．针灸治疗坐骨神经痛160例临床观察［J］．中国中医药现代远程教育，2009，7（9）：24.

② 王星，李芃．温针灸治疗坐骨神经痛50例［J］．中国社区医师·医学专业半月刊，2008，10（23）：155.

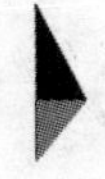

每周 6 次。[①]

肋间神经痛（附岔气）

肋间神经痛是指一支或几支肋间神经支配区域的疼痛，分原发性与继发性两类。原发性者病因未明，临床比较少见；继发性者常因脊椎病变、肋骨损伤、胸腔病变等引起。本病属中医“胁痛”范畴。

【诊断要点】

1. 患者自觉肋间神经分配区的疼痛，每由深呼吸、咳嗽、喷嚏而诱发，疼痛比较剧烈，可放射到同侧肩部或背部，并在相应区域出现感觉过敏。

2. 继发性肋间神经痛除肋间神经分配区域的症状外，尚有原发病灶的症状与体征。脊柱及肋骨的 X 光片，以及心肺检查可协助诊断。

【治疗方法】

（一）体针

1. 主穴：相应节段夹脊穴；

配穴：内关、阳陵泉、太冲。

2. 方法：用泻法，多留针，可多次提插或捻转，或用电针治疗。

（二）穴位注射

取相应节段夹脊穴或明显压痛点，用 2% 的普鲁卡因 2 毫升加入泼尼松龙注射液 2 毫升。每穴 1～2 毫升，每周 2～3 次。

针灸对原发性肋间神经痛效果较好，如属继发性肋间神经痛须结合病因治疗，效果较佳。

【附】岔气

岔气主要表现为病发突然，为胸胁一侧的某一部位发生疼痛，每于咳嗽、呼吸、上半身肢体活动时疼痛加剧，一般无器质性病变。治

---

① 黄伟东. 针灸治疗 76 例坐骨神经痛的临床疗效［J］. 当代医药论丛，2014，12（1）：178－179.

疗以患病对侧的内关穴针刺，留针10分钟，在提插捻转的过程中，令患者深呼吸，往往迅速止痛。

【文献报导】

1. 易氏等采用体针、温和灸以及刺络拔罐治疗带状疱疹后遗肋间神经痛25例，体针取肺俞、心俞、膈俞、肝俞、脾俞，相应胸段夹脊穴（第3、5、7、9、11胸椎棘突下旁开0.5寸），期门、日月、支沟、阳陵泉、太冲、合谷、足三里。温和灸取相应胸段夹脊穴（第3、5、7、9、11胸椎棘突下旁开0.5寸）。刺络拔罐选取局部阿是穴。①

2. 黄氏等采用体针、温和灸以及刺络拔罐治疗带状疱疹后遗肋间神经痛23例，选取与皮损部位相应夹脊穴，皮损部位围针，足三里为主穴。肋间神经痛取胸背部夹脊穴加支沟；腰部神经痛、骶部神经痛取腰骶部夹脊穴加阳陵泉；三叉神经痛取颈部夹脊穴加合谷。②

多发性神经炎

多发性神经炎多由感染、中毒、代谢障碍、药物反应等引起，其症状特点具有对称性肢体远端感觉障碍，严重的可致呼吸肌受累，出现不同程度的呼吸困难及肢体弛缓性瘫痪。

【诊断要点】

1. 肢体远端有明显乏力感或运动无力，严重者可出现弛缓性瘫痪。

2. 四肢末端手套型、袜套样感觉障碍或麻木、针刺样等感觉异常。

3. 肌张力低下，腱反射减弱或消失。

4. 部分患者可有手、足小肌肉萎缩，悬垂腕或下垂足。

5. 部分皮肤粗糙龟裂、发凉、脱皮、多汗或少汗。

---

① 易光强，周建华. 针灸结合刺络拔罐治疗带状疱疹后遗肋间神经痛25例［J］. 中医外治杂志，2014，23（2）：36－37.

② 黄旭，杨白燕. 针灸治疗带状疱疹后遗神经痛23例［J］. 针灸临床杂志，2010，26（12）：22－23.

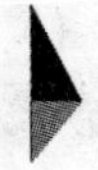

【治疗方法】

（一）体针

取手足阳明经、手足少阳经为主。

1. 主穴：肩髃、曲池、合谷、环跳、足三里、阳陵泉、三阴交。

配穴：手三里、外关、内关、太冲、悬钟、丰隆。

2. 手法：泻法或平补平泻，留针30分钟。

3. 疗程：每次选主配穴2~3穴，每日针1次，10次为1个疗程，休息2~3日，继续针第二个疗程。

（二）穴位注射

取穴以曲池、足三里为主，用维生素B_1 100毫克加维生素B_{12} 500微克，隔日穴注1次，10次为1个疗程。

（三）耳针

取神门、交感、肝、肾、肩、肘、腕、指、皮质下、臀、腰骶椎、髋、膝、踝、趾等穴交替选用揿针埋针。

（四）头针

选用运动区、感觉区、足运感区等，每日1次，捻针后留针30分钟。

【文献报导】

1. 张氏采用温针治疗多发性神经炎40例，上肢取肩髃、曲池、手三里、外关、合谷、八邪，下肢取环跳、风市、血海、足三里、阳陵泉、承山、三阴交、解溪、八风。每日1次，10次为1个疗程，共观察3个疗程。①

2. 李氏等采用针灸联合方案治疗多发性神经炎160例，包括头

① 张宏荣. 温针治疗多发性神经炎临床观察［J］. 山西中医，2003，19（3）：35.

针、体针（刺激神经根为主）、节段性神经根刺络拔罐、电热灸等，每日1次，10次为1个疗程，共治疗2个疗程。①

3．卢氏采用针灸配合推拿治疗多发性神经炎48例，上肢以曲池、外关、劳宫为主穴，下肢以足三里、冲阳、涌泉、八风为主穴，并辨证选穴，辅以艾灸和推拿疗法，每日治疗1次，7次为1个疗程。②

面神经麻痹

面神经麻痹，有中枢性及周围性之分。中枢性病变部位在桥脑面神经核以上，周围性则在面神经核以下，又称核下性面神经麻痹。中医学称为“面瘫”。

周围性面瘫，其病因常为病毒感染、受凉、外伤、肿瘤、中耳炎等，本病发病时多有受凉病史，任何年龄均可发病，以20~40岁居多。

【诊断要点】

1．面部有吹风受凉病史。

2．患侧额纹消失，鼻唇沟变浅，口角下垂。

3．患侧眼睑不能闭合，眼裂大，迎风流泪。

4．患侧口颊食物滞留，鼓气时漏气，笑时口歪向健侧，说话时不便。

5．部分患者起病后伴有耳痛、头痛、耳鸣等症状。

6．面神经在不同部位受损害时出现不同症状：

（1）损害在茎乳孔以上，影响鼓索支时则舌前2/3有味觉障碍。

（2）损害在镫骨神经处，可有听觉障碍。

（3）损害在膝状神经节，可有乳突部痛，外耳道与耳郭感觉障碍或出现带状疱疹。

---

① 李虹，侯中伟，白玉兰．针灸联合方案治疗多发性神经炎160例临床观察［J］．中国针灸，2006，26（7）：469－471．

② 卢泽强．针灸配合推拿治疗多发性神经炎48例临床观察［J］．上海针灸杂志，2006，25（10）：23－24．

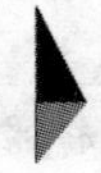

（4）损害在膝状神经节以上，可有泪液、唾液减少。

【治疗方法】

（一）体针

取穴以手足阳明经穴为主，配以少阳经穴。

1. 主穴：阳白、四白、下关、颊车、迎香、地仓、合谷。

配穴：攒竹、丝竹空、内庭、风池、足三里。

2. 手法：平补平泻法，均针患侧，每次选 6～8 穴，留针 20 分钟，每日 1 次。

3. 疗程：10 次为 1 个疗程，停 2～3 日继续行第 2 个疗程。

（二）梅花针

叩刺阳白、颧髎、地仓、颊车，以局部潮红为度。适用于恢复期。

（三）电针

电针取穴同体针，针刺得气后接通电针仪，以断续波刺激 10～20 分钟，强度以患者面部肌肉微见跳动而能耐受为度。

（四）电磁疗法

用每片含 300 高斯的磁片 4 片贴于上述体针取穴位留置，第二日复诊时换贴其他穴位。

（五）耳针

取穴：面、神门、眼、额、肝、口。每次选用 3～4 穴，用揿针或王不留行籽贴敷。初起表现为热证时可耳尖放血。

（六）刺络拔罐

用三棱针点刺阳白、颧髎、地仓、颊车，然后拔罐（患侧面部走罐或闪罐）。

【文献报导】

1．张氏采用火针治疗周围性面神经麻痹35例，取穴以阳白、颊车、地仓、颧髎、巨髎、下关、承浆、合谷为主，将火针烧至通红，迅速刺入选定的穴位，速刺疾出，不留针。隔日治疗1次，3次为1个疗程，治疗4个疗程。①

2．张氏采用针罐药联合应用治疗周围性面神经麻痹20例，予以针刺、拔罐（阳白、四白、巨髎、下关、颊车、地仓、翳风等）、中药内服外敷（牵正散加减）联合治疗。每日1次，6次为1个疗程。②

3．彭氏采用多针透刺配合梅花针叩刺治疗周围性面神经麻痹38例，多针透刺取患侧攒竹透睛明、丝竹空透太阳、阳白透鱼腰、迎香透四白、地仓透颊车、承浆透大迎、四白透颧髎，配合下关、翳风、风池，梅花针叩刺取阳白、颧髎、地仓、颊车、四白、承浆、下关穴周围皮肤。③

4．何氏采用靳三针穴位贴敷治疗面神经麻痹37例，用自制龙马膏（马钱子、全蝎、蜈蚣、川乌、细辛）敷贴在靳三针穴位（地仓、颊车、翳风）上，7日为1个疗程，治疗1个疗程。④

5．王氏采用蜂针针刺穴位治疗面神经麻痹38例，选穴以患侧下关、颊车、地仓、大迎、四白、阳白、合谷及足三里为主，根据患者的耐受性1~3日治疗1次，5次为1个疗程，1~3个疗程即可。⑤

---

① 张恩生．火针治疗周围性面神经麻痹35例观察［J］．浙江中医杂志，2014，49（10）：756-757.

② 张经晖．针罐药联合应用治疗周围性面神经麻痹的疗效观察［J］临床合理用药，2013，6（9C）：97-98.

③ 彭良．多针透刺配合梅花针叩刺治疗周围性面神经麻痹疗效观察［J］．上海针灸杂志，2010，29（1）：17-18.

④ 何群，解秋娟．靳三针穴位贴敷治疗面神经麻痹37例观察［J］．中国当代医药，2010，17（32）：97-98.

⑤ 王太发．蜂针针刺穴位治疗面神经麻痹38例疗效观察［J］．光明中医，2010，25（4）：650.

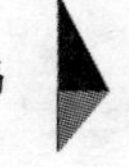

面肌痉挛

面肌痉挛的真正原因未明，多与精神因素有关，一般在情绪紧张或面神经麻痹的恢复过程中出现。

【诊断要点】

1. 眼轮匝肌或面肌有不自主的痉挛性抽搐，每日发作多次。
2. 入睡后痉挛消失。
3. 视力无障碍，但发作时由于眼肌痉挛影响视力。
4. 患者面肌运动与感觉均正常。

【治疗方法】

（一）体针

取穴以手足阳明经穴为主，患侧取穴，也可左病右取。

1. 主穴：四白、颊车、下关、足三里、内庭。

配穴：攒竹、丝竹空、迎香、颧髎、听会、阳白。

2. 手法：平补平泻，留针 30～40 分钟。每次取主配穴各 2 穴，每日针 1 次。

（二）艾炷直接灸法

选穴同上，在患侧面部穴位直接无瘢痕灸，每日 1 次，每次选2～3 穴，每穴灸 3～5 壮，勿灸破面部皮肤。

（三）梅花针

点刺患侧面部 5～10 分钟，至面部局部皮肤潮红为度，每日 1 次。

（四）皮内针

取面部扳机点，将揿针埋入，胶布固定。3～5 日后更换穴位埋针。

（五）三棱针

取颧髎、太阳、颊车，用三棱针点刺出血，或加闪罐法。

（六）耳针

取穴：神门、眼、面颊、肝、肾，针刺或用王不留行籽贴压。

（七）经验疗法

取患侧后溪穴，以夹持押手法快速进针，向劳宫穴的方向直刺1.5寸左右，然后施捻转提插手法，明显得气后，大幅度来回捻转2～3次，再行提插手法5～7次，使其有强烈的针感。刺激强度，以患者能忍受为度，随后每隔5分钟重复手法1次，待症状消失后留针30分钟。如进针10分钟后症状无减轻，可加取对侧后溪穴。两穴同时反复施行上法。每日1次。

【文献报导】

1. 韩氏采用针药结合治疗面肌痉挛42例，针刺主穴取阿是穴（即面肌痉挛触发点）；配穴取阳白、四白、鱼腰、攒竹、迎香、颊车；辨证取穴为肝风内动加太冲、阴陵泉；痰湿阻络加丰隆、中脘。同时中药予以熟地黄、白芍、牡蛎、当归、白术、炙甘草、蝉蜕、全蝎、蜈蚣。每日1次，10次为1个疗程，共治疗3个疗程。①

2. 杨氏等采用针药配合治疗面肌痉挛60例，针刺局部取穴为阿是穴（痉挛发作的引发部位），眼部痉挛为主者取鱼腰、太阳、四白；面颊痉挛为主者取下关、颧髎、四白、迎香；口角痉挛为主者取地仓、颊车；远端取穴为合谷、后溪、三阴交、太冲。同时中药予解痉散加味。每日1次，10次为1个疗程，共治疗3个疗程。②

---

① 韩耀祥．针药结合治疗面肌痉挛42例疗效观察［J］．中国中医药科技，2013，20（2）：194．

② 杨梦，康汇婷，王朝伟．针药配合治疗面肌痉挛60例临床观察［J］．长春中医药大学学报，2011，27（2）：260．

3. 吴佰良采用针刀治疗面肌痉挛56例，在患侧眉弓部可定3～5个针刀治疗点；眼裂外侧端可由眼裂内侧骨面向外后延续定2～3点治疗；可沿颧骨骨面最高点定5～15点；在下颌骨上定针刀治疗点，可视痉挛轻重来定数点，但一定要避开下颌动脉。①

4. 王卫强等采用火针治疗面肌痉挛47例，局部取穴以阿是穴(观察痉挛发作部位起止点)，承泣、太阳、四白、下关、迎香、地仓、禾髎、颊车；远端取穴以中脘、双侧太冲、三阴交、阴陵泉。术者用酒精灯将火针烧红至白亮后迅速点刺穴位面部深度为2～3毫米，远端0.5～1寸，出针后助手用75%酒精棉迅速按压。隔日治疗1次，5次为1个疗程。②

痫　病

癫痫是一种发作性神志失常的疾病，俗称羊痫风，发作时表现为突然仆倒，昏不知人，四肢抽搐，双目上视，口吐白沫，有时咬破舌头或小便失禁，醒后则如常人。临床病因可分原发性癫痫与症状性癫痫。原发性病因尚未十分明确；症状性病因为：脑血管病、脑肿瘤、脑外伤、脑寄生虫病等。

【诊断要点】

1. 患者突然昏倒，口吐白沫，四肢抽搐，全身肌肉强直，有时咬破舌头或小便失禁。

2. 两眼上视，瞳孔散大。

3. 部分有发作先兆，如自觉手指麻木，上腹部上撞的奇异感或头部冲击感等。

4. 症状性癫痫发作，可伴有神经系阳性体征。

5. 有癫痫家族病史或头部外伤史。

---

① 吴佰良. 针刀治疗面肌痉挛的临床疗效观察［J］. 当代医学，2010，16(36)：83-84.

② 王卫强，冀来喜. 火针治疗面肌痉挛47例的体会［J］. 贵阳中医学院学报，2013，35（6）：284-285.

6. 出现异常脑电图。

7. 发作抽搐数十秒或数分钟后则进入昏睡期，醒后如常人，但全身疲倦。

【治疗方法】

（一）体针

取督脉穴为主。

1. 发作时：人中、承浆、十宣、太冲，采用泻法，强刺激捻转，不留针。或在无针灸针的情况下以手拇指用力按压人中直至患者清醒。

2. 缓解期：

（1）主穴：大椎、百会、腰奇、长强、间使、足三里。

配穴：内关、丰隆、合谷、太冲、神门。

（2）手法：平补平泻，留针30分钟。

（3）疗程：每次选主配穴各2～3穴，每日1次，10次为1个疗程，休息2～3天再行第二个疗程。

（二）穴位注射

用维生素 B_1 100毫克加维生素 B_{12} 500微克穴注。取足三里、丰隆、大椎、间使等穴，每次选2～3穴，每穴注入上述药物1毫升，每日或隔日1次。

（三）埋线疗法

取大椎、百会、腰奇、足三里、丰隆，每次选用4～6穴，每1～2周1次，以上穴位交替使用。

（四）耳针

选穴神门、皮质下、心、枕、脑干。用王不留行籽贴压，每2～3日换1次。

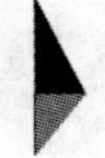

（五）隔姜灸

取百会和涌泉（双），灸约2分钟后自醒。

癫痫持续状态是一种重病表现，症状为抽搐频频不止，患者意识不清，此种持续状态常为患者致死原因之一，故对此必须高度重视，并予迅速适当的治疗，以免延误时机。

【文献报导】

1. 万氏采用针灸治疗老年中风后继发性癫痫23例，取神道透腰阳关、腰奇透腰阳关、神道透大椎、针刺额三针、申脉、照海，常规针刺得气后，以中等频率捻转1分钟，平补平泻法，留针30分钟行针1次，连续15日为1个疗程。①

2. 林氏等采用穴位埋线治疗癫痫160例，取厥阴俞透心俞、肝俞透胆俞、脾俞透胃俞、腰奇、癫痫穴，用“00”号医用羊肠线剪成长1厘米的线段若干，将肠线埋入穴位内，每周1次。②

3. 王氏采用背三针治疗癫痫120例，取大椎穴用1.5寸毫针直刺1.2寸，采用捻转、提插手法使针刺局部酸、胀、麻，取神道穴用3寸毫针顺督脉沿皮透至身柱穴刺入2.5寸以上，要求两穴针感向上传导，取腰奇穴用2寸毫针直刺，施以平补平泻手法，要求出现酸、胀、麻、沉针感。③

重症肌无力

重症肌无力的特点为患者的肌肉显著无力、疲乏。一般认为是因神经肌肉接头处运动装置受损，不能释放乙酰胆碱所致，最常侵犯的肌肉为眼睑、面肌、唇、舌、喉头肌，严重的可累及呼吸肌等。

---

① 万荣．针灸治疗老年中风后继发性癫痫23例临床观察［J］．实用中医内科杂志，2013（4）：75.

② 林军，邓倩萍．穴位埋线治疗癫痫160例疗效观察［J］．中国针灸，2013（11）：21.

③ 王进才．背三针治疗癫痫120例［J］．上海针灸杂志，2001（2）：12.

【诊断要点】

1. 多发生在20～50岁的成年人，幼儿亦多有发生。

2. 女性发病率较男性高。

3. 眼睑、咀嚼肌、吞咽或呼吸肌无力。

4. 肌无力症状早上较轻，下午或疲劳后加重。

5. 除受侵犯肌肉无力、麻痹外，一般神经系统检查无异常体征。

6. 新斯的明试验呈阳性（甲基新斯的明1毫克，肌肉注射10～20分钟内症状明显消失或好转为阳性，症状无变化为阴性）。

【治疗方法】

（一）体针

取足太阳、足少阳、足阳明经穴为主。

1. 主穴：攒竹、丝竹空、阳白透鱼腰、太阳、脾俞。

配穴：合谷、养老、足三里、血海、风池、申脉。

2. 手法：平补平泻，留针30分钟，儿童可速刺捻转不留针。

3. 疗程：每次选主配穴各2穴，每日1次，10次为1个疗程。

（二）梅花针

梅花针点刺患区及华佗夹脊，每日1次。

（三）耳针

取穴：神门、脾、交感、脑干、内分泌、肾、眼，揿针埋藏或用王不留行籽贴压，每2～3日换1次。

（四）穴位注射

用北芪注射液，取脾俞、足三里，每穴注入药液1毫升，每日1次。

【文献报导】

1. 许氏等采用温针灸配合药物治疗重症肌无力128例，取肾俞、

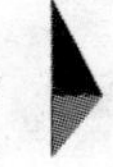

大肠俞、命门、环跳、委中、三阴交、内关等穴。[①]

2. 刘氏采用针灸配合耳穴贴压治疗眼肌型重症肌无力159例，取阳白透鱼腰、丝竹空透攒竹、足三里、三阴交行提插补法，取申脉行平补平泻法，各穴行针2分钟，并取脾俞、肝俞、肾俞、三阴交施以艾灸20分钟，取耳穴（面颊区、眼、皮质下、神经点、肝、脾、肾），行耳穴压豆法。[②]

3. 钱氏等采用针灸治疗眼肌型重症肌无力39例，取攒竹、阳白、丝竹空三穴向眼球方向平刺，行补法1分钟，并加电针（疏密波），取足三里行提插补法，取百会、气海行捻转补法，诸穴均施以温和灸20分钟。[③]

腓神经麻痹

腓神经麻痹多因下肢外伤、神经炎等所致，主要症状为下肢步行乏力，肌萎缩，足下垂等。

【诊断要点】

1. 有下肢外伤、骨折、神经炎等病史。
2. 小腿前外侧及足背区浅感觉消失。
3. 足下垂，不能外翻。
4. 步行时呈垂足拖拉状步态。

【治疗方法】

（一）体针

取足阳明、少阳经穴为主。

---

① 许凤全，李红霞，黄涛．温针灸配合药物治疗重症肌无力128例临床观察［J］．中国针灸，2006（5）：339.

② 刘萍．针灸配合耳穴贴压治疗眼肌型重症肌无力159例［J］．实用中医药杂志，2007，5（23）：5.

③ 钱火辉，齐国豪．针灸治疗眼肌型重症肌无力39例［J］．中国针灸杂志，2010，12（29）：790.

1. 主穴：足三里、阳陵泉、解溪、丘墟、内庭。

配穴：悬钟、丰隆、阳辅、太冲、足临泣。

2. 手法：平补平泻，留针30分钟，可加电针。

3. 疗程：选2～3穴，每日1次，10次为1个疗程。

（二）艾灸

用药艾悬灸足三里、阳陵泉、丰隆、解溪、丘墟等穴，每日1次，每次30分钟。

（三）梅花针

点刺下肢腓神经分布区及足面皮肤，10～15分钟，至皮肤潮红为度，每日1次。

【文献报导】

1. 张氏电针穴位注射综合治疗腓神经麻痹59例，取腰椎夹脊穴加电针，取环跳、阳陵泉为一组加电针，取悬钟、解溪为一组加电针，采用疏密波，以患者最大忍受度为限，取阳陵泉、解溪行穴位注射维生素 B_{12} 0.5毫克、维生素 B_1 100毫克，取悬钟、丘墟、风市、太冲、侠溪行穴位注射三磷腺苷2毫升。①

2. 柏氏针刺治疗腓神经麻痹24例，取患侧八风斜刺行捻转提插泻法1分钟，以局部酸麻胀感为宜，取环跳深刺，施以捻转提插手法1分钟，以酸麻胀重感或针感向远端传导为宜，取三阴交、阴陵泉、阳陵泉行提插捻转补法1分钟，以针感传至足背或足趾端为宜，取解溪、太冲、昆仑、丘墟、悬钟行平补平泻法1分钟。②

3. 杨氏等采用针刺配合药物熏洗治疗儿童腓神经麻痹18例，取足三里、鹤足、悬钟、解络、承山行捻转手法，平补平泻，得气后运

---

① 张立涛. 电针穴位注射综合治疗腓神经麻痹59例［J］. 中国针灸杂志，2003，11（23）：16.

② 柏树洋. 针刺治疗腓神经麻痹24例［J］. 世界针灸杂志，2012，3（30）：22.

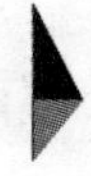

针60转，出针，不留针，每日针灸1次；并配合药物熏洗，乳香30克，没药30克，透骨草30克，黄芪15克，当归15克，露蜂房15克，党参15克，马钱子5克，桂枝15克，牛膝15克，加水3 000毫升煮40分钟，熏洗患肢40分钟，每日2次。①

多寐症（发作性睡病）

多寐即为“嗜眠症”，本病以阵发性不可克制的嗜睡为主要症状。其表现为不论昼夜，时时欲睡，喊之即醒，醒后复睡。通常多在单调的环境、饭后、开会时发生，甚者每天发作数次。

【诊断要点】

1. 白天睡眠过多，持续一个月以上。

2. 排除下述情况：睡眠时间不足；从唤醒到完全清醒的时间延长，或睡眠中呼吸暂停；发作性睡病的附加症状（如猝倒症、睡眠瘫痪、入睡前幻觉、醒前幻觉等）；脑器质性疾病或躯体疾病所引起的嗜睡；以睡眠障碍为症状之一的其他精神障碍。

【治疗方法】

体针

1. 取穴：百会、三阴交、足三里、心俞。

操作：行穴位常规消毒后，先刺心俞穴，针尖斜向脊椎进针1寸，施捻转提插至针感传到前胸为宜，足三里、三阴交宜深刺，行捻转提插，要求针感下行至足部，百会穴沿皮向前斜刺得气为度。均为平补平泻法，留针15～20分钟，中间行针1～2次，10次为1个疗程。

2. 取穴：申脉、照海。

配穴：百会、三阴交。

手法：进针时按“阳气不足，阴气有余，当先补阳，而后泻阴”的治疗原则。先取申脉穴，徐徐进针1寸后，小幅度捻转至局部有热

---

① 杨宇红，刘辉，杨景柱. 针刺配合药物熏洗治疗儿童腓神经麻痹18例［J］. 河北职工医学院学报，2002，12（19）：4.

胀感为度（针感不明显者，可用艾条灸针柄 3～5 分钟，以增强针感）。此时再针百会穴，施以补法。两穴交替捻针，力求上下针感相应。每 5 分钟行针 1 次，留针 30 分钟。

照海穴用强刺激手法，待针感放射至三阴交时，在三阴交快速入针 1.5 寸，大幅度提插 3～5 次，得气后出针，每日 1 次。一般治疗 7～10 次。

3. 取穴：鼻交。

配穴：神门、三阴交。

手法：患者仰卧位，先取鼻背部正中线，鼻骨基底之上方鼻骨间缝的鼻交穴，采用提捏进针法向鼻尖方向刺入 0.2～0.3 寸，小幅度左右捻转，出现针感后留针，然后针双侧神门、三阴交，施以捻转提插法，针感向心循经传导，越远越好，其刺激量应根据患者的体质和耐受性而定，留针 1 小时，每隔 20 分钟，对配穴重复 1 次手法，但刺激量应逐次减弱。每日针 1 次，5 次为 1 个疗程，休息 2 日再行第二个疗程。

【文献报导】

1. 刘氏等采用嗅三针治疗老年性痴呆患者嗜睡状态 60 例，于双侧迎香穴进针向内上方透刺至鼻唇沟起点处，第三针从印堂上一寸进针向鼻根处透刺，留针 1 小时，每 10 分钟行针 1 次，每日 1 次。①

2. 冯氏等采用针灸治疗嗜睡症 38 例，针刺三阴交、内关、列缺、百会、四神聪、风池，每日 1 次，12 日为 1 个疗程。②

不　寐

不寐是以经常不能获得正常睡眠为特征的一种病症，又称“失眠”“不得眠”“不得卧”“目不瞑”。其发生常与情志失调、饮食不节、劳逸失调、病后体虚等因素有关。

---

① 刘智斌，牛文民，杨晓航，等．嗅三针治疗老年性痴呆患者嗜睡状态的临床研究［J］．陕西中医，2008，29（2）：207－208.

② 冯首峰，李晓华．针灸治疗嗜睡症 38 例［J］．中医杂志，2006，47（4）：285－286.

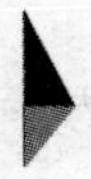

不寐可见于西医学中的焦虑症、抑郁症、更年期综合征、神经衰弱、贫血等疾病中。

【诊断要点】

多有精神情志因素影响、工作压力大、久病大病后体质虚弱、脾胃不和等病因或病史。轻者入寐困难或寐而易醒，醒后不寐；重者彻夜难眠。

中医辨证：

肝火扰心者：兼见烦躁易怒，头痛眩晕，面红目赤，口苦，舌红，苔黄，脉弦数。

心脾两虚者：兼见心悸健忘，头晕目眩，神疲乏力，面色不华，纳呆便溏，舌淡，苔白，脉细弱。

心肾不交者：兼见手足心热，头晕耳鸣，腰膝酸软，咽干少津，舌红，苔少，脉细数。

心胆气虚者：兼见易于惊醒，胆怯心悸，气短倦怠，舌淡，苔薄，脉弦细。

脾胃不和者：兼见脘闷噫气，嗳腐吞酸，心烦口淡，舌淡红，苔厚腻，脉滑数。

【治疗方法】

（一）体针

取手少阴、手厥阴经穴为主，加阴、阳跷脉相关穴位和背俞穴。

1. 主穴：内关、神门、四神聪、照海、申脉、安眠。

配穴：肝火扰心者配太冲、肝俞、行间；

心脾两虚者配心俞、脾俞、三阴交；

心肾不交者配心俞、肾俞、太溪、三阴交；

心胆气虚者配心俞、胆俞、足三里；

脾胃不和者配脾俞、胃俞、足三里、中脘。

2. 手法：泻申脉，补照海；太冲、行间泻法，余穴平补平泻。背俞穴注意针刺的方向、角度和深度。

（二）耳针

取穴：神门、心、肾、肝、脾、胆、内分泌、交感、枕。毫针刺法或耳压法。

（三）梅花针

取穴：印堂、百会、安眠、心俞、肝俞、脾俞、肾俞。叩刺至局部皮肤潮红为度。

（四）经验疗法

患者用自己的双手拇指背侧关节尖端处压双攒竹穴，10 分钟后有酸困昏沉之感。

针灸治疗失眠有较好的疗效，在治疗时可配合精神调节和心理治疗。治疗前应做相关检查以明确病因，积极治疗原发病。

【文献报导】

1. 孔氏等采用针灸治疗失眠症 52 例，主穴取百会、四神聪、神门、照海、申脉、安眠。心脾两虚者加心俞、脾俞；阴虚火旺者加太溪、三阴交；痰热内扰者加丰隆、内庭；肝郁化火者加行间、太冲；心胆气虚者加心俞、胆俞。①

2. 张氏等采用针灸治疗失眠 55 例，取穴：公孙、内关、足三里、三阴交、四神聪。随症配穴：肝郁化火加肝俞、太冲；痰热内扰加丰隆；阴虚火热加肾俞、太溪；心脾两虚加心俞、脾俞；心虚胆怯加心俞、胆俞。均行平补平泻法。治疗 30 分钟，每日 1 次，10 日为 1 个疗程。②

---

① 孔红兵，燕炼钢，汪瑛，等. 针灸治疗失眠症 52 例临床观察 [J]. 中医药临床杂志，2011（12）：1040－1041.

② 张蕊，刘瑜，贾伟，等. 针灸治疗失眠 55 例 [J]. 陕西中医，2010（10）：1384－1385.

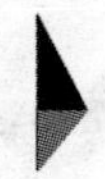

神经衰弱

神经衰弱是因精神创伤或长期过度紧张疲劳，致使大脑皮层高级神经功能活动过程中兴奋与抑制功能失调，因此产生头晕、头痛、耳鸣、失眠、烦躁、记忆减退、疲乏等症状。

【诊断要点】

1. 本病多见于脑力劳动者，体力劳动者少见。
2. 一般均有精神创伤或长期连续过度紧张的脑力劳动史。
3. 对主观症状叙述繁多，如记忆力减退、头晕、耳鸣、头痛、失眠、心悸、烦躁、多汗等。
4. 部分患者有性功能障碍，如阳痿、遗精、早泄等。
5. 体检时症状与体征不符，大多为自觉症状，找不到阳性体征。

【治疗方法】

（一）体针

取手少阴、手厥阴经穴和背俞穴为主。

1. 主穴：神门、内关、三阴交、太溪、风池；

配穴：肾俞、肝俞、脾俞、足三里。

2. 手法：补法或平补平泻，留针 30 分钟。
3. 疗程：每次选主配穴各 2 穴，每日 1 次，10 次为 1 个疗程。

（二）梅花针

取后项督脉及华佗夹脊点刺，每次 5 ~ 10 分钟，至皮肤潮红为度，每日 1 次。

（三）耳针

取穴：心、神门、皮质下、肾、肝、脾，揿针埋针或耳压法，2 ~ 3 日换 1 次。

（四）穴位注射

取内关、足三里、三阴交、肾俞、肝俞、脾俞。用维生素 B_{12} 500 微克、维生素 B_1 100 毫克混合，每次选 1～2 穴，每日 1 次。

【文献报导】

1. 马氏采用中医穴位埋线联合高压氧治疗神经衰弱 20 例，取心俞、神门、神道、内关、足三里等穴位埋线，每次取 5～8 个穴位，2 周 1 次，共 3 个疗程。同时配合高压氧治疗，10 日 1 次，共 3 个疗程。①

2. 任氏采用电针治疗神经衰弱 30 例，穴取太阳、印堂、百会、四神聪、风池，用 2～3 伏 G6805－1 型电针正负极分别连双侧太阳、风池穴上，通电后患者有整个枕区甚至头顶部麻木感及颈头顶部放射感，余穴常规针刺。每 3 日 1 次，10～12 日为 1 个疗程。②

癔症（附功能性不语）

癔症多发生于青年或中年人，一般以女性为多，主要由于大脑皮层兴奋和抑制功能与皮层下相互关系的失调而产生。癔症的临床表现多种多样，体检时没有发现有器质性损害的阳性体征。

【诊断要点】

1. 患者多为青年女性或中年妇女，男性少见。

2. 起病多有精神受刺激因素。

3. 癔症性发作：突然双目紧闭，叫喊，四肢乱动，扯发捶胸，痛哭流涕。

4. 癔症性意识障碍：不省人事，但呼吸均匀，神经系统检查无昏迷体征。

---

① 马秀琴. 中医穴位埋线联合高压氧治疗神经衰弱［J］. 内蒙古中医药，2015，(8)：104－105.

② 任莲芳，朱文忠，环文英. 电针与耳针治疗神经衰弱 60 例［J］. 针灸临床杂志，2004，20（10）：28.

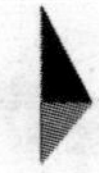

5. 癔症性双眼球乱转：瞳孔大小正常，可对光反射，无病理反射。

6. 癔症性瘫痪：一些患者可出现瘫痪，如偏瘫、单瘫、截瘫，但不伴有上、下运动神经元损伤的体征，瘫痪肢体无肌力的改变。

7. 癔症性感觉过敏：患者有疼痛、蚁走感、咽部梗塞或异物感。

8. 植物性神经系统症状：常伴有呕吐、心悸、多汗、气喘等。

【治疗方法】

（一）体针

1. 取穴：

（1）癔症性发作与意识障碍：人中、内关、合谷、涌泉。

（2）癔症性瘫痪：曲池、合谷、足三里、阳陵泉。

（3）植物性神经系统症状：内关、神门、足三里、孔最、三阴交。

（4）咽喉异物感：天突、合谷、内关、照海。

2. 手法：用泻法，捻转。速刺或留针根据患者当时情况而定。

（二）耳针

取穴：神门、皮质下、心、肾、肝、交感、脑干。每次选 2～3 穴并根据主要症状与脏腑相关配穴，如伴胸闷气短者加肺；伴喉头异物感者加咽喉等。揿针埋针或耳压法，2～3 日换 1 次。

（三）穴位注射

取穴同体针。维生素 B_1 100 毫克加维生素 B_{12} 500 微克。根据症状表现，每次选用上述穴位 2～3 穴，每日或隔日 1 次。

【附】功能性不语

1. 取穴：涌泉穴（双）。

手法：用 1 寸毫针快速刺入，并提插捻转约 1 分钟，强刺激，不留针，隔日 1 次。

2. 取穴：内关、人中、涌泉。

手法：先针刺内关 1 寸，采用泻法（捻转提插）使针感传上臂。再针人中，向上针刺 0.5 寸，提插手法 1 分钟，以眼球湿润为度。最后针涌泉，直刺0.2寸，以短速的重刺激，捣刺1分钟，使患者产生剧烈的麻痛感。针后即能言语，但声音低微，继续强刺激涌泉直至能流畅说话。

【文献报导】

1. 王氏采用穴位埋线治疗癔病性抽搐13例，取间使、大横、合谷、太冲、神庭、百会、阳陵泉、足三里、丰隆、肝俞、肾俞等行穴位埋线。每月1次，3次为1个疗程。①

2. 邓氏采用电针治疗癔病性失语28例，穴取廉泉、百会、风池、通里，得气后接低频电脉冲治疗仪，疏波50～60次/分，15分钟后将百会、风池、通里穴上电钮关闭，而将廉泉穴上脉冲仪调至疏密波，1分钟后停止电刺激。每日1次，至患者能发音。②

外伤性截瘫

外伤性截瘫又称脊髓损伤性截瘫，包括脊髓震荡、脊髓挫裂伤、脊髓压迫等，常因高处跌下、背部受重物撞击、车祸、战伤等引起，临床常见胸、腰椎压缩性骨折、粉碎性骨折，或合并椎体脱位后脊椎受损而致。根据症状轻重，可分为完全性截瘫和不完全性截瘫。

【诊断要点】

1. 有明显外伤史。

2. 完全性截瘫者在损伤平面以下的各种客观感觉、主观运动、括约肌功能等丧失，大小便失禁。

3. 不完全截瘫者在损伤平面以下的感觉及运动功能大部分或部分丧失，大小便可有部分知觉，或出现排尿、排便困难。

4. 脊髓完全横贯性损伤者，平面以下肢体营养障碍，肌肉萎缩，肌张力降低，腱反射消失；若部分损害者，则肌张力增高，腱反射亢

---

① 王佳丽，李昆珊．穴位埋线治疗癔病性抽搐13例临床观察［J］．江苏中医药，2015，47（10）：62.

② 邓海萍．电针治疗癔病性失语临床体会［J］．中国医学工程，2011，19（3）：163.

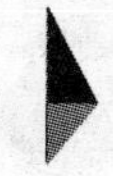

进，可出现病理反射。

5. X 线或 CT 检查可帮助确诊。

【治疗方法】

（一）体针

1. 主穴：取损伤平面上、下 1~2 个棘突间的督脉穴或夹脊穴。

督脉穴位可直刺，视患者肥瘦，深度 1.5~2.5 寸，夹脊穴直刺 1~1.5 寸。用平补平泻法，至局部出现酸、麻、胀、重感。

2. 配穴：下肢瘫痪者配肾俞、大肠俞、关元俞、八髎、环跳、委中、足三里、阳陵泉、悬钟、解溪；上肢瘫痪者配大椎、肩髃、臂臑、肩贞、极泉、曲池、手三里、内关、合谷；大便失禁者配天枢、长强；小便失禁者配百会、关元、中极、阴陵泉、三阴交。各穴可以交替使用。

（二）其他疗法

本病可以配合梅花针、电针、推拿及功能锻炼，有一定疗效。

中　风

中风是以突然昏倒、不省人事、半身不遂或兼有口眼歪斜、语言不利，或不经昏厥只以半身不遂等为主证的病证。其病机是脏腑阴阳失调，气血逆乱，上扰清窍而致。属西医学的急性脑血管病，发病原因多为高血压、动脉硬化、脑血管病变等。

【诊断要点】

1. 起病急骤，常有高血压、脑动脉硬化病史。

2. 发病前有头晕、头痛、一侧肢体麻木等发作先兆。

3. 言语蹇涩，半身不遂，或伴口眼歪斜。

4. 闭症患者：突然跌倒，面色潮红，昏迷不醒，双手握拳，牙关紧闭，痰涎壅盛。

5. 脱症患者：昏迷，目合口张，手撒，遗溺，四肢厥冷，汗出，脉细。

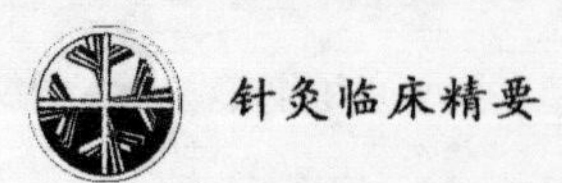

6. 轻者常在睡醒后出现半身不遂，肢体麻木，口眼歪斜，较少有昏迷不醒症状。

7. 患侧肢体腱反射亢进。

【治疗方法】

（一）体针

取督脉、手足阳明经穴为主。

1. 闭症取穴：百会、人中、十二井穴、太冲、丰隆、劳宫，用毫针强刺激或点刺出血。

2. 脱症取穴：关元、神阙（隔盐大艾炷灸）、足三里、内关，用平补平泻捻转留针，以艾灸为主。

3. 轻症或闭症、脱症后遗症：

（1）半身不遂者：

上肢：肩髃、曲池、手三里、合谷、外关。

下肢：肾俞、环跳、秩边、阳陵泉、足三里、丰隆、太冲、悬钟、三阴交。

以针患侧为主，每次6~10穴，留针20~30分钟，可用电针。

（2）口眼歪斜者：下关、颊车、迎香、地仓、内庭、阳白、攒竹、丝竹空、合谷等。面部穴以针患侧为主，合谷取双侧。每日1次，每次4~6穴，留针20~30分钟。

（3）语言不利者：哑门、廉泉、通里、合谷，平补平泻。

（二）头针

以对侧运动区为主，配用足运感区，有面瘫者加运动区下2/5，头皮进针后捻转留针30分钟，并可加电针，每日1次。

（三）穴位注射

取曲池、手三里、外关、足三里、丰隆、悬钟等，用丹参注射液2~4毫升，每次选2~3穴，每日1次。

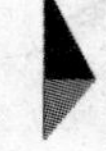

（四）耳针

取穴：心、皮质下、脑干、神门、肢体相应点揿针埋针或耳压，2～3日换1次。

（五）经验疗法

1．中风患者狂笑症取人中穴。强刺激，留针30分钟，间断行针4次。

2．中风患者嗜笑症取双侧内关，手法采取大幅度捻转泻法。留针30分钟，其间行针5～6次。每日1次。

【文献报导】

1．张氏采用头皮针联合体针治疗中风后肢体活动障碍81例，取头皮针顶中线，运动区颞三针，体针取人中、内关、曲池、手足三里、三阴交、太冲。配穴：语言障碍或吞咽困难配廉泉、通里；口眼歪斜配地仓透颊车、下关；下肢活动障碍配环跳、阳陵泉、风市等。除太冲穴外，均采用平补平泻，留针40分钟，20分钟行针1次，每日1次，10次为1个疗程。①

2．陈氏等采用电针夹脊穴为主治疗中风后痉挛性偏瘫70例，在药物治疗和头针治疗的基础上，电针夹脊组选取夹脊穴1、3、5、7、9、11、13、15、17与2、4、6、8、10、12、14、16（均双侧），两组穴位隔日交替使用；常规针刺组参考《针灸治疗学》常规取穴，两组均配合电针，每日1次，每周5次，共治疗6周。②

桡神经麻痹

桡神经麻痹通常是因为肱骨上部骨折或患者头枕手臂睡眠，压迫

① 张洲伟，宋峰．头皮针联合体针治疗中风后肢体活动障碍81例［J］．陕西中医，2013，34（10）：1406－1407.

② 陈晓军，陈利芳，章旭萍，等．电针夹脊穴为主治疗中风后痉挛偏瘫的临床疗效评价［J］．中华中医药学刊，2012，32（4）：742－744.

桡神经引起上肢肌肉疲倦无力，腕下垂，大拇指外展困难，相关部皮肤感觉障碍等。

【诊断要点】

1. 有上臂骨折术后或头枕上臂压迫桡神经病史。

2. 上肢肌肉疲倦无力，腕下垂。

3. 大拇指外展困难。

4. 桡神经分布区的指掌皮肤感觉障碍。

【治疗方法】

（一）体针

取手阳明经穴为主。

1. 主穴：曲池、合谷、手三里。

配穴：外关、阳溪、鱼际。

2. 手法：平补平泻，留针 30 分钟，可加电针。

（二）艾灸

用药艾条悬灸曲池、手三里、合谷、内关、外关、阳溪等穴，每日 1 次，每次 30 ~ 40 分钟。可用红外线或特定电磁波。

（三）梅花针

梅花针点刺桡神经分布区的皮肤，10 ~ 15 分钟，至皮肤潮红为度，每日 1 次。

【文献报导】

1. 刘氏采用竖横针加穴位注射治疗桡神经麻痹 50 例，竖横针法（分三组穴位毫针针刺。第一组手五里透曲池斜 2.5 ~ 3 寸，竖刺肱三头肌；手三里透曲池斜刺 1.5 ~ 2 寸，竖刺桡侧腕伸肌；第二组外关直刺 0.5 ~ 1 寸，横刺指总伸肌，阳池直刺 0.3 ~ 0.5 寸；第三组合谷透后溪直刺 2 ~ 2.5 寸，横刺骨间背侧肌，中渚直刺 0.5 ~ 1 寸），穴位注射（取手五里、肘、曲池、手三里、外关、合谷），竖横针与穴位注

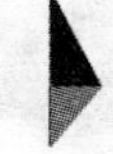

射交替，隔日1次，10次为1个疗程。①

2. 侯氏等采用针刺配合艾灸治疗桡神经麻痹36例，针刺（取穴：肩髃、臂臑、缺盆、肩井、曲池、手三里、外关、合谷）配合灸法（取穴：肩髃、臂臑、曲池、手三里）治疗桡神经麻痹，每天1次，10次为1个疗程。②

尺神经麻痹

尺神经麻痹常因前臂外伤、麻风病等引起，手指及尺神经分布区皮肤麻木、感觉障碍等。

【诊断要点】

1. 小指及环指掌尺侧面皮肤知觉障碍，痛触觉迟钝或消失。
2. 小指及环指指间关节屈曲。
3. 小鱼际肌及手指骨间肌萎缩。
4. 有上臂外伤或骨折病史。
5. 麻风病者所致尺神经麻痹，有尺神经粗大症状。

【治疗方法】

（一）体针

取手少阴、手少阳经穴为主。

1. 主穴：少海、外关、中渚、神门。

配穴：阳池、内关、后溪、合谷。

2. 手法：平补平泻，留针30分钟。可加电针。

3. 疗程：选2~3穴，每日1次，10次为1个疗程。

---

① 刘岩．竖横针加穴位注射治疗桡神经麻痹50例［J］．针灸临床杂志，2002，18（11）：40.

② 侯广云，刘亚平，马秀琴，等．针刺配合艾灸治疗桡神经麻痹36例［J］．针灸临床杂志，2010，26（2）：17.

（二）艾灸

用药艾条悬灸少海、曲池、中渚、神门、阳池等穴，每日 1 次，每次 30 ~ 40 分钟。可用红外线或特定电磁波。

（三）梅花针

梅花针点刺尺神经分布区的皮肤，10 ~ 15 分钟，至皮肤潮红为度，每日 1 次。

【文献报导】

1. 于氏采用穴位注射结合皮肤针叩刺治疗尺神经麻痹 60 例，取少海、灵道、支正等穴位予穴位注射，并在患侧肘部以下手太阳小肠经皮部及手少阴心经皮部，循两经皮部用皮肤针各叩刺，10 次为 1 个疗程，共治 3 个疗程。①

2. 郑氏等采用电针治疗尺神经麻痹 40 例，于患侧小海、腕骨、后溪、中渚等穴予以电针治疗，10 次为 1 个疗程。②

正中神经麻痹

正中神经麻痹常为手臂骨折、脱位或神经炎所致。

【诊断要点】

1. 主要症状为拇、食、中指及环指桡侧面皮肤感觉障碍，知觉迟钝或消失。

2. 多有上肢骨折或外伤病史。

3. 手掌大鱼际肌萎缩。

4. 拇指不能紧握拳，不能与小指尖接触成“O”形。

5. 屈指试验：食指远端指尖关节不能屈曲。

---

① 于金栋. 穴位注射结合皮肤针叩刺治疗尺神经麻痹［J］. 辽宁中医杂志，2000，27（5）：227.

② 郑贵良，陈华勇，于朝阳，等. 电针治疗尺神经麻痹 40 例［J］. 云南中医中药杂志，2006，27（6）：30.

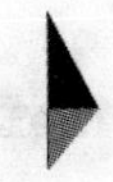

【治疗方法】

（一）体针

取手厥阴经穴为主。

1. 主穴：郄门、内关、劳宫、大陵。

配穴：曲池、外关、合谷、手三里。

2. 手法：平补平泻，留针30分钟。可加电针。

3. 疗程：选2~3穴，每日1次，10次为1个疗程。

（二）艾灸

用药艾条悬灸曲池、内关、郄门、劳宫、合谷、手三里等穴，每日1次，每次30分钟。可用红外线或特定电磁波代替。

（三）梅花针

梅花针点刺正中神经分布区的皮肤，10~15分钟，至皮肤潮红为度，每日1次。

【文献报导】

杨氏等采用针药并用治疗正中神经麻痹33例，在针刺极泉、郄门、手三里、内关、阳池、合谷等穴的基础上，配服益气活血汤。每日1次，7次为1个疗程，疗程间隔2~3日。①

舞蹈病

舞蹈病又称风湿性舞蹈病或感染性舞蹈病，是一种多见于儿童的疾病，常为急性风湿病的一种表现。其临床症状为不自主的舞蹈样动作。本病可自愈，但复发者亦不少见。

【诊断要点】

1. 本病与风湿病密切相关。

---

① 杨常青，李华伟．针药并用治疗正中神经麻痹33例［J］．河南中医，2000，20（5）：51．

2．起病前1～6个月有A组溶血性链球菌感染病史，肌张力减低，血沉加快，抗“O”增高。

3．主要症状为皱眉、努嘴、伸舌、挤眉及四肢舞蹈样不自主动作。

4．因舌肌、口唇、软腭及其他不自主运动引起构音障碍。

5．平卧安静时症状减轻，入睡后症状消失。

【治疗方法】

（一）体针

取督脉穴为主。

1．主穴：神门、大椎、百会、人中、内关、足三里、肩髃。

配穴：曲池、阳陵泉、环跳、三阴交、太冲、合谷。

2．手法：泻法或平补平泻，留针30分钟。

3．疗程：选主配穴各2～3穴，每日1次，10次为1个疗程。

（二）梅花针

取督脉、华佗夹脊。点刺5～10分钟，至皮肤略潮红为度，每日1次。

（三）耳针

取穴：脑干、神门、肝、肾、皮质下、肩、肘、膝等。每次选3～4穴埋揿针，每2～3日换针1次。

（四）穴位注射

用维生素B_1 100毫克加维生素B_{12} 500微克，选上述体针穴位2～3穴，每穴注射药液0.5～1毫升，每日或隔日1次。

【文献报导】

金氏采用针灸治疗小儿舞蹈症29例，主穴百会、大椎、风府、人中加配三阴交、太冲、合谷、阳陵泉、足三里等，阳经穴多使用泻法，阴经穴多使用补法。每次留针15～30分钟，5分钟行针1次。太冲和

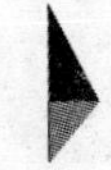

三阴交用补法行针，留针时间约60分钟。每日1次。①

脑震荡后遗症

脑震荡后遗症为头部遭受暴力击伤或头部落地后摔伤即刻发生的中枢神经性功能障碍，如昏迷、面色苍白、出汗，醒后记忆减退、头晕、头痛等后遗症状。

【诊断要点】

1. 头部遭受暴力击伤昏迷病史。
2. 醒后有头痛、头晕、面色苍白、记忆减退、失眠等症状。
3. 神经系统检查无阳性体征，脑脊液压力及成分正常。
4. X线检查：无颅骨损伤。

【治疗方法】

（一）体针

取头部各经穴位为主。

1. 主穴：风池、百会、头维、神庭、内关。

配穴：神门、太阳、足三里、合谷、三阴交。

2. 手法：平补平泻，留针30分钟，可加电针。

3. 疗程：选主配穴各2～3穴，每日1次，10～15次1个疗程，停2～3日行第二个疗程。

（二）梅花针

点刺前额、太阳、颈项督脉及膀胱分布区，每日1次。

（三）耳针

取穴：神门、肝、肾、心、脑点。揿针埋针，2～3日换针1次。

---

① 金春花. 针灸治疗小儿舞蹈症29例［J］. 长春中医药大学学报，2010，24（4）：567.

震颤性麻痹

震颤性麻痹是一种椎体外系慢性进行性疾病，多数发生在中年以上，绝大多数有脑动脉硬化病史，因此考虑脑动脉硬化病史为本病的有关因素。症状表现为表情迟钝，动作缓慢，且有肢体震颤，情绪激动时尤甚。

【诊断要点】

1. 震颤多从上肢开始，逐渐发展至头部、下肢。
2. 病情缓慢，症状逐渐加重，情绪激动时震颤尤甚。
3. 面部表情呆板，动作迟钝，流涎。
4. 肌张力增高，步行时头向前倾，颈肌强直，躯干稍前屈，步态慌张。
5. 智力虽属正常，但情绪不稳，容易激动、哭泣、多疑等。
6. 腱反射正常或稍亢进，无病理反射。

【治疗方法】

（一）体针

以督脉穴、手足阳明等经穴为主。

1. 主穴：百会、大椎、曲池、足三里、太冲、阳陵泉、太溪。

配穴：合谷、神门、内关、外关、三阴交。

2. 手法：平补平泻，留针30分钟。
3. 疗程：选主配穴各2~3穴，每日1次，10~15次1个疗程，休息2~3日再行第二个疗程。

（二）梅花针

取督脉及华佗夹脊，用梅花针从上至下叩刺约10分钟，至皮肤潮红为度，每日1次。

（三）电针

体针中头部穴位针刺后选2~3对加用电针，用疏密波强刺激20~30分钟。

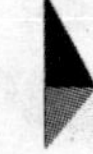

（四）耳针

取穴：皮质下、缘中、神门、枕、颈、肘、腕、指、膝。每次选2~4穴，以毫针中度刺激；或加用电针；也可用王不留行籽贴压。

（五）穴位注射

取天柱、大椎、曲池、手三里、阳陵泉、足三里、三阴交、风池等。每次选用2~3穴，用当归注射液、丹参注射液、黄芪注射液等，也可用10%葡萄糖注射液，每穴注入药液0.5~2毫升。

【文献报导】

1. 丁氏采用针刺配合刺络拔罐治疗震颤麻痹87例，体针取穴内关、人中、三阴交、风池、完骨、天柱、合谷、太冲、上星透百会、四神聪、血海，头针舞蹈震颤区，大椎穴刺络拔罐。①

2. 韩氏等采用眼针配合体针治疗帕金森病85例，眼针取穴依照八区划分法，取3区上焦、8区下焦。肝肾不足、血瘀风动型加2区肾、4区肝；痰瘀交阻型加1区肺、7区胃，体针取主穴内关、人中、风池、百会。②

---

① 丁淑强．针刺配合刺络拔罐治疗震颤麻痹87例疗效观察［J］．辽宁中医杂志，2006，33（6）：737.

② 韩新强，韩艳茹，韩宝茹．眼针配合体针治疗帕金森病85例［J］．中医杂志，2006，47（8）：577.

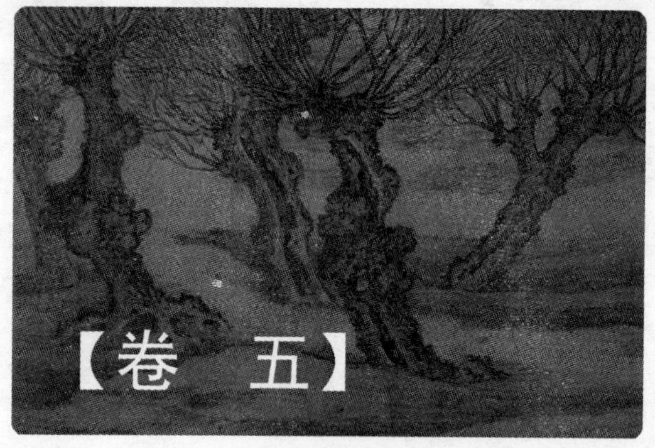

外科皮肤科疾病

针灸治疗外科疾病学术源远流长，从《黄帝内经》九针中的铍针和锋针主要用于切排痈脓，到《刘涓子鬼遗方》提出的灸法治痈疽、“针烙术”，再到《卫济宝书》首次论述外科专用灸法——骑竹马灸法，再到《外科正宗》火针治疗外科疮疡，再到张镜《刺疔捷法》首部针灸治疗外科疾病专著问世，经历代医家发展，针灸成为治疗外科疾病的重要手段，特别是在疮痈肿毒方面。

针灸治疗皮肤病方法多样，包括针刺、艾灸、刺络拔罐放血、穴位注射、耳穴、火针、梅花针、穴位埋线、穴位自血等，通过调节神经—内分泌—免疫系统而发挥治疗疾病的作用。针灸治疗皮肤病具有方式灵活、操作简便、患者痛苦小、副作用少等优势，易被患者接受。

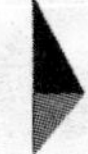

一、外　科

急性乳腺炎

急性乳腺炎是乳房的急性化脓性感染。大多数发生在产后哺乳期的最初 3 ~4 周内，尤其是以初产妇为多见。中医属“乳痈”范畴。

【诊断要点】

1. 患者多为哺乳期妇女，尤其以初产妇为多见，发病前多有乳头皲裂破损史及乳汁淤积不畅史。

2. 局部症状：乳房红肿热痛、化脓。患侧腋窝淋巴结可有肿大。

3. 全身症状：寒战、高热、烦躁、乏力、便干等。

4. 辅助检查：白细胞计数升高，特别是中性粒细胞数明显增加。化脓时局部抽吸可有脓性分泌物。

【治疗方法】

（一）体针

取手足阳明经为主。

1. 主穴：足三里、梁丘、期门、内关、肩井。

配穴：曲池、合谷。

手法：针刺用泻法。

2. 取肩井穴，治未成脓者。针刺患侧，进针 0.5 ~0.8 寸。体质强壮者可用强刺激；体质弱者可用弱刺激，可先加针足三里。每日或隔日 1 次，一般 1 ~3 次可愈。

3. 取乳腺炎穴（与乳头平行的背部，正对乳头），一般可见到红色或紫色如米粒小的反应点，也有压不褪色的小丘疹。患者取坐位，医者用手指捏起局部皮肤，用 1 寸毫针，首先正中刺入 0.3 ~0.5 寸深，再行上下左右呈“十”字形斜刺，不留针，每日 1 ~2 次。

4. 取内关穴，选用 1.5 ~2 寸毫针，进针得气后，捻转 2 ~3 次，而后再行提插 2 ~3 次，反复 3 次。在行针的过程中，边行针，边令患者轻轻按揉肿胀的包块，感到疼痛有所减轻时，留针 10~50 分钟，在留针过程中，反复运针 3~4 次后出针。

（二）灸法

初起时用葱白或捣烂的新鲜大蒜，敷患处及膺窗、乳根穴，用艾条熏灸 10~20 分钟，每日 1~2 次。本法适用于急性乳腺炎尚未成脓者。

（三）刺络拔罐法

取大椎、第 4 胸椎夹脊、乳根（患侧），用三棱针点刺出血，后加拔火罐，每日 1 次。本法适用于急性乳腺炎脓肿形成阶段。

（四）耳针

取穴：胸、内分泌、肾上腺。毫针浅刺，捻转数分钟，留针 20~30 分钟。每日 1 次。

（五）挑治疗法

在肩胛骨下部或脊柱两旁找压之不褪色的瘀血点，用三棱针挑破，使之出血少许。若背部瘀血点不明显，可在患侧膏肓穴上 2 横指处挑治，每日 1 次。

【文献报道】

1. 李氏采用针刺列缺穴治疗乳痈 50 例。操作：针尖向肘部方向，刺入深度 20~30 毫米，用捻转泻法，刺激稍强，要求针感沿经脉循行部位直达病所。①

2. 曲氏等采用局部围刺为主治疗急性乳腺炎 60 例，先在乳房肿块中心先刺 1 针，再围绕肿块刺 4~5 针。②

---

① 李杰. 针刺列缺穴治疗乳痈［J］. 中国针灸，2007，28（3）：162.

② 曲惠珍，吕少鹏. 局部围刺为主治疗急性乳腺炎 60 例［J］. 中国针灸，2001，21（8）：503.

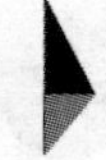

乳腺增生

乳腺增生也称慢性囊性乳腺病，或称纤维囊性乳腺病，是乳腺间质的良性增生，增生可发生于腺管周围，并伴有大小不等的囊肿形成，也可发生在腺管内而表现为上皮的乳头样增生，伴乳管囊性扩张。另一类型是小叶实质增生。本病是妇女的常见病之一，多发生于30～50岁女性。

【诊断要点】

1. 患者多为中青年妇女，常伴有月经不调。

2. 不同程度的乳房胀痛，特点是具有周期性，常发生或加重于月经前期，经后可减轻或消失，也可随情志的变化而加重或减轻。

3. 乳房肿块常为多发性，可见于单侧，也可见于双侧。肿块呈数目不等、大小不一、形态不规则结节状，质韧而不硬，推之能移，有压痛。

4. 部分患者可有乳头溢液，呈黄绿色、棕色或血性，少数为无色浆液性溢液。

5. 钼靶X线乳房摄片、B型超声波检查、分泌物涂片细胞学检查、活体组织病理切片检查等有助诊断。

【治疗方法】

（一）体针

取足阳明经穴为主。

1. 主穴：屋翳、膻中、足三里、肩井、期门。

配穴：肝俞、太冲、血海、三阴交、天宗、肾俞。

2. 手法：根据辨证选用配穴，用平补平泻法。进针后留针20～30分钟，留针期间运针2～3次，7次为1个疗程，停针2～3日后，继续第2个疗程，3个疗程后进行复查。

（二）耳针

取穴：内分泌、胸、肝、肾、神门。毫针中等刺激。也可揿针、埋针或用耳压法。

（三）穴位注射

取肝俞、膻中、足三里、肩井。用丹参注射液，每次取 2～4 穴，每穴注入 0.5～1 毫升药液，隔日 1 次，10 次为 1 个疗程。

【文献报导】

1. 张氏采用电针围刺治疗乳腺增生症 65 例，在增生局部以阿是穴为主穴，采用围刺法，根据辨证不同，分别选用太冲、足三里、气海、太溪、肾俞、三阴交等。①

2. 朱氏等采用穴位埋线配合走罐治疗乳腺增生病 68 例，埋线取肩井、天宗及背俞穴等穴位，配合腰背部走罐。②

3. 徐氏采用火针加中药穴位贴敷治疗乳腺增生 65 例，用中粗火针在肿块四周向肿块中央斜刺，然后在肿块中央直刺，每次点刺 4～5 针，点刺后用中药穴位贴敷。③

阑尾炎

阑尾炎有急慢性之分，急性阑尾炎是外科急腹症中最常见的疾病。中医称“肠痈”。病因主要是阑尾管腔阻塞和细菌入侵，导致阑尾血运障碍，细菌繁殖，炎症入侵，从而阑尾出现水肿、渗血、缺血和坏疽。中医认为饮食不节、饱食后急剧奔走或跌倒损伤、寒温不适、情志失调等因素均可损伤肠胃，导致肠道传送失常，湿热郁积，气血瘀阻，热盛肉腐而成痈。

---

① 张藜萍. 电针围刺治疗乳腺增生症 65 例［J］. 中国现代药物应用，2009，3（2）：58.

② 朱英，莫小勤，陈日兰. 穴位埋线配合走罐治疗乳腺增生病 68 例［J］. 陕西中医，2010，31（2）：209－201.

③ 徐德厚. 火针加中药穴位贴敷治疗乳腺增生 65 例［J］. 中国民间疗法，2009，17（1）：21.

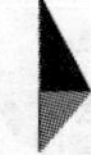

【诊断要点】

1. 初期：发病较急，先见上腹疼痛或绕脐痛，数小时后腹痛转移并固定于右下腹，呈持续性、进行性加重。压痛点通常在麦氏点（右髂前上棘与脐连线的中、外1/3交界处），可随阑尾位置变异而改变，但始终在固定的位置上；或足三里、阑尾穴可有压痛点。

2. 溃脓期：腹痛加剧，右下腹明显压痛或有下腹腹肌紧张和反跳痛，右腿曲而不伸。指肛检查右上侧有压痛。伴有恶心呕吐、纳呆、口渴、腹泻或便秘、壮热自汗，舌红或绛，苔黄燥，脉洪数或细数。

3. 急性期后，右下腹痛势绵绵，称为慢性阑尾炎，可常有急性发作。

【治疗方法】

（一）体针

取穴以足阳明经穴为主，配以手阳明、少阳经穴。

1. 取足阳明经穴。

（1）主穴：阑尾穴、足三里、天枢；

配穴：麦氏点、上巨虚、曲池、外关。

（2）手法：泻法，每次选4～6穴，留针30～40分钟，每日2次。慢性者每日1次，10日为1个疗程，停2～3日后再做下一个疗程。

2. 取足阳明经穴。

（1）取穴：膝四穴（右侧髌骨外缘上4寸）、大横穴。

（2）手法：膝四穴直刺，快速进针，得气后用捻转泻法。大横穴沿腹往下呈45°角斜刺，泻法。膝四穴得气后酸麻胀感沿大腿向上传导，过腹股沟到小腹，症状立刻减轻。大横穴得酸胀感后往下传导至腹股沟。两侧针感相接，腹肌紧张明显减轻或消失，达到气至病所。手法正确、针感得到后，留针30分钟，10分钟捻转2次。每日1次，连续针2～3日。

（二）电磁疗法

穴位同体针，用每片含1 500高斯的磁片，共4～6片，再接电针机，用密波30～40分钟，每日2次。

（三）穴位注射

用维生素 B_1 100 毫克、B_{12} 500 微克注入双侧足三里、上巨虚或阑尾穴，每日 1 次。

（四）耳针

取穴：阑尾、大肠、神门、交感。每次 2～3 穴，用揿针、埋针或耳压。

针灸治疗急性单纯性阑尾炎，疗效佳，若症状严重，有穿孔或坏死的可能者，须及时转外科手术。

肠麻痹

肠麻痹常为麻痹性肠梗阻的一种临床表现，是由于肠管的交感神经过度兴奋而出现蠕动抑制，导致肠内容物不能有效运行，从而出现的梗阻现象，多出现在急性弥漫性腹膜炎或肠腔较大手术后。针灸疗法较适用于动力性（即上述原因引起的）肠梗阻引起的肠麻痹。

【诊断要点】

1. 多见于全身感染、腹腔感染、腹腔大手术后。
2. 表现为明显腹胀。其范围往往是全腹，且常伴有呕吐胃内容物，呈溢出性，呕吐物无粪味。
3. 肠鸣音减弱或消失。
4. X 线检查：小肠、结肠、直肠皆广泛扩张。

【治疗方法】

（一）体针

取穴以足阳明经穴为主，配以任脉、太阴经穴。

1. 主穴：足三里、上巨虚、天枢。

配穴：三阴交、合谷、气海、关元、中脘、神阙。

2. 手法：上巨虚、天枢、合谷用泻法，其余各穴用补法，每次选 4～6 穴，留针 30 分钟，每日 1～2 次。在针刺的同时，用隔姜灸神

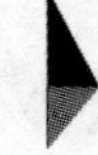

阙、中脘，各灸3壮，或者悬灸气海、关元、中脘各5分钟。

(二) 穴位注射

黄芪注射液4毫升，注双侧足三里（或上巨虚）、天枢，每日1次。

(三) 耳针

取穴：交感、大肠、小肠。用揿针埋针或耳压。

【文献报导】

张氏等采用新斯的明穴位注射足三里治疗术后肠麻痹。[①]

肠 粘 连

肠粘连是指由于各种原因引起的肠管与肠管之间、肠管与腹膜之间、肠管与腹腔内脏器之间发生的异常黏附，约80%的病例是手术后的继发性粘连，其次是腹腔内感染、创伤、缺血、出血、异物刺激、肿瘤等，少数是由于先天发育异常等造成。临床表现因粘连程度和粘连部位而有所不同，轻者可无任何不适感觉，或者偶尔在进食后出现轻微的腹痛、腹胀等，重者可经常伴有腹痛、腹胀、排气不畅、嗳气、大便干燥，腹内有气块乱窜，甚至引发不全梗阻。

【诊断要点】

1. 大部分患者有腹部外伤、腹腔手术或腹腔感染史。

2. 长期无症状，突然有急性梗阻症状，腹痛逐渐加剧，出现腹部局部压痛，甚至腹肌紧张。

3. 以往有慢性梗阻症状或多次反复急性发作。

4. 经内、外、妇科会诊，排除腹腔脏器炎症、肿瘤、肠寄生虫病等。

5. 化验检查外周血象不支持炎性病症。

---

① 张建云，郭丽萍. 新斯的明穴位注射足三里治疗术后肠麻痹130例［J］. 现代中西医结合杂志，2000，9（21）：2165.

【治疗方法】

（一）体针

取任脉、足阳明经、太阴等经穴治疗。

1．主穴：天枢、上巨虚、关元、气海、阿是穴。

配穴：下脘、足三里、三阴交、下巨虚、大肠俞、小肠俞。

2．手法：气海、足三里、关元、三阴交用补法，其余用泻法。每次选取主穴2～4个，配穴2～4个。进针得气后行针2分钟，每5分钟行针1次，留针30分钟。可在行针1次后接上电针机，用疏波30分钟，每日1～2次。

（二）艾灸

可在上述针刺、电针基础上，加艾条悬灸、隔姜灸或于天枢、气海、中脘、足三里温针灸30～60分钟。艾盒灸神阙20～30分钟。

（三）穴位注射

黄芪注射液4毫升，注入双侧足三里或上巨虚。

（四）耳针

取穴：大肠、小肠、神门、交感、胃、腹；用揿针、埋针或用耳压法。

（五）经验疗法

取三角灸（以粗线一条，量取患者两口角之长为度，组成一个等边三角形，上角置脐心，下两角在脐下水平，两下角是穴。左病取右角，右病取左角）、下巨虚、小肠俞。均用补法，灸法。气血两虚加气海、足三里，用补法；气滞血瘀加三阴交、血海，用泻法；剧痛加八髎。

【附】腹部术后腹胀治法

使用范围：胃大部分切除术、阑尾切除术、结肠切除吻合术、剖

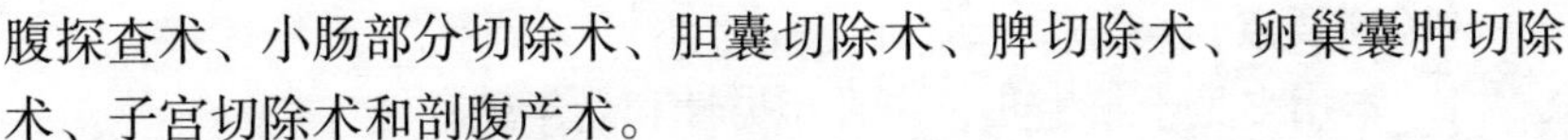

腹探查术、小肠部分切除术、胆囊切除术、脾切除术、卵巢囊肿切除术、子宫切除术和剖腹产术。

1. 取穴：天枢（双）、上巨虚（双）。

2. 方法：葱白90克、生盐30克，共捣烂。取捣烂之葱盐置穴位上，厚0.5～0.8厘米，点燃艾条两支，两穴同时灸治至穴位皮肤微红充血为度，每日1～2次，灸治次数，视病情而定。

注意事项：因天枢穴是双侧同时灸治，因此病例选择应以切口不经天枢穴部位为宜，对于经天枢穴部位之手术切口，如部分剖腹探查术，经脐旁的大切口之胃的大部分切除术等则不宜应用本法。此外灸治时应注意不宜过热，以免熨伤皮肤，增加感染可能性。

【文献报导】

1. 陈氏等采用电针结合耳针治疗术后肠粘连50例，取穴天枢、足三里、耳神门、手术部位相应耳穴，选用疏密波，强度为强刺激，以患者耐受为度。①

2. 阮氏采用针灸治疗手术后肠粘连56例，穴取章门、脾俞、天枢、足三里，均行针刺补法，神阙隔姜灸，至皮肤有温热感为度。②

腹股沟疝

发生于腹部的疝可分为内疝和外疝。凡腹部脏器或组织，经腹壁薄弱或空隙区向外突出形成的囊性包块，统称为腹外疝。其中以腹股沟疝为最多见。中医称“小肠气”或“疝气”。疝的成因必须先有其腹壁薄弱，缺损的先天和后天的内在因素，加之腹压不断升高，如慢性咳嗽、便秘、排尿困难、妊娠、腹水、婴儿经常啼哭等外在因素而致病。

---

① 陈辉，罗真，聂卫华．电针结合耳针治疗术后肠粘连50例［J］．上海针灸杂志，2004，23（8）：29.

② 阮步春．针灸治疗术后肠粘连56例［J］．针灸临床杂志，2000，16（8）：17.

【诊断要点】

1. 本病多见于新生儿、中青年男性和老年患者。

2. 患侧腹股沟有肿物突起，按之柔软，咳嗽时，按肿物处有冲击感。肿物平卧时可消失，站立后又复出。

3. 肿物可日渐增大，甚至患侧阴囊肿胀下坠，以致行走不便，有重坠感。有的在平卧或用手推后可以回纳，有的仅能部分回纳，此时伴有少腹阴囊牵痛。

4. 疝体嵌闭和绞窄时，疝块不能回纳，伴有局部疼痛和阵发性腹痛，肿块逐渐紧张、硬实，压痛明显，并出现急性肠梗阻的症状和体征。

【治疗方法】

（一）体针

取穴以任脉、足厥阴经穴为主，配以足太阴、足阳明经穴。

1. 主穴：大敦、太冲、关元、气冲。

配穴：三阴交、归来、三角灸、足三里、气海。

2. 手法：大敦、太冲、三阴交用泻法，其余各穴用补法。每次选4～6穴，留针30分钟，每日1次。直接灸大敦、三角灸，各穴5～15壮，体虚者加灸关元、气海、足三里，各穴5～7壮。

3. 疗程：10日为1个疗程，停2～3日后再做下一个疗程。

（二）电磁疗法

用每片含1 500高斯的磁片，共4～6片，贴于上述穴位，再接电针机，用密波20分钟。

（三）平衡针

用3寸毫针快速针刺升提穴（头顶正中，双耳尖连线中点前1寸，即前发际直上约1拳）。不强调补泻手法，进针后获得针感即可。隔日1次，1周为1个疗程。

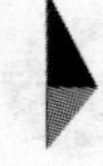

（四）针刀

患者仰卧位，用甲紫做标记，带好无菌手套，常规消毒，避开神经、血管，选择腹部正中旁开2寸、脐下4寸处为进针点，垂直进针后纵行剥离2～3下，切2～3刀后出针，按压敷料，小儿用纱布把下坠阴囊托起外敷15日。

痔　疮

痔疮是直肠下端黏膜下和肛管皮下的静脉丛发生扩大、曲张形成的柔软的静脉团块，或者肛管下端皮下血栓形成、增生产生的结缔组织。本病好发于20岁以上的成年人。根据发病部位，可分内痔、外痔、混合痔三种。病因主要是肛管、直肠的痔静脉回流障碍，如便秘、妊娠、经常久站久坐、盆腔肿瘤等引起腹内压升高，导致静脉回流障碍。中医认为大肠素有湿热，又过食辛辣炙煿之品，燥热内生，下迫大肠，血液瘀积，热与血相搏，气血郁遏肛门而成。

【诊断要点】

1. 便血：多见于内痔和混合痔，初起时为无痛性血便，血色鲜红，血与粪便不相混合，常发生在便时或便后，便后出血立即停止。出血呈间歇性。外痔不易出血。

2. 肛门异物感：多见于外痔或内痔脱出肛外时，肛门外可触及肿块。初时内痔脱出可自行回纳入肛内，日久则需用手托回肛内。

3. 疼痛：一般无疼痛感觉，可有瘙痒坠胀感，当合并感染、嵌顿时，可引起水肿、糜烂和坏死，疼痛剧烈。

4. 肛门指检和肛门镜检能帮助诊断。

【治疗方法】

（一）体针

取穴以足太阳经和督脉经穴为主。

1. 主穴：大肠俞、次髎、长强、承山。

配穴：出血者加用二白穴或孔最穴。

2. 手法：长强直刺后，可再向左右前方透刺，泻法。重泻大肠俞、次髎、承山。留针30分钟，每日1～2次。二白穴，针刺泻之，或麦粒灸15～20壮。

3. 疗程：10日为1个疗程，停2～3日后，再做下一个疗程。

（二）挑治疗法

取腰骶部痔反应点，或大肠俞、长强等穴，每次挑2～3点，先消毒皮肤，继用挑针或三棱针挑破皮肤0.2～0.3厘米，深入到皮下组织，将白色纤维样物挑起，再将其挑断，盖上小纱块并用胶布固定，3～5日挑1次。

（三）梅花针

用梅花针点刺督脉区及骶部。

（四）芒针

用芒针斜刺秩边穴，要求斜向肛门方向进针，与矢状面和横断面均呈15～20度夹角，令针感直达肛门，提插10下后出针。每周治疗5次，病情控制后改为隔日1次或每周2次，3周为1个疗程。

（五）剪刺龈交穴

在上唇系带近龈交穴处可见反应点，用眼科手术小弯剪剪支反应点，剪后注意止血。一次见效。

（六）姜酒温敷骶部（八髎穴）

放上丁桂粉（丁香、肉桂等粉）于穴上，再用关节止痛膏覆盖上面，然后用艾条进行悬灸或雀啄灸，以患者能忍受为度，一般隔日1次，每次10～15分钟，治疗5～10次后，痔疮回收，疼痛消失。

【文献报导】

1. 李宁等采用电针承山、长强穴治疗痔疮疼痛疗效观察60例，

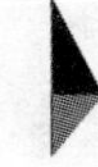

电针采用疏密波。[①]

2. 刘氏等采用三棱针挑刺龈交穴治疗内痔出血 72 例，手持消毒三棱针，针体与患者上唇呈平行水平方向，用针尖前 1/2 的一侧平面部轻轻按压穴位，然后用平刺法迅速刺入穴位，针尖向外挑刺，用消毒棉球压迫止血。[②]

3. 邢氏采用火针治疗单纯内痔、混合痔 72 例，先在痔核上方截石位 3 点、7 点、11 点 3 个母痔上方的直肠上动脉区各刺 1 针，然后在周围及痔核上刺数针。[③]

脱　肛

脱肛相当于西医的直肠脱垂，是指直肠黏膜、肛管、直肠全层，甚至部分乙状结肠下端向下移位而脱出于肛门的疾病。小儿因其直肠黏膜下层组织疏松，身体发育还不完善，或久泻久痢等，均可造成黏膜与肌层分离而使直肠黏膜脱出。老年人因体弱肛管及直肠周围组织松弛，韧带及骨盆肌肉松弛无力，多产妇亦因盆腔肌肉、韧带、系膜松弛无力，加之慢性咳嗽、便秘等因素，可促成脱肛发生。中医认为小儿气血未旺，老年人气血衰退，中气不足，或妇女用力耗气，气血亏损，或长期咳嗽、慢性便秘等均可导致气虚下陷，固摄失司，肛管直肠外脱。

【诊断要点】

1. 常见于体虚的儿童、老年人、久病体弱者、身体瘦弱者和多产妇。

2. 起病缓慢，无明显全身症状，早期便时有黏膜脱出，便后可自

---

① 李宁，何洪波，王成伟，等. 电针承山、长强穴治疗痔疮疼痛疗效观察［J］. 中国针灸，2008，28（11）：792－794.

② 刘乐森，张艳，房文辉. 三棱针挑刺龈交穴治疗内痔出血 72 例［J］. 中国民间疗法，2005，13（2）：16.

③ 邢宝忠. 火针治疗单纯内痔、混合痔［J］. 北京中医，2005，24（5）：299－300.

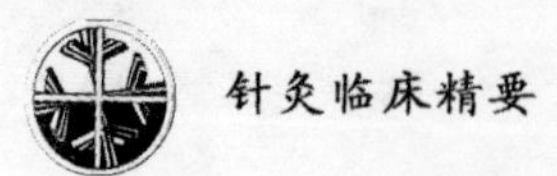

行还纳。逐渐不能自然回复，需要用手托回。

3. 大便常有排不干净或不畅的感觉，或者有下腹坠痛，腰部、腹股沟及下肢的酸胀和沉重感。

4. 肛门流出黏液，刺激肛周，产生瘙痒感。

5. 指检发现肛门括约肌松弛，收缩力减弱。肛门镜看到直肠内黏膜出现折叠。

【治疗方法】

（一）体针

取督脉和足阳明经穴为主。

1. 主穴：长强、百会、气海、足三里。

配穴：大肠俞、天枢、上巨虚、神阙。

2. 手法：足三里、气海用补法，长强、大肠俞、天枢、上巨虚平补平泻，留针 20 分钟，每日 1 次。百会、神阙用艾灸，可悬灸 15 分钟，或隔姜灸 5 ~7 壮，每日 1 次。

3. 疗程：10 日为 1 个疗程，停 2 ~3 日后，再做下一个疗程。

（二）穴位注射

黄芪注射液，成人 4 毫升，小儿 2 毫升，注入双侧足三里、大肠俞。

（三）挑治疗法

两侧大肠俞、白环俞，每次挑两穴交替，每 3 日 1 次。

（四）耳针

取穴：直肠、大肠、肛门、脾。揿针埋针或耳压。

（五）穴位贴敷

取黄芪 20 克，升麻、诃子、五倍子、石榴皮各 10 克，研极细末备用。每次取 10 克粉末加白酒调成糊状敷神阙，每日换药 1 次。

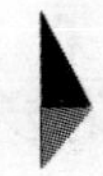

10日为1个疗程。

【文献报导】

1. 向氏采用中药固脱贴（乌梅、五味子、补骨脂、黄芪、升麻、石榴皮等）贴敷神阙穴、长强穴治疗脱肛48例，轻揉神阙、长强两穴后用固脱贴膏贴敷在该穴位处，贴好后再轻揉使其产生温热感，每晚8时贴敷至翌日晚8时。①

2. 何氏采用速刺长强穴治疗小儿脱肛157例，长强穴快速进针0.5寸，补法快速捻转15秒，然后出针，同样方法在双足三里速刺10秒，每日1次，最多治疗10日。②

二、皮肤科

湿　疹

湿疹是一种变态反应性炎性皮肤病，是以皮损呈多形性、对称性分布，剧烈瘙痒，有渗出倾向，反复发作，容易变成慢性为特点。中医称为“湿疮”。

病因是由某些食物、药物、动物羽毛、病灶感染、肠寄生虫病等过敏所致。有的与外来刺激因素，如寒冷、日光、植物，或与精神紧张等因素有关。中医认为是身体亏虚，饮食失常，或过食辛辣刺激的食物，脾胃受损，湿热内生，且感受风邪，内外两邪相搏，风、湿、热客于肌肤而成。

【诊断要点】

1. 常有接触上述过敏物质史。

2. 可发于全身任何部位，但常发于头面、耳后、手足、阴囊、外阴、肛门等。多对称分布。

---

① 向娟. 中药固脱贴贴敷治疗直肠粘膜内脱垂的疗效观察［J］. 亚太传统医药，2010，6（6）：66－67.

② 何志坚. 速刺长强穴治疗小儿脱肛［J］. 现代康复，2000，4（6）：931.

3．皮疹呈多形性、原发性，初起局部皮肤潮红，继而出现红斑、丘疹、水疱、糜烂渗水，然后结痂脱屑而愈。

4．病变常为片状或弥漫性，无明显边界。

5．瘙痒剧烈，搔之易破损，经久不愈，日久皮肤变厚、粗糙，呈癣样。

6．病程不定，常反复发作者，可成为慢性湿疹。

【治疗方法】

（一）体针

取穴以手足阳明经、足太阴经穴为主和相应背俞穴。

1．主穴：曲池、足三里、血海、肺俞、脾俞。

配穴：大椎、膈俞、阴陵泉、三阴交。

2．手法：泻法，每次选4～6穴，留针20分钟，每日1次。

3．疗程：10日为1个疗程，停2～3日后，再做下一个疗程。

（二）电针

以上穴位行针后，接电针机，用疏密波20分钟。

（三）穴位注射

用维丁胶性钙1毫升、维生素B_{12} 500微克，取血海与曲池交替，每日1次。

（四）梅花针

在湿疹的下方用梅花针叩打湿疹所在的经络，至微见血为止。隔日1次，7日为1个疗程。

（五）耳针

取穴：耳中、肺、脾、神门、肾上腺、大肠。用揿针埋针刺或耳压法。

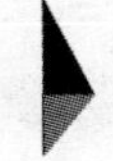

（六）火针

局部阿是穴行火针点刺，点刺深度0.2~0.5厘米，点刺密度为每1厘米×1厘米皮损面积上点刺1针。为预防感染，治疗后6小时内不可洗浴。

（七）经络自血疗法

抽取患者静脉血，穴注血海、曲池、肺俞、膈俞。每次2~4穴，每穴1~2毫升。隔日1次。

【文献报导】

1. 余氏等采用梅花针配合转移因子穴位注射双侧曲池、血海治疗慢性湿疹58例，每穴0.5毫升转移因子，后用经过消毒的梅花针连续叩刺，以局部潮红或微出血，患者能耐受为度，4日1次。①

2. 何氏等采用毫针透刺大椎、身柱，肺俞叩刺拔罐治疗慢性湿疹58例，取大椎、身柱、肺俞，针尖向上（向下）平刺，使两针尖相对，留针40分钟后，肺俞用梅花针轻叩60次，以皮肤微红为宜，然后马上拔罐约15分钟，隔日1次。②

3. 姚氏等采用三棱针点刺大椎及双侧肺俞、膈俞、脾俞及皮损部位后拔罐治疗急性湿疹46例，三棱针从皮损中心逐渐向外围迅速点刺数下，至皮损最外边界，后点刺大椎及双侧肺俞、膈俞、脾俞各穴数下，均以微出血为度，然后拔火罐，每周2次。③

---

① 于德茹，赵树玲，韩春玉．梅花针配合穴位注射治疗慢性湿疹［J］．中国中医药信息杂志，2006，13（3）：79.

② 何立，邓橄彼，高秀岭．毫针透刺配合叩刺拔罐治疗慢性湿疹58例［J］．新中医，2009，41（6）：81.

③ 姚军，李乃芳．三棱针点刺合刺络拔罐治疗急性湿疹临床观察［J］．中国针灸，2007，27（6）：424-425.

荨 麻 疹

荨麻疹是以皮肤出现红色或苍白色风团，时隐时现，且瘙痒难耐的过敏性皮肤病。中医称为“瘾疹”“风疹”。

本病由人体对某些物质过敏所致。可由多种原因引起，主要有：食入鱼、虾、蟹；接触花粉、荨麻、漆树等植物；注射血清、青霉素等药物；病灶感染或肠道寄生虫感染产生毒性物质刺激等。或因精神因素、外界冷热、日光等物理刺激因素诱发。中医认为是由风、湿、热等邪蕴于肌肤，或血中有热又感外风所致。

【诊断要点】

1. 发生于任何年龄和季节。
2. 发病突然，多泛发于全身皮肤。
3. 皮肤上见大小不等、形态不一的鲜红、淡红，或苍白色风团样皮疹，边界清楚。有瘙痒感，发作得快，消退得亦快，常反复发作，消退后不留任何痕迹。
4. 若同时侵袭胃肠黏膜时，可有恶心、呕吐、腹痛、腹泻症状。若同时侵袭喉头黏膜时，可有气闷，呼吸困难，甚至窒息等。
5. 皮肤划痕试验阳性。

【治疗方法】

（一）体针

取手足阳明经、足太阴经穴为主。

1. 主穴：曲池、足三里、血海、三阴交。

配穴：风池、膈俞、肺俞、合谷。

2. 手法：泻法，每次选4～6穴，留针20分钟，每日1次。

（二）梅花针

点刺头项、背腰部夹脊及膀胱经分布区。

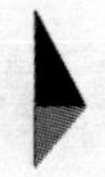

（三）穴位注射

用维丁胶性钙 1 毫升、维生素 B_{12} 500 微克注入双侧血海或膈俞，每日 1 次。

（四）耳针

取穴：肺、风溪、耳中、胃、大肠、肾上腺、内分泌、神门。揿针埋针或耳压法。

（五）经络自血疗法

抽取患者静脉血，穴注血海、曲池、肺俞、膈俞。每次 2～4 穴，每穴 1～2 毫升，隔日 1 次。

（六）走罐法

足太阳经及督脉循行部位循经走罐，至皮肤出现红紫色为止。

（七）拔罐法

取神阙穴。每次连拔 3 罐，每罐待吸力不紧后取下。每日拔 1 次，3～5 天起效，对初起者效好。

（八）引气归元方疗法

以引气归元方（中脘、下脘、气海、关元）为主穴，腹四关（滑肉门、外陵），调脾气（大横）为配穴。留针 30 分钟。留针期间在神阙加灸。每日 1 次，每周 5 次，4 周为 1 个疗程。

【文献报导】

1. 丁氏等采用针刺双侧曲池、合谷、血海、委中、足三里、肺俞、膈俞，后于肺俞、膈俞用三棱针点刺放血配合拔罐治疗荨麻疹 85

例。毫针针刺每日1次，刺络放血隔日1次。①

2．孙氏等采用穴位埋线治疗顽固性荨麻疹100例，取双侧膈俞、合谷、曲池、足三里、三阴交穴，用“00”号医用羊肠线剪长为1厘米的线段若干，将肠线埋入穴位内，每周1次。②

3．刘氏采用神阙穴拔罐配合一指禅推拿治疗荨麻疹100例，以一指禅法推拿神阙穴1分钟，然后以闪火法拔罐，留罐1分钟，起罐后再以一指禅法推拿1分钟，再留罐1分钟，如此反复各3次。③

带状疱疹

带状疱疹是一种在皮肤上出现呈带状分布的成簇水疱、痛如火燎的急性疱疹性皮肤病。中医称为“缠腰火丹”“缠腰龙”“蛇串疮”，是水痘——带状疱疹病毒引起的急性炎症性皮肤病。病毒可能潜伏在体内神经细胞中，在一般情况下，并不致病，但其在某些诱因激发下，如创伤、各种传染病及某些慢性消耗性疾病等使机体抵抗力低下时，易引发本病。

【诊断要点】

1．本病多发于春、秋季节，往往起病突然，以成年患者居多。好发于胸背、面部、腰腹等部位。

2．损害出现前，患部常有带状的皮肤刺痛，也有疼痛与水疱同时出现者。

3．皮损先为带片状的红色斑丘疹，继而为成簇的粟米至黄豆大小的水疱，累累成串珠，沿周围神经排列成带状，疱群之间间隔正常皮肤。皮损最常见于肋间，沿一侧肋间神经自后向前下方蔓延，其次好

---

① 丁燕，宋丽梅，孙剑波，等．针刺配合刺络放血治疗荨麻疹85例［J］．中华当代医学，2005，3（9）：56.

② 孙刚，孔兵，安祯麟，等．穴位埋线治疗慢性荨麻疹临床观察［J］．包头医学院学报，2009，26（1）：85.

③ 刘霞．神阙穴拔罐配合一指禅法治疗荨麻疹100例［J］．陕西中医，2004，25（11）：1026－1027.

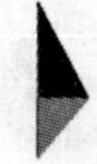

发于头面部三叉神经第一分支分布区，在眼睑及额部皮肤出现皮损，腰部、腹部、四肢亦可发生。

4. 疱疹皮损常发生在身体的一侧，单侧性沿皮神经分布，一般不超过正中线。疱疹外周可有红晕。

5. 严重者发生大疱或血疱、坏疽波及全身皮肤；轻者无皮损，仅有皮肤潮红和皮肤刺痛。

【治疗方法】

（一）体针

取夹脊穴、足厥阴、足少阳经穴为主，配以阳明经穴或局部腧穴。

1. 主穴：与胸背、颜面、腰腹等病变部位相平的胸段、颈段、腰段的夹脊穴、太冲、阳陵泉、外关、大椎。

配穴：合谷、曲池、足三里、内关、局部阿是穴（平刺）。

2. 手法：泻法，针患侧，每次选 4～8 穴，留针 30 分钟，每日 2 次。

3. 疗程：10 日为 1 个疗程，视情况可停 1～2 日后再做下一个疗程。

（二）梅花针

点刺督脉及夹脊穴。

（三）电针

针刺上述体针穴位加电针机，用密波 15 分钟。

（四）电磁疗法

用每片含 1 500 高斯的磁片，共 4～6 片，贴于曲池、阳陵泉或夹脊穴，再接电针机，用密波 15 分钟。

（五）拔火罐

平患部的夹脊穴拔火罐 2 个。

（六）芒针

选用0.40毫米×150毫米芒针，于背部皮损内端入针，沿皮神经走行方向于皮下潜行，并穿越各病变部位，上下共4针，每针相隔2厘米，彼此平行，留针60分钟。

（七）火针

盘龙三头针在酒精灯火焰峰点上烧至通红发亮，对准带状疱疹的水疱高点或疱疹高出皮肤处及硬结处，以雀啄方式迅速下针，点到即止，迅速收回。水疱溃破处以棉签吸干渗出液。每日1次。

（八）浮针

在病痛区神经远端选2~3点，针尖指向神经出口处。进针完毕后，再以进针点为支点，手握针座左右摇摆，使针体作扇形平扫，当患者的疼痛症状减轻后抽出针芯，将软套管的针座用创可贴固定于皮肤表面，留置24小时后拔出。隔日1次，5次为1个疗程。

（九）耳针

取穴：肝、胰胆、神门、皮质下、心。揿针埋针或耳压法。

（十）艾灸

可在留针时或起针后，点燃艾条，对准疱疹位置进行雀啄灸或回旋灸30~45分钟，每日1次。

【文献报导】

1. 慈氏采用毫火针结合拔罐治疗急性带状疱疹104例。毫火针刺入至疱疹基底部后立刻在针刺部位拔罐，留罐10分钟。①

2. 赵氏等采用放血疗法治疗带状疱疹100例。用三棱针散刺放

---

① 慈洪飞．毫火针结合拔罐治疗急性带状疱疹104例疗效观察［J］．现代医药卫生，2010，26（10）：1550－1551.

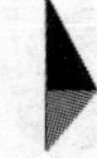

血，疱疹发生在面部取太阳穴，发生在颈肩部取大椎、肩井、少商、龙眼穴，发生在下肢相应部位局部点刺，同时可取阿是穴，再以梅花针均匀叩刺皮损区，将疱疹刺破，随即在叩刺处拔罐，留罐 5 ~ 10 分钟，每日 1 次。①

3．万氏等采用点刺蛇眼穴出血为主治疗带状疱疹 65 例。点刺蛇眼穴出血，大椎、曲池、合谷针刺后用提插捻转法。②

4．胥氏等采用铺棉灸法治疗带状疱疹 60 例。将脱脂干棉花撕成如纸薄片状（薄棉片中切勿有洞眼），铺在病变部位，用火柴点燃棉花，棉花迅速自燃，每次 1 帖，每日 1 次。③

5．姜氏等采用艾灸治疗带状疱疹 50 例。艾条灸疱疹部位相对应节段的同侧夹脊穴 3 ~ 5 个，每个穴位 20 分钟。④

斑　秃

斑秃是一种头发突然发生局限性斑片状脱落的慢性皮肤病。中医称“油风病”。本病无自觉症状，往往一夜之间头发成片脱落，俗称“鬼剃头”。

本病的发病机理尚未完全清楚，一般认为与精神因素、内分泌因素、病灶感染因素有关。中医认为是血虚不能荣养肌肤，以致血虚风袭，风盛血燥，发失所养，或情志抑郁，五志火燔，血燥而发落。

【诊断要点】

1．本病常因精神过度紧张或受刺激后发生。

---

① 赵炳钦，王永波，杨绛平．放血疗法治疗带状疱疹 100 例［J］．河北中医，2009，31（9）：1359.

② 万兆和，万燕．点刺蛇眼穴出血为主治疗带状疱疹 65 例［J］．中国针灸，2006，26（6）：458.

③ 胥林波，任飞，龙绍疆，等．铺棉灸法治疗带状疱疹疗效观察［J］．四川中医，2003，21（8）：82 – 83.

④ 姜雪原，胡永红．艾灸治疗带状疱疹 50 例［J］．陕西中医，2010，31（8）：1050 – 1051.

2. 发病突然，头发迅速地成片脱落，边界清楚，呈圆形、椭圆形或不规则形。脱发区皮肤平滑光亮。

3. 本病进展期，脱发范围可以逐渐扩大，有的甚至全部头发脱光而成为“全秃”。有的眉毛、胡须、腋毛、耻毛等均脱落而成为“普秃”。

4. 一般无任何自觉症状，多在无意中发现，脱发区无炎症现象。

【治疗方法】

（一）体针

取阿是穴、手阳明、足太阴经穴及背俞穴。

1. 主穴：阿是穴（脱发区）、风池、肺俞、肾俞、脾俞。

配穴：肝俞、曲池、血海、合谷、太溪、三阴交。

2. 手法：平补平泻，每次选4～6穴，留针20分钟，每日1次。

3. 疗程：10日为1个疗程，停2～3日后，再做下一个疗程。

（二）梅花针

点刺患侧阿是穴、风池，颈、背、腰部夹脊穴及膀胱经第一侧线分布区。

（三）隔姜灸

将秃发部位充分暴露，将鲜生姜切成略大于患处、厚4～5毫米的薄片，贴于患处，点燃直径2厘米、高1.5厘米的艾炷置于姜片上，每次灸3壮。

（四）电针

于斑秃边缘周围平刺，针尖刺向斑秃中心部，接电针机，疏密波20分钟。

（五）耳针

取穴：神门、内分泌、肾、肝、肺、皮质下、心、交感。用揿针埋针或耳压法。

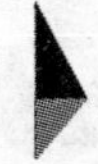

（六）穴位注射

丹参注射液、当归注射液各2毫升，取肝俞、肾俞或血海、三阴交（均双侧）。

【文献报导】

潘氏采用电水针综合治疗斑秃50例。沿头皮皮损一侧斜刺后注入复方丹参注射液（气滞血瘀型）或复方当归注射液（血虚风燥型）0.5毫升/厘米^2，将回路的正极放置于入针处的对侧，加微电流0.3毫安，5分钟。①

痤　疮

痤疮是一种在颜面、胸、背等部位出现丘疹，可挤出白色碎米样粉汁为主要表现的慢性炎症性皮肤病。本病多见于青春期。因为青春期内分泌的改变，雄性激素分泌增多，皮脂腺分泌旺盛，皮脂分泌过多，淤积堵塞毛囊口，致毛囊营养不良，细菌易侵入毛囊而感染形成痤疮。它与遗传、免疫、内分泌紊乱、精神、饮食、化妆品等有关。

中医称为“粉刺”“肺风”。中医认为是青春期气血旺盛，又过食膏粱厚味、辛辣之品，肺胃积热上蕴肌肤，或血热郁滞肌肤所致。

【诊断要点】

1. 本病多发于青春期的男女。

2. 痤疮好发部位以颜面为多，亦见于颈、胸背或臀等部位。

3. 初起为分散性与毛孔一致的毛囊性丘疹或白头、黑头粉刺，周围色赤，可挤出来米粒样的白色粉汁。有的因继发感染，顶部见小脓疱。有的可形成结节、小囊肿及疤痕等多种形态的损害。

4. 本病时重时轻，自觉轻度瘙痒，炎症明显时自感疼痛。病程长短不一，此愈彼起，新旧疮同时存在。青春期过后，有自愈倾向。

---

① 潘慧宜. 电水针综合治疗斑秃50例疗效观察［J］. 中医药临床杂志，2010，22（5）：445-447.

【治疗方法】

（一）体针

取手足阳明经、足太阳经穴为主。

1. 主穴：曲池、合谷、肺俞、足三里。

配穴：血海、膈俞、太溪、三阴交。

2. 手法：泻法，每次选4~6穴，留针20~30分钟，每日1次。

3. 疗程：10日为1个疗程，停2~3日后，再做下一个疗程。

（二）耳针

取穴：面颊、内分泌、肺、脾、肾、肝、神门、皮质下。用针刺或耳压法。

（三）梅花针

点刺颈项部督脉分布区。

（四）电针

取穴同体针，接电疗机，选密波20分钟。并可在面部痤疮病变部浅刺多针后加电，选疏密波。

（五）电磁疗法

取穴同体针，用每片含1 500高斯的磁片，共4~6片，贴于穴位上，再接电针机，用密波20分钟。

（六）自血疗法

取患者静脉血4毫升，注入双侧曲池、足三里或血海，每周2~3次。

（七）挑刺疗法

用三棱针挑刺身柱穴，迅速将其皮肤挑破，使之出血或流出黏液，

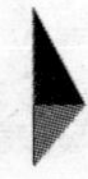

再挑断皮下部分纤维组织，然后局部消毒，覆盖敷料，胶布固定，7日挑刺1次，5次为1个疗程。

（八）火针

用火针点刺痤疮皮损部位，每次选取3～6个部位，每个皮损点刺1～3次为宜，深度尽量控制在3毫米以内。火针点刺后稍加挤压，将痤疮中分泌物、脓栓、脓血清除干净为止。隔日1次，10次为1个疗程。

【文献报导】

1. 郑氏采用“毫火针”局部点刺配合背腧穴刺络拔罐治疗痤疮110例。针身烧红至发白为度，迅速垂直刺入病变处，深度1～2毫米，快进快出，每患处点3～5次，后取双侧心俞、肺俞、胰俞、肝俞、脾俞、肾俞、大肠俞点刺出血后，施于火罐，留罐8～10分钟。3～5日1次。①

2. 刘氏采用三棱针挑刺身柱穴治疗痤疮96例。将已消毒的三棱针，对准身柱穴，迅速将其皮肤挑破，使之出血或流出黏液，再刺0.5厘米左右深，将针身倾斜并轻轻使针尖提高，挑断皮下部分纤维组织，7日挑刺1次。②

3. 刘氏等采用针刺配合面部闪罐治疗寻常性痤疮43例。面部针刺治疗采取循经取穴的原则，以阳明经和太阳经穴位为主，采用美容针浅刺。四肢辨证取穴，用直径0.3毫米毫针针刺，进针得气后行泻法，中等刺激强度，留针30分钟。拔针后，在皮损部位闪罐至面部潮红即可。③

---

① 郑雪梅.“毫火针”局部点刺配合背腧穴刺络拔罐治疗痤疮330例［J］.陕西中医，2010，31（6）：727－728.

② 刘月振.三棱针挑刺身柱穴治疗痤疮96例［J］.中国针灸，2002，22（7）：476.

③ 刘汉平，梁波，贺剑波，等.针刺配合面部闪罐治疗寻常性痤疮疗效观察［J］.辽宁中医杂志，2009，36（8）：1395－1396.

4. 翟氏等采用走罐配合刺络放血辨证治疗痤疮78例。两侧足太阳膀胱经大杼穴至膀胱俞疾法走罐，配合膀胱经穴位或瘀结处三棱针点刺放血，隔日1次。①

过敏性紫癜

过敏性紫癜是由于病原体感染、某些药物作用、过敏等原因，使毛细血管发炎、变性损坏，引起的出血性疾病。中医称“紫斑”，是素体脾虚，统血失职，又因血热壅盛兼感风邪，脉络损伤，致血不循经，外溢皮肤而成。

【诊断要点】

1. 多见于儿童和青年，多数患者在发病前有呼吸道感染或吃过鱼虾或某些过敏药物史。

2. 好发于四肢伸侧面，尤以下肢为多，严重者可泛发到臀部、躯干部。

3. 初起点状红斑或斑丘疹，有时并发风团，继而变为瘀斑，紫红色，压之不退，局部稍有瘙痒。呈对称分布、分批出现、大小不等、颜色深浅不一，可融合成片，一般在数日内逐渐消退，但可反复发作。

4. 常有咽炎、扁桃体炎、龋齿等病灶。

5. 多数患者有发热、关节痛，或有腹痛、腹泻或便血。

6. 血小板计数，出、凝血时间，血块收缩时间均正常。毛细血管脆性试验多为阳性，抗“O”试验结果常升高。

【治疗方法】

（一）体针

取足太阴经、手足阳明经穴为主。

1. 主穴：三阴交、血海、曲池、足三里、合谷。

配穴：鱼际、风池、外关。

---

① 翟金莹，付均如. 走罐配合刺络放血辨证治疗痤疮78例［J］. 四川中医，2002，20（5）：75－76.

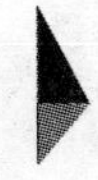

2. 手法：平补平泻，每次选4~6穴，留针20分钟，每日1次。疗程：10日为1个疗程，停2~3日后，再做下一个疗程。

（二）梅花针

叩刺督脉区及腰背部膀胱经分布区。

（三）经络自血疗法

取患者静脉血4毫升，注入血海、足三里、膈俞、脾俞，每次取1~2穴（双侧），隔日1次。

（四）穴位注射

取穴：足三里、三阴交或膈俞、脾俞。选用丹参注射液、黄芪注射液各2毫升，选2对穴位注射，每日1次。

（五）耳针

取穴：脾、耳中、胃、肝、神门、内分泌。每次选用2~3穴。针刺或用耳压法。

（六）艾灸

隔姜灸八髎穴。

神经性皮炎

神经性皮炎是一种皮肤状如牛皮，厚而坚，与神经功能障碍有关的慢性瘙痒性皮炎。中医称为“牛皮癣”。本病病因可能为皮肤神经功能失调所致。常与精神因素或局部刺激有关。如长期情绪波动，精神紧张和搔抓、摩擦、多汗等。此外，新陈代谢、内分泌等障碍，肠寄生虫病，肝、肾、胃、肠功能紊乱时，发病机会也较多。中医认为风、湿、热三邪蕴阻肌肤、营血不足，血虚生风化燥致皮肤失养而成。

【诊断要点】

1. 本病多见于青壮年，好发部位多见于颈部、额部，其次为尾骶、肘、腘、腋、上眼睑、会阴、股阴部，常对称分布，亦可沿皮神经分布而呈线状排列。

2．皮损处阵发性瘙痒。

3．皮损初起为圆形或多角形扁平丘疹，干燥而结实，密集成群，皮色正常或淡褐色，表面光滑。久之丘疹融合成片，逐渐增大，皮肤增厚、干燥、粗糙，可有脱屑。

4．每因精神刺激、睡眠不好、进食刺激性食物时，瘙痒加剧。常多年不愈，反复发作。

【治疗方法】

（一）体针

取手、足阳明，足太阳、太阴经穴为主。

1．主穴：肺俞、曲池、血海、膈俞、足三里。

配穴：大椎、风池、委中、内关、三阴交。

2．手法：泻法，每次选 4 ~6 穴，留针 20 ~30 分钟，每日 1 次。

3．疗程：10 日为 1 个疗程，停 2 ~3 日后，再做下一个疗程。

（二）梅花针加艾灸

叩刺局部微出血，再用艾条悬灸 10 分钟。

（三）耳针

取穴：神门、肝、肾、心、皮质下、内分泌、肺、耳中。用耳压法。

（四）经络自血疗法

取患者静脉血 4 毫升，注入双侧肺俞或足三里，每周 2 次。

（五）电磁疗法

取穴同体针，用每片含 1 500 高斯的磁片，共 4 ~6 片，贴于穴位上，再接电疗机，用密波 20 分钟。

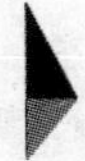

（六）药棉灸

把药棉拉成无洞薄片，覆盖在患部上，点燃棉绒一端，以皮肤红润，温热为度，每日 1 次，7 次为 1 个疗程。

【文献报导】

1. 张氏等采用火针配合刺络拔罐治疗神经性皮炎 54 例。火针由皮损边缘逐渐向中心点，迅速垂直刺入，立即闪罐吸出少量瘀血，然后用梅花针沿背部膀胱经叩刺 2 ~ 3 遍，后叩刺肺俞、肝俞、脾俞，使局部皮肤潮红、微渗血为度，在刺络部位拔罐，每 4 日 1 次。①

2. 刁氏等采用杨氏贴棉灸治疗神经性皮炎 30 例。皮肤针叩刺至皮损处潮红或微出血，擦去血污。以优质脱脂棉摊开状如蝉翼的薄片（不能有空洞），相当于皮损部大小，覆盖于皮损之上，用火柴点燃，迅速燃完，视皮损情况灸 3 ~ 5 次。隔日治疗 1 次。②

接触性皮炎

接触性皮炎又称毒性皮炎，是人体接触了某些外界物质后发生的一种急性炎症性反应。常见致敏物质有生漆、农药、外用药、塑料制品、人造衣料、化妆品、昆虫和动物皮毛等。相当于中医的“漆疮”“马桶癣”。

【诊断要点】

1. 有接触过敏物质的历史。

2. 初发多见于露出部位，如颜面、颈项、手背等处，甚则可延及阴部、躯干、四肢等全身部位。

3. 在接触的皮肤下，出现边界清楚的皮损，表现为潮红浮肿、红斑、丘疹、水疱、大疱。

---

① 张颜，周建伟，黄蜀，等．火针配合刺络拔罐治疗神经性皮炎疗效观察［J］．中国针灸，2007，27（4）：252 – 254.

② 刁灿阳，杨运宽，路永红，等．杨氏贴棉灸治疗神经性皮炎疗效观察［J］．中国针灸，2007，27（3）：176 – 178.

4. 患处瘙痒、烧灼感。

5. 发病急剧，经过迅速。有的病程复杂，治疗不当，可演变成慢性，皮肤渐变粗厚，呈苔藓样病变。

【治疗方法】

（一）体针

取阳明经、少阳经穴为主。

1. 主穴：曲池、合谷、足三里、风池、外关。

配穴：大椎、肺俞、尺泽。

2. 手法：泻法，每次选4～6穴，留针20～30分钟，每日2次。

3. 疗程：10日为1个疗程，停2～3日后，再做下一个疗程。

（二）电磁疗法

取穴同体针，用每片含1 500高斯的磁片，共4～6片，贴于穴位上，再接电疗机，用密波30分钟。

（三）耳针

取穴：心、肺、神门、内分泌、肾上腺。用耳压法。

（四）梅花针

叩刺背部督脉分布区，使局部皮肤潮红为度。

皮肤瘙痒症

皮肤瘙痒症是一种原发性无明显皮损而以瘙痒为主的皮肤感觉异常的慢性皮肤病。其发病一般认为与下列因素有关：冬天皮肤干燥，加之用肥皂热水洗涤，去除皮脂过多；老年性皮肤萎缩，皮脂分泌减少；皮肤神经功能异常；黄疸、糖尿病等患者皮肤受不利刺激。中医称为“风瘙痒”，认为湿热蕴结肌肤或血虚风燥所致。

【诊断要点】

1. 好发于老年及青壮年。

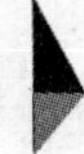

2. 阵发性瘙痒，夜间尤甚，饮酒、进食辛辣之品时加剧。

3. 无原发性皮损，一般只见抓痕、血痂、色素沉着，重者亦可有苔藓样变。

4. 常因瘙痒剧烈而失眠，伴头痛、头晕、纳呆等。

【治疗方法】

（一）体针

取阳明、足太阴经穴为主穴。

1. 主穴：肺俞、曲池、足三里、血海。

配穴：三阴交、膈俞、大椎、内关。

2. 手法：泻法或平补平泻，每次选4～6穴，留针20分钟，每日1次。

3. 疗程：7日为1个疗程，停2～3日后，再做下一个疗程。

（二）电磁疗法

取穴同体针，用每片含1 500高斯的磁片，共4～6片，贴于穴位上，再接电疗机，用疏密波20分钟。

（三）电针

穴位同体针，接电疗机，用疏密波20分钟。

（四）耳针

取穴：耳中、内分泌、神门、心、风溪、肾、肝。用耳压法。

（五）经络自血疗法

取患者静脉血4毫升，注入双侧肺俞（或膈俞）、足三里，隔日1次。

（六）梅花针叩刺加拔罐

用梅花针自颈部以中度刺激沿着膀胱经叩打至骶部，使其局部微出血，然后用火罐在出血部位用闪火法拔罐，隔日1次。

（七）经验疗法

1. 取曲池穴（双），针0.5~0.8寸深，得气后用强刺激雀啄手法3分钟，留针20分钟，出针后再加艾条温灸。

2. 取血海穴（双），进针得气后，行3分钟短时间中度刺激，留针20分钟，出针后加艾条温灸。

3. 取委中穴（双），直刺0.8~1寸，得气后行中度刺激3分钟，留针20分钟，起针后加艾条温灸，一般每日1次，或隔日1次。

4. 如消化不良而出现皮肤瘙痒的患者，采用三棱针点刺四缝穴，（双手）挤出少量黄白色黏液，1次减轻，隔日1次，连用3次。

脂溢性皮炎

脂溢性皮炎是一种由于皮脂溢出过多，而在皮肤上出现红斑、鳞屑的慢性炎症性皮肤病。中医称“面游风”。它与皮脂溢出过多的人的身体素质有关。此外，与消化功能障碍、内分泌失调亦有关。中医认为过食肥腻、辛辣之品，致肠胃湿热，上蕴肌肤，或阴虚血燥而成。

【诊断要点】

1. 好发于皮脂腺丰富的部位，如头皮、额、眉弓、鼻翼双侧、耳前后、胸背、腋窝。常从头开始，向下蔓延，重者泛发全身。

2. 有干、湿两型。干性型可累及整个头皮，皮屑多，为大小不一的斑块，基底微红，上有片状白色糠状鳞屑，头皮瘙痒剧烈，略带油腻性，但常合并脱发，称为“脂溢性脱发”，多见于青壮年；湿性型，皮损为黄红色大小不等的斑片，境界清楚，渗液较多，有油腻性脱屑和结痂，常有臭味，严重者可泛发全身，成为湿疹样皮损。

3. 病程缓慢，时有急性发作。每当情绪紧张，休息不好或消化功能障碍时症状加重。

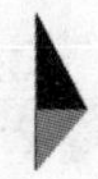

【治疗方法】

（一）体针

取阳明经、太阴经为主，配以太阳经、少阳经穴。

1. 主穴：曲池、足三里、合谷、血海、脾俞。

配穴：风池、三阴交、膈俞、阴陵泉。

2. 手法：泻法或平补平泻，每次选4~6穴，留针20分钟，每日1次。

3. 疗程：10日为1个疗程，停2~3日后，再做下一疗程。

（二）电磁疗法

取穴同体针，用每片含1 500高斯的磁片，4~6片，贴于穴位上，再接电疗机，用密波20分钟。

（三）自血疗法

取患者静脉血4毫升，注入双侧足三里（或血海）、肺俞，每周2~3次。

（四）耳针

取穴：内分泌、神门、耳中、脾、胃、大肠、肺。针刺或用耳压法。

（五）穴位注射

取足三里、血海穴。选丹参注射液，每穴1~2毫升。每日1次。

【文献报导】

1. 林氏等采用壮医药线点灸结合中药内服治疗脂溢性皮炎72例。采用2号药线埋于相应穴位，每日1次，中药内服加味泻黄散，每日1

剂，水煎取液分2次早晚温服。①

2. 蔡氏等采用耳部放血配合中药内服治疗脂溢性皮炎65例。耳部放血每周1次，4次为1个疗程，中药内服每日1剂，分两次服。②

白 癜 风

白癜风是以形态各异、大小不一的皮肤变白为主的局限性黑色素脱失的皮肤病。中医称为“白驳风”。病者一般无自觉症状，只是在皮肤上出现大小形状不一、数目不定、边界清楚的白斑。本病病因尚不甚清楚，一般认为是由于表皮色素细胞缺乏酪氨酸酶，影响了皮肤色素代谢所致。此外，神经功能障碍、内分泌失调或中毒因素也可诱发本病。中医认为是风湿之邪搏于肌肤，致气血不和，血不荣肤而成。

【诊断要点】

1. 多发于青壮年，好发于面部、颈部、手背，常对称分布。

2. 患部皮肤出现大小不等的圆形、椭圆形或不规则的白色斑片，边界清楚。周边色素常反见增加，患处毛发可变白。泛发全身的，仅存少量正常皮肤，皮肤光滑、无脱屑、萎缩等。

3. 一般无自觉症状，少数觉患部有轻度瘙痒感。

4. 病程缓慢，皮损常经久不变，但亦有偶然自愈者。

【治疗方法】

（一）体针

取足太阴、手、足阳明经穴为主，配以督脉、足太阳经穴。

1. 主穴：足三里、三阴交、曲池、血海、大椎。

配穴：肺俞、膈俞、风池、肝俞、肾俞。

2. 手法：平补平泻，每次选4~6穴，留针20分钟，每日1次。

---

① 林辰，钟江. 壮医药线点灸结合中药内服治疗脂溢性皮炎疗效观察［J］. 云南中医学院学报，2006，29（增刊）：127－131.

② 蔡美红，王娟，王玉英. 耳部放血配合中药内服治疗面部脂溢性皮炎65例［J］. 中国现代实用医学杂志，2006，5（10）：16－17.

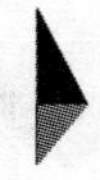

3．疗程：10 日为 1 个疗程，停 2～3 日后，再做下一疗程。

（二）艾灸

艾条熏灸患处及癜风穴（在中指第二节尖相当于现在的中魁穴部位），一圈一圈地逐渐缩小，以能够忍受为宜。每次 30 分钟，每日1～2 次。

（三）穴位注射

取足三里、肝俞、膈俞、脾俞。选当归（或丹参）注射液、黄芪注射液。选取 1～2 对穴位，每穴 1～2 毫升，每日 1 次。

（四）耳针

取穴：肝、肾、肺、内分泌、神门。每次选用 2～3 穴，用耳压法。

【文献报导】

1．刘氏采用皮肤针艾灸配合穴位注射自血治疗白癜风 58 例。皮肤针每周 1 次，皮肤针后施灸，穴位注射自血与皮肤针同步，以上 4 次 1 疗程。①

2．郑氏采用神灯下电梅花针叩刺结合穴位埋线治疗白癜风 58 例。在神灯下用特制梅花针叩刺病变部位，穴位埋线主穴大椎、足三里、曲池，以上疗法每周 1 次，连续 3～6 个月。②

体　癣

癣是由霉菌侵犯表皮、毛发和指（趾）甲等引起浅部霉菌性皮肤病。由于发病部位不同，可分为头癣、体癣、手足癣、指（趾）甲癣

---

① 刘文国．皮肤针艾灸配合穴位注射自血治疗白癜风 58 例［J］．光明中医，2009，24（6）：1100－1101.

② 郑卫国．神灯下电梅花针叩刺结合穴位埋线治疗白癜风 58 例［J］．中国针灸，2005，25（2）：85－86.

等。现仅就临床常见的体癣为例做如下阐述。

体癣又称圆癣或铜钱癣，它是指掌、跖、毛发、指（趾）甲以外的浅部霉菌病。本病是表皮感染了霉菌所致，常为足癣传染而来。病者多因抵抗力降低或因代谢紊乱造成内环境改变，如糖尿病者和长期用肾上腺皮质激素者，体表含糖量增高和汗多皮肤不洁者，有利于霉菌生长繁殖，故当皮损时，就易感染得癣病。中医认为是湿热之邪侵袭皮肤而成。

【诊断要点】

1. 本病有传染性，多发于面部、颈部、躯干、大腿内侧。

2. 病损初起时为丘疹或水疱，逐渐形成环状如钱币形红斑，边缘清楚，高出皮肤。中央变化轻微，可自愈，周边多呈活动状态，常有小丘疹、水疱和小量的癣屑，有向外扩延的趋向。

3. 患处瘙痒不堪，日久可呈苔藓样变。

4. 多于夏秋潮湿季节发病，入冬减轻。

【治疗方法】

（一）体针

取少阳、阳明经穴为主，配以太阳经穴。

1. 主穴：风池、阳陵泉、足三里、曲池、外关、大椎。

配穴：行间、肺俞、膈俞、血海。

2. 手法：泻法，每次选 4 ~ 6 穴，留针 30 分钟，每日 1 次。

3. 疗程：10 日为 1 个疗程，停 2 ~ 3 日后，再做下一个疗程。

（二）梅花针加艾灸

叩刺局部致微出血，再用艾条悬灸 10 分钟。

（三）经络自血疗法

取患者静脉血 4 毫升，注入双侧肺俞或足三里，每周 2 次。

（四）耳针

取穴：肝、肾、神门、肺、皮质下。用揿针埋针或耳压法。

【文献报导】

熊氏采用梅花针叩刺结合硝酸咪康唑霜治疗体癣48例。在患处部位用梅花针重叩，局部出血后，将硝酸咪康唑霜涂于患处，梅花针隔日1次，10日为1个疗程。①

银屑病
（附疣子、传染性软疣、鸡眼）

银屑病是一种在红斑上反复出现多层银白色干燥鳞屑的易于复发的慢性炎性皮肤病。中医称为“松皮癣”或“白疕”。其发病可能与病毒感染、遗传、内分泌紊乱、免疫反应、类固醇代谢障碍等因素有关。中医认为或因风、热之邪侵入肌肤郁而化热，或因营血不足，肝肾失调等，致营血亏损，生风化燥，肌肤失养而成。

【诊断要点】

1．本病多发于青壮年，男性多于女性，有一定的遗传倾向。可发于人体任何部位的皮肤，对称分布，但多见于四肢伸侧、肘膝关节伸面、头皮、尾骶部。

2．本病初起为针头大至黄豆大的红色丘疹，逐渐扩大成斑丘疹，形状有如点滴状、钱币状、环形、地图状，表面呈干燥的银白色鳞屑，基底潮红，鳞屑易剥落。

3．刮去表层鳞屑后，可露出淡红色半透明的薄膜，再轻刮一下，可见到呈筛状如露水珠样的出血，是本病的主要特征。

4．本病自觉症状不一，可有痒感，也可毫无感觉，病程长可达数月和数年，常于冬季发病或加重，容易复发。

---

① 熊健．梅花针叩刺结合硝酸咪康唑霜治疗体癣［J］．中国针灸，2003，23（2）：94.

【治疗方法】

（一）体针

取阳明经、少阳经穴为主。

1. 主穴：合谷、曲池、足三里、风池、外关。

配穴：血海、肺俞、太溪、三阴交、膈俞。

2. 手法：平补平泻，每次选4～6穴，留针20分钟，每日1次。

3. 疗程：10日为1个疗程，停2～3日后，再做下一个疗程。

（二）电针

穴位同体针，接电疗机，用疏密波20分钟。

（三）电磁疗法

取穴同体针，用每片含1 500高斯的磁片，共4～6片，贴于穴位上，再接电疗机，用密波20分钟。

（四）经络自血疗法

取患者静脉血4毫升，注入双侧肺俞或膈俞，每周2～3次。

（五）穴位注射

取肺俞、足三里。选用丹参注射液4毫升或用维生素B_1 100毫克、B_{12} 500微克，选1对穴位注射，每日1次。

（六）耳针

取穴：肺、耳中、内分泌、神门、心、脾、肝、肾。用揿针埋针或耳压法。

（七）梅花针

叩刺督脉分布区。

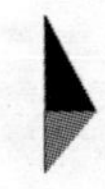

（八）埋线疗法

在肺俞、脾俞、心俞、肾俞、三焦俞、关元、天枢、曲池、足三里、阳陵泉埋线，每次选4～6个穴位，每周1次，1月为一个疗程。

（九）三棱针点刺加拔罐放血

取穴大椎、身柱、灵台、肺俞、肝俞、肾俞、委中，每次选3～4个穴位，用三棱针点刺后拔罐，每日1次。

【附】疣子针治法

局部温水浸泡30分钟后，剥去厚皮，常规消毒后，用0.5寸毫针直刺入疣的基底部，有轻度痛觉。然后出针，并在针口周围用力挤压出一些血点即可，可加敷纱布保护，一周后自然消失。

传染性软疣治法

1. 用三棱针点刺两足隐白、大敦和双手少商及其对侧部位，进针0.1寸许，以自然出血为度，5～10分钟后擦去血迹。每日1次或隔日1次，直至痊愈。

2. 火针：用火针疾速垂直点刺疣体中心部位约0.1寸。按此方法依次操作，先刺面部、颈部，后刺胸、腹、背部及四肢部位。3日1次，直至痊愈。

鸡眼治法

1. 艾灸：先用温水浸鸡眼处30分钟后剥去粗表皮，然后用豆大艾炷放置患处，灸1壮，以后每天温水泡洗30分钟，10日后全部脱落而愈。

2. 火针：用火针对鸡眼正中快速刺入，深达根底部至针下有落空感为宜，然后快速拔出。若鸡眼较大者，可用火针在病灶周围向根底做多向透刺。2周后仍有压痛可再次治疗。

3. 放血：三棱针对准鸡眼正中，捻转直刺到鸡眼基底部，直至刺破，使其出血少许，然后用2%碘酊棉球按压在针孔上，用胶布固定。本病轻者治疗1次即愈，重者可于1周后重复治疗，一般治疗3次。

【文献报导】

1. 贾氏采用针刺结合外用β-胡萝卜素治疗银屑病108例。[①]

2. 张氏采用圆利针为主治疗银屑病1 000例，主穴取神道、灵台。[②]

① 贾瑛，鲍建国，高瑞. 针刺结合外用β－胡萝卜素治疗银屑病临床观察［J］. 当代医学，2010，16（34）：1－3.

② 张竞民. 圆利针为主治疗银屑病临床观察［J］. 天津中医药，2003，20（4）：68.

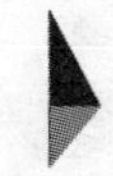

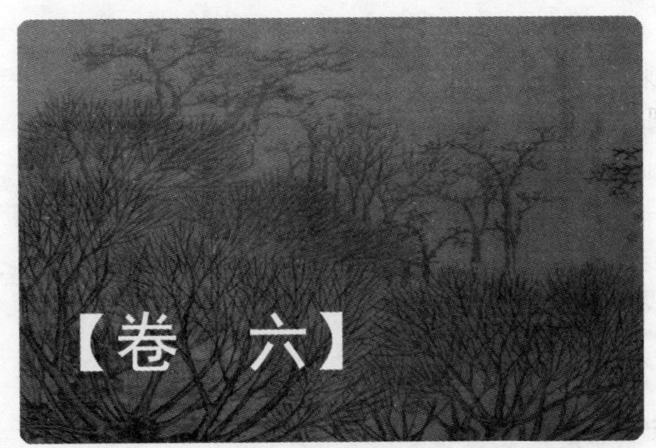

妇产科疾病

针灸治疗妇产科疾病由来已久，从《三国志·华佗传》华佗针药并用治疗“李将军妻胎死不去”到张仲景刺期门治疗妇人“热入血室”，历经两千多年发展，针灸治疗妇科病症从刺经、刺单穴到辨证论治、配穴组方，妇科病症的针灸治法已日益为医学界所瞩目。

痛　经

凡是在经期前后或经期发生周期性下腹疼痛，或痛引腰骶，伴恶心呕吐、腰酸及其他不适，甚至可致晕厥者，称为痛经。临床上痛经分为原发性与继发性两种。原发性痛经，是指生殖器官无器质性病变的痛经，又称为功能性痛经。继发性痛经，是指盆腔器质性疾病引起的痛经，如子宫内膜异位症、子宫腺肌病等，多发生于育龄期妇女。

【诊断要点】

1. 病史：经行小腹疼痛，伴随月经周期规律性发作，或有不孕、盆腔炎、宫腔手术史。

2. 症状：腹痛多发生于行经第1~2日或经期前1~2日，可呈阵发性痉挛痛或胀痛下坠感，疼痛可引及全腹或腰骶部，或外阴、肛门坠痛，严重者可出现面色苍白、出冷汗、手足发凉甚至晕厥现象。偶有经行腹痛是在经净后1~2日才开始发病。

3. 检查。

（1）妇科检查：疼痛程度虽有轻有重，但一般无腹肌紧张或反跳痛。无阳性体征者属原发性痛经，部分患者可见子宫极度屈曲或宫颈口狭窄；如盆腔内有粘连、包块、结节、附件区增厚或子宫体均匀增大者，可能是盆腔炎症、子宫内膜异位症、子宫腺肌病等病所致。

（2）辅助检查：B超、腹腔镜、宫腔镜检查，子宫输卵管造影有助于明确痛经的原因。

【治疗方法】

（一）体针

取足太阴、足太阳经穴为主。

主穴：地机、十七椎、太冲、三阴交。

配穴：关元、次髎、肾俞、命门、足三里。

手法：针刺主穴，实证用泻法。虚证用补法加灸命门、足三里、次髎、肾俞。

宜在月经来潮之前3~5日开始治疗，每日针灸1次，至月经来时为止。

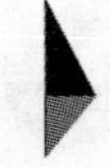

（二）艾灸

取双侧至阴穴的上方距离约1寸许。使皮肤有温热感，直至至阴周围红晕为止。每次灸15～20分钟，月经前3日开始至经净后为1个疗程，月经期也可用。痛经时，在中极、次髎，各温灸30分钟即愈，每日1次。

（三）电针

取穴：关元、合谷、三阴交、气海、中极、归来、肾俞、足三里、太冲。选用疏密波或连续波，电量以中等刺激为宜，每日1次，每次通电15～30分钟。

（四）耳针

取穴：神门、腹、交感、内分泌、肝、肾、内生殖器、皮质下。每次取3～5穴，捻转中、强刺激，留针15～30分钟。或用耳压法。

（五）穴位注射

取肝俞、肾俞、脾俞、气海、关元、归来、足三里、三阴交。黄芪注射液、当归注射液、红花注射液等中药制剂或胎盘组织液、维生素B_{12}注射液，等等。每次选2～3穴，每穴注入药液1～2毫升。

【文献报导】

1．李氏采用针四关穴为主治疗原发性痛经60例，每日1次，于月经来潮前3～5日开始，至月经来潮次日。①

2．陈氏采用烧山火手法治疗原发性痛经76例，取主穴关元、三阴交（双侧）、地机（双侧），于月经来潮前7日开始治疗，月经来潮第1日止，每日1次，连续治疗3个月经周期。②

---

① 李成宏，王玉中，郭新侠．针四关穴为主治疗原发性痛经临床观察［J］．中国针灸，2008，28（3）：187－190.

② 陈仲新．烧山火手法治疗原发性痛经76例［J］．中医杂志，2008，49（3）：242－243.

3. 职氏采用浮针疗法针刺三阴交治疗原发性痛经 60 例，第一次治疗于月经第一日开始施治，以后治疗于月经前 3 日开始施治。①

4. 孙氏采用针刺头皮生殖区穴治疗痛经 50 例，每日 1 次，每个月经周期治疗 3～5 次为一疗程。②

闭　经

年满 16 周岁、女性第二性征出现但月经从未来潮者，或年满 14 周岁仍无女性第二性征发育者，称为原发性闭经；如正常月经发生后出现月经停止 6 个月以上，或根据自身月经周期计算停经 3 个周期以上者称为继发性闭经。妊娠期、哺乳期、绝经后闭经均属生理现象。

【诊断要点】

1. 病史：有月经初潮来迟及月经后期病史、反复刮宫史、产后出血史、结核病史和使用避孕药等病史。

2. 症状：闭经 3 个月以上，可伴有体格发育不良、畸形、绝经前后诸症、肥胖、多毛、不孕、溢乳等或结核病症状。

3. 检查。

（1）妇科检查可见子宫体细小、畸形等。

（2）实验室检查测定卵巢激素、甲状腺、肾上腺、促性腺激素和催乳素，对下丘脑—垂体—卵巢性腺轴功能失调性闭经的诊断有意义。

（3）其他检查：B 超检查了解子宫内膜及卵泡发育情况；诊断性刮宫、子宫碘油造影以及宫腔镜、腹腔镜等检查，有助于子宫内膜结核或非特异性炎症导致闭经的诊断。

---

① 职良喜. 浮针疗法治疗原发性痛经的随机对照观察［J］. 中国针灸，2007，27（1）：18－21.

② 孙景涵. 针刺头皮生殖区穴治疗痛经 50 例［J］. 中国针灸，2005，25（50）：325.

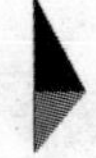

【治疗方法】

（一）体针

1. 虚证取穴：归来、脾俞、肾俞、关元、气海、足三里、三阴交。

手法：多灸少针为原则，每天悬灸上述腹背部穴位一次，连灸2～3周。临近月经来潮前一周加刺足三里、三阴交，用补法，并继续悬灸腹背部等穴位。

2. 实证取穴：（1）归来、中极、三阴交；（2）关元、血海、太冲。

手法：两组穴位交替使用，于月经前5～7日开始施针，每日1次，用泻法。

（二）电针

取穴：归来、三阴交、关元、地机、曲骨、血海。选连续波以患者耐受为度。每日或隔日1次，每次15～20分钟。

（三）耳针

取穴：肾、肝、脾、心、内生殖器、皮质下、内分泌。每次选3～5穴，用中强刺激，留针15～30分钟。针刺或耳压法。

（四）梅花针

叩刺腰骶部相应背俞穴和夹脊穴、下腹部相关经穴。

闭经病因复杂，治疗难度较大。不同病因引起的闭经，针灸治疗效果各异。对感受寒邪、气滞血瘀、气血不足和精神因素所致的闭经疗效较好，而对严重营养不良、结核病、肾病、子宫发育不良等其他原因引起的闭经效果较差。必须进行认真检查，以明确发病原因，采取相应的治疗。因先天性生殖器官异常或后天器质性损伤所致无月经者，不属于针灸治疗范围。

【文献报导】

1．李氏采用针药结合治疗闭经51例，针刺主穴三阴交、合谷、关元，中药随证选择，每日1次。①

2．刘氏采用醒经丸配合针刺秩边穴治疗继发性闭经116例，1个月经周期为1个疗程。第1个疗程连续服用醒经丸10日，在第11日服药同时配合针刺秩边穴，来潮即停针停药。②

3．段氏采用体针加穴位注射治疗继发性闭经50例。③

月经过多

月经过多是月经周期基本正常，每次经行血量较平常明显增多者，或每次经行总量超过80毫升，在一定时间内能自然停止，且连续2个周期或以上者。

【诊断要点】

1．有一定的月经周期。月经血量明显增多，超过80毫升以上，但月经周期和经期基本正常，可诊断为月经过多。

2．月经过多应与崩漏病鉴别。月经过多者，其月经的周期和经期都正常；崩漏者，有时表现月经量多如崩状，但必伴有月经周期和经期异常，临床上应予以区别。如月经过多未能控制，病情发展为周期、经期紊乱，淋漓漏下不止，即为崩漏。故积极治疗月经过多可防止其发展成崩漏。

3．对于在放环前月经基本正常，放环后出现月经过多的患者，妇科检查和B超检查无明显异常。子宫肌瘤者月经过多是由子宫肌瘤引起，尤其是黏膜下肌瘤和肌壁间肌瘤，可以引起大量出血，妇科检查

---

① 李华．针药结合治疗闭经51例疗效观察［J］．山西中医，2011，27（5）：35－36.

② 刘笑丽．醒经丸配合针刺秩边穴治疗继发性闭经116例［J］．中医中药，2008，5（9）：63－64.

③ 段颖华．体针加穴位注射治疗继发性闭经50例［J］．江西中医药，2007，38（299）：47－48.

和B超检查可以提示子宫肌瘤的大小、部位。如果排除以上出血原因，应考虑是否有血液系统疾病或肝病等凝血功能障碍，临床需详细询问病史，并做必要的化验检查，或请有关科室会诊，明确月经过多的原因。

【治疗方法】

（一）体针

取足太阴经、任脉穴和相关背俞穴。

1. 主穴：隐白、气海、关元、三阴交。

配穴：脾俞、足三里、血海、太溪、膈俞。

2. 手法：虚证用补法，可灸。实证用泻法。

（二）耳针

取穴：内分泌、内生殖器、盆腔、肾、脾、肝。针刺用中度刺激，施捻转法，留针15～30分钟。或用耳压法。

（三）挑治疗法

患者取坐位，于脊柱正中自腰阳关穴至腰俞穴间任选一点，消毒皮肤后，用三棱针将挑治部位表皮横行挑破0.2～0.3厘米，深0.1～0.15厘米，自下而上连续挑3针，间隔0.1厘米，患者自觉有弹弦感，皮肤略有出血，挑后用消毒敷料覆盖，胶布固定，每次经潮时挑1次，连续3次为1个疗程。

（四）梅花针

叩刺足三阴经及冲、任、督、带等经脉在脐以下腹部和腰2以下腰骶部的循行路线，施以中度刺激，每日1次。

【文献报导】

李氏采用穴位埋线自制药线治疗月经过多86例，于每次月经前7

日埋线1次，2次为1个疗程。[①]

功能性子宫出血

由调节生殖的神经内分泌机制失常引起的异常子宫出血者称为功能性子宫出血。根据发病机制不同，可分为无排卵性与有排卵性两类。

本病属中医的“崩漏”，病势急，经血暴下称崩；病势缓，淋漓不断称漏；而久崩不止，气血耗竭可导致漏下，久漏不止，病势加重，又易转成崩，二者可以互相转化，其病理基本一致。

【诊断要点】

1. 无排卵性功能性子宫出血。

（1）月经周期紊乱，经期长短不一，血量多少不定，或时有时无，经前常有乳房胀痛，出血期无下腹痛或其他不适，出血过久者常伴贫血。

（2）无生殖器官器质性病变和妊娠并发症或全身性及血液系统疾病。

（3）卵巢功能检查：经前子宫内膜活检显示增殖期或各种类型的增生，少数可见萎缩性变。阴道涂片有雌激素作用，但无周期性变化。经前宫颈黏液呈羊齿状结晶。基础体温为单相。

诊断时除详细询问病史、年龄、胎产次、月经史及分娩史外，须注意是否服用性激素类药或其他影响内分泌功能的药物。

2. 排卵性功能性子宫出血。

排卵功能正常，但黄体功能不全，常发生在生育期妇女，也见于更年期，分为：

（1）黄体功能不足。

①妇科检查正常。

②月经周期缩短，月经频发，不易受孕或易流产。

③基础体温双相，但排卵后体温上升缓慢，或上升幅度小于

---

① 李卫川. 穴位埋线自制药线治疗宫内节育器致月经过多86例［J］. 中国中医药信息杂志，2010，26（7）：34－35.

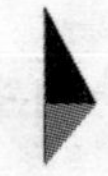

0.3℃，升高的时间仅维持9～10日。

④子宫内膜活检：子宫内膜显示分泌反应不足。

（2）黄体萎缩不全。

①月经周期基本正常，而行经时间超过7日以上，甚至达半个月，血量正常或增多。

②基础体温双相，但下降缓慢。

③子宫内膜活检：在月经第5～6日，内膜切片检查仍能见到显示分泌反应的内膜，残留的分泌期内膜与新生增殖期内膜混杂共存。

（3）排卵期出血。

①周期性经间期出血，历时1～2小时或1～3日。血量少于正常月经，或表现为白带夹血，伴轻微腰腹痛，月经周期正常。

②妇科检查无特殊异常。

③基础体温测定：基础体温低高温相交替时出现少量阴道出血可确诊。

【治疗方法】

（一）体针

取足太阴、足厥阴经穴为主。

1. 主穴：隐白（或大敦）。

配穴：关元、三阴交、足三里。

2. 手法：先用艾炷灸隐白（或大敦）3～7壮，灸后再针配穴，用补法。

（二）梅花针

叩刺腰骶部督脉、足太阳经，下腹部任脉、足少阴经、足阳明经、足太阴经，下肢足三阴经，由上向下反复叩刺3遍（出血期间不叩打腹股沟和下腹部），中度刺激，每日1～2次。

（三）耳针

取穴：内分泌、内生殖器、肾、皮质下、脾、肝、神门。实证行针刺法，中等刺激手法，留针 15～30 分钟；虚证用耳穴压豆。隔日 1 次。

（四）穴位注射

取穴气海、血海、三阴交、膈俞、足三里。选维生素 B_{12} 或黄芪、当归注射液。每次选 2～3 穴，每穴注射 2 毫升，每日 1 次。

（五）经验疗法

治血崩、人流后月经过多症。

1. 取 3 寸毫针急刺中极穴以固冲任，刺入寸半后，随施补法，边施补法边继续进针，至患者阴部有抽掣感时，血立止，后加刺三阴交以助脾摄血，留针 90 分钟后取针，未再出血。

2. 人流后第 2 次行经，量多，色鲜，涔涔而下，持续 3 日不止，经治疗似无大效，用针：断红（双）、隐白（双），平补平泻法，得气后留 15 分钟，进针后经血减少，即刻用补法出针，经血可止。

3. 针刺曲泉穴治崩中用泻法，留针 20 分钟。当晚血量明显减少，次日遵原法再针 1 次。

【文献报导】

1. 李氏采用针灸耳压并用治疗功能性子宫出血 54 例，治疗经期停止，其余时间隔日 1 次，1 个月为 1 个疗程。①

2. 郑氏采用太阳灸治疗功能性子宫出血 68 例，每隔 1 日灸 1 次。②

白带增多

白带增多是指带下量明显增多，色、质、气味发生异常，或伴有

① 李秀梅. 针灸耳压并用治疗功能性子宫出血 54 例［J］. 上海针灸杂志，2009，28（1）：50.

② 郑玉兰，王荔华，刘风兰，等. 太阳灸治疗功能性子宫出血 68 例［J］. 新中医，2000，32（1）：25.

局部及全身症状的一类疾病。归属于中医“带下病”的范畴。

正常妇女阴道分泌物为无色透明，由于脱落细胞增多，也可为不透明或乳白色，无刺激性。当白带质和量的改变超出生理范围或伴有其他症状者，则应属于本病症。

【诊断要点】

1. 病史：经期、产后余血未净，摄生不洁，或不禁房事，或妇科手术后感染邪毒。

2. 临床表现：带下增多，伴有带下的色、质、气味异常，或伴有阴部瘙痒、灼热、疼痛，或兼有尿频尿痛等局部及全身症状。

3. 检查。

（1）妇科检查：可见各类阴道炎、宫颈炎、盆腔炎的炎症体征。

（2）辅助检查：阴道炎患者阴道分泌物涂片检查阴道清洁度Ⅲ度以上，或可查到滴虫、白色念珠菌及其他病原体。急性或亚急性盆腔炎者，血白细胞计数增高。必要时行宫颈拭子病原体培养、病变局部活组织检查、卵巢功能检测。B 超检查对盆腔炎症及盆腔肿瘤有诊断意义。

【治疗方法】

（一）体针

取任脉、足太阴经穴为主。

1. 主穴：气海、带脉、三阴交。

配穴：足三里、白环俞、八髎、关元、行间。

2. 手法：新发病，以针刺为主，每次取主穴 1 ~ 2 个，配穴取行间、八髎，用泻法。久病，用补法或平补平泻法或针灸并用。体虚者，宜多灸八髎、气海、足三里。

（二）耳针

取穴：内生殖器、脾、肾、肝、三焦、盆腔、内分泌。毫针中等刺激手法，留针 15 ~ 30 分钟，每日或隔日 1 次，两耳交替。或用耳压法。

（三）刺络拔罐

用三棱针在十七椎、腰眼和骶骨孔周围的络脉点刺出血，然后拔罐5~10分钟，出血3~5毫升。每3~5日治疗1次，用于湿热下注者。

（四）电针

取带脉、三阴交，接电疗机，用疏密波15~20分钟。

（五）穴位注射

取三阴交，选黄连素注射液。每穴1~3毫升，每日或隔日1次。

盆腔炎

盆腔炎是指女性内生殖器官及其周围结缔组织、盆腔腹膜的炎症，包括子宫内膜炎、输卵管炎、卵巢炎、盆腔腹膜炎等。临床上可分为急性与慢性两种。此病亦归属于中医“带下病”的范畴。

【诊断要点】

1. 急性盆腔炎诊断要点。

（1）病史：近期内有流产或分娩感染史，妇产科手术操作或经期性交史，或有慢性盆腔炎史，感染性传播疾病，特别注意不洁性交史。

（2）症状：患者常有高热、寒战、头痛、食欲不振和下腹坠胀或剧烈疼痛。疼痛可向大腿两侧放射。有腹膜炎时，可伴有恶心、呕吐、腹胀、腹泻。有时还可有尿频、尿痛和排尿困难、大便困难等。白带往往增多，有臭味。严重的细菌感染可出现感染性休克。

（3）体格检查：患者呈急性病容，测体温多在39~40℃，脉搏快，下腹肌紧张，有压痛及反跳痛，有时可触到肿块或出现肠胀气。

妇科检查，宫颈可有举痛，子宫稍大、压痛，活动度受限。子宫两旁附件压痛明显，有时可扪到肿物。子宫旁结缔组织炎时，可扪到下腹一侧或两侧有片状增厚，严重时呈冰冻样骨盆。有盆腔脓肿形成，则可在子宫直肠凹处触到有波动的包块。

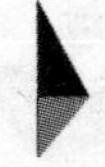

（4）辅助检查。

①白细胞总数及中性粒细胞数均增高，血沉可增快。体温达 39℃以上者做血培养及药敏试验。

②子宫颈管分泌物培养及药敏试验。特别注意淋菌感染。

③疑盆腔脓肿做后穹窿穿刺，见到脓液可确诊。

④超声诊断：盆腔炎性诊断通常呈实性、不均质性肿块，光点、光带分布杂乱。

2．慢性盆腔炎诊断要点。

（1）病史。

①慢性盆腔痛：瘢痕粘连、盆腔充血引起，腹部坠胀痛、腰骶部酸痛，劳累、性交后及月经前后加重。

②不孕及异位妊娠：由于输卵管粘连、阻塞、子宫内膜炎造成。

③月经异常：盆腔瘀血、卵巢功能损害、子宫内膜炎造成。

④全身症状：低热、疲倦、神经衰弱症状。

（2）查体。

①子宫内膜炎：子宫增大、压痛。

②输卵管炎：子宫一侧或两侧条索状，并有轻度压痛。

③输卵管积水或输卵管卵巢囊肿：盆腔一侧或两侧囊性肿物，活动受限。

④盆腔结缔组织炎：子宫常后倾后屈，活动受限或粘连固定，子宫一侧或两侧有片状增厚、压痛，宫骶韧带增粗、变硬、触痛。

一般有急性盆腔炎的病史，出现慢性盆腔痛、不孕、月经异常、全身乏力等症状，查体子宫压痛、附件区压痛或包块基本可诊断。

【治疗方法】

（一）体针

取足太阴经穴和下腹、腰骶部穴为主。

1．主穴：三阴交、关元、次髎、归来、阴陵泉。

配穴：寒战高热加曲池、大椎；若下腹痛加太冲；若腰痛加肾俞。

2．手法：急性盆腔炎用泻法。慢性盆腔炎用平补平泻法。

（二）耳针

取穴：内生殖器、内分泌、交感、脾、肾、盆腔。毫针用中强刺激手法。或用耳压法。寒战高热加耳尖放血或耳背静脉放血3～5滴，每日2次。

（三）穴位注射

取穴次髎、三阴交、足三里、归来、中极、曲骨、带脉。急性期可用黄连素、板蓝根注射液。每次选1～3穴，每穴注射1～3毫升，每日1次；如疼痛较剧，下腹部有包块者用当归或丹参注射液，每穴注射1～2毫升。

（四）梅花针

取少腹部任脉、肾经、脾经和腹股沟部、腰骶部督脉、膀胱经，用梅花针循经叩刺，中等强度刺激，以皮肤潮红为度，腹部与腰部交替进行，隔日1次。

【文献报导】

金氏采用穴位埋线治疗盆腔炎，选取主穴：取肾俞、关元、水道、归来、大赫、气穴、白环俞、中膂俞、胞肓、会阴、中极、阴陵泉、太冲、气冲。辨证配穴：湿热郁结型加蠡沟、阴陵泉；寒湿凝滞型加地机、三阴交、足三里；瘀血内阻型加中都、地机；邪毒伤阴型加太溪、复溜；气血亏乏型加足三里、三阴交。治疗时按主穴、辨证配穴顺序，选取8～10穴，连续3次，穴位均不重复。①

阴　　痒

妇女外阴瘙痒，甚则痒痛难忍，坐卧不安，或伴有带下增多者，称为外阴瘙痒。中医称为“阴痒”。外阴瘙痒是妇科常见的一种症状，

---

① 金君梅．穴位埋线治疗盆腔炎75例疗效观察［J］．中国中医药科技，2011，1（18）：61.

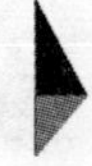

可由多种原因引起。发痒部位多在阴蒂和小阴唇附近，但大阴唇、会阴和肛门附近也可发生。一般月经期和夜间刺痛加重。

【诊断要点】

1. 病史：可有带下病、糖尿病病史，或不洁性交，或接触被污染的洁具、衣物，或绝经后外阴阴道炎等病史。

2. 症状：外阴瘙痒，甚则痒痛难耐，坐卧不宁，可波及肛门周围、大腿内侧。

3. 检查。

（1）妇科检查：局部红肿或溃破，分泌物增多；或外阴部皮肤增厚、粗糙、皲裂或萎缩，常有抓痕，或有色素减退。

（2）白带检查：正常或可见阴道毛滴虫，或假丝酵母菌、线索细胞等。

【治疗方法】

（一）体针

取足太阴、足厥阴经穴为主。

1. 主穴：中极、下髎、血海、三阴交、蠡沟。

配穴：奇痒难忍加曲骨、大敦；因寄生虫所致阴痒加百虫窝；精神神经因素所致阴痒加少府、间使、曲泉。

2. 手法：针刺用泻法。

（二）耳针

取穴：神门、脾、肝、肾、内生殖器、外生殖器。毫针中度刺激，每日 1 次，留针 15 ~ 30 分钟。或用耳压法。

（三）穴位注射

取膈俞、肝俞、足三里、长强、曲骨、环跳、足三里、三阴交。选硫酸阿托品 0.5 毫克或维生素 B_{12} 注射液。每次选 2 ~ 3 穴，每穴注射 0.5 ~ 1 毫升。隔日 1 次。

【文献报导】

陈氏采用穴位埋线治疗外阴瘙痒 73 例，用“00”号羊肠线在关元、曲骨、中极、大肠俞、会阴、膀胱俞埋藏，10 日埋线 1 次，3 次为 1 个疗程，休息 10 日后，再进行第 2 个疗程。①

子宫脱垂

子宫从正常位置沿阴道下降，子宫颈外口达坐骨棘水平以下，甚至子宫全部脱出于阴道口外，称为子宫脱垂。常伴有阴道前后壁膨出。中医称之为“阴挺”。

【诊断要点】

1. 首先注意在不用力情况下，阴道壁脱垂及子宫脱垂的情况，并注意外阴情况及会阴破裂程度。

2. 子宫脱垂患者，在脱出物上找不到宫口，前后阴道壁不脱出，手插入阴道内可触到子宫颈。

3. 子宫颈延长症多为未产妇。前后阴道壁不脱出，前后穹窿部很高，子宫体仍在盆腔之内，仅子宫颈极度延长如柱状，突出于阴道口外。

4. 慢性子宫内翻症在肿块上找不到子宫口，但可找到两侧输卵管入口的凹陷，表面为红色黏膜，易出血，触不到子宫体。

5. 阴道壁囊肿或肌瘤常可误诊为膀胱膨出或子宫脱垂，经检查子宫仍在正常位置或被肿块挤向上方，而肿物与宫颈无关。

6. 阴道内诊时应注意两侧肛提肌情况，确定肛提肌裂隙宽度，宫颈位置，然后明确子宫大小，在盆腔中的位置及附件有无炎症或肿瘤。

7. 最后嘱患者运用腹压，必要时可取蹲位，使子宫脱出再进行扪诊，以确定子宫脱垂的程度。

Ⅰ度轻：子宫颈距处女膜缘小于 4 厘米，但未达处女膜缘。

Ⅰ度重：子宫颈已达处女膜缘，于阴道口即可见到。

---

① 陈燕. 埋线治疗神经性外阴瘙痒 73 例［J］. 四川中医，2008，26（10）：119.

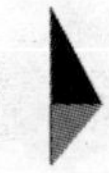

Ⅱ度轻：子宫颈已脱出阴道口外，但宫体尚在阴道内。

Ⅱ度重：宫颈及部分宫体已脱出阴道口外。

Ⅲ度：子宫颈及宫体全部脱出阴道口外。

【治疗方法】

（一）体针

取足阳明经、任脉督脉穴为主。

1. 主穴：①维胞、三阴交（针）、百会（灸）；②归来、足三里（针）、气海、关元（灸）。

配穴：大赫、维道、提托、太冲、照海。

2. 手法：针刺用补法，并留针多灸。两组穴可轮换使用。

（二）电针

取穴子宫、足三里。用疏密波弱刺激，每次 20 ~ 30 分钟。每日 1 次。

（三）耳针

取穴：内生殖器、肾、脾、交感、皮质下。毫针用中等强度刺激手法，每次 20 分钟，或用耳压法。

（四）头针

选取两侧生殖区、足运感区，间歇捻针，留针 15 ~20 分钟。

（五）穴位注射

取足三里、提托、三阴交。当归注射液或胎盘组织液，每穴注入 1 ~1. 5 毫升，隔日 1 次，7 日为 1 个疗程。

乳少（附乳不通症）

产妇分娩后 2 ~3 日开始分泌乳汁。如果乳汁分泌不足或全无，不能满足哺乳的需要，称为乳少，亦称产后缺乳或无乳。乳少以产后第

2～3日至半月内为常见，也可发生在整个哺乳期。

【诊断要点】

1. 病史：产后失于调养，或产时失血过多史，或有贫血等慢性病史。

2. 临床表现：产妇在哺乳期中，乳汁甚少，不足以喂养婴儿，或全无乳汁。

3. 检查：主要检查乳房发育及乳汁情况。注意有无乳头凹陷和乳头皲裂造成的哺乳困难，及有无先天性乳腺发育不良。

【治疗方法】

（一）体针

取足阳明经穴为主。

1. 主穴：乳根、少泽、膻中、足三里。

配穴：脾俞、胃俞。

2. 手法：虚证用补法，可灸；实证用平补平泻法。

（二）电针

取乳根穴。以疏密波弱刺激，每次20～30分钟，每日1次。

（三）梅花针

肝俞、胃俞、膻中、少泽、中脘、足三里、天宗、乳根、夹脊（胸5～9，腰1～5）、乳房四周。中等强度刺激，每日1次，10次为1个疗程。

（四）耳针

取穴：胸、内分泌、肝、脾、肾。毫针中等强度刺激，留针20～30分钟，每日1次。或用耳压法。

（五）经验疗法

针双侧涌泉穴，进针要迅速，得气后强刺激（鸡啄法）3分钟，

留针 10 分钟。如乳汁再不通者，针刺后立即用双手挤乳，乳汁即可涌出，并让婴儿吸吮，乳腺红肿硬结可明显消退，一般 2 日内恢复正常。

【文献报导】

魏氏等采用电针双侧少泽穴治疗产后缺乳，进针 0.2 寸后，用断续波。每次留针 30 分钟，每日 1 次，5 次为 1 个疗程，共治疗 2 个疗程。①

妊娠剧吐

多数孕妇，在妊娠早期常有食欲不振，择食，并有清晨恶心，呕吐等现象。这些现象，大部分在妊娠 5～6 周开始，最多至 10～12 周即可停止，称为早孕反应。对生活、工作影响不大，不需特殊治疗。少数孕妇反应严重，恶心呕吐频繁，不能进食进水，影响孕妇身体健康者，甚至威胁孕妇生命时，称为妊娠剧吐。中医则称为“妊娠恶阻”。

【诊断要点】

1．病史：停经史，可有早期妊娠反应，多发生在妊娠 3 个月内。

2．临床表现：恶心呕吐，头晕，厌食，甚则食入即吐，或恶闻食气，不食也吐。体格检查见精神萎靡消瘦，严重者可见血压下降，体温升高，黄疸，嗜睡和昏迷。

3．查体：妇科检查可见阴道壁及子宫颈变软，着色，子宫增大与停经月份相符，质软。

4．实验室检查。

（1）尿液检查。

①尿妊娠试验：以明确是否妊娠。阳性提示妊娠。

②尿分析：尿酮体阳性；尿比重增加；尿中可出现蛋白和管型。

③24 小时尿量：减少。

---

① 魏立新，王宏才，韩颖，等．电针少泽穴治疗产后缺乳 46 例临床观察［J］．中医杂志，2007，48（11）：996－998.

(2) 血液检查。

①血分析：可见红细胞总数和血红蛋白升高，血细胞比容增高提示血液浓缩。

②血生化检查：钾、氯浓度降低；严重者可见肝肾受损表现，如谷丙转氨酶、血胆红素、尿素氮、肌酐等升高。

5. B超检查：子宫增大如孕月。

6. 必要时要进行心电图检查以了解有无低血钾或高血钾及心肌情况；眼底检查以了解有无视网膜出血。

诊断时，应根据病史、临床表现及相关检查以明确是否妊娠，确定妊娠后；根据其临床表现，并通过鉴别诊断排除葡萄胎等疾病外，即可确诊。除根据临床表现外，可进行上述检查以辨别病情轻重。

【治疗方法】

(一) 体针

足阳明、手厥阴经穴及相关背俞穴。

1. 主穴：内关、足三里。

配穴：膈俞、脾俞。

2. 手法：先针主穴，用平补平泻手法，留针15分钟。体质虚弱者，可加灸配穴。怀孕三个月者，不宜针刺下腹部的腧穴；怀孕三个月以上者，腹部、腰骶部腧穴也不宜针刺。有习惯性流产的孕妇慎用针灸治疗。

(二) 耳针

取穴：胃、膈、脾、肝、三焦、神门、皮质下。每次选2~3穴，毫针轻刺激，每日1次，5次为1个疗程。也可用揿针或耳压法。

妊娠早期，胞胎未固，针治时取穴不宜过多，手法不宜太重，以免影响胎气。病者宜保持安静，注意卧床休息。对妊娠呕吐的重症和极重症应采用中西结合治疗。

【文献报导】

董氏采用穴位注射治疗妊娠剧吐，采用维生素B_1注射液在双侧内

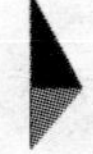

关穴位注射治疗。①

胎位不正

正常胎位中，绝大多数为枕前位。如果妊娠30周后，经产前检查发现枕后位、臀位、横位等，称胎位不正，又称胎位异常。常见于经产妇或腹壁松弛的孕妇，是导致难产的主要因素之一。

【诊断要点】

一般胎位不正的孕妇，本身无自觉不适的症状，须由妇产科检查才能做出诊断。

【治疗方法】

体针

1. 取穴：至阴。
2. 手法：操作时须解松腰带，坐在靠背椅上或仰卧床上，以艾条灸两侧至阴穴15~20分钟。每日1~2次，至胎位转正后为止。

资料显示，成功率达80%以上，经产妇较初产妇效果更好，以妊娠7个月者成功率最高，8个月以上者次之。也有采用针刺或电针者，但多数用灸法。

不孕症

夫妇同居2年以上，有正常性生活，未避孕而未曾受孕者，称不孕。未避孕而从未妊娠者称原发性不孕；曾有过妊娠而后未避孕连续2年未孕者称为继发性不孕。

【诊断要点】

1. 病史：包括月经史、分娩史和流产史，有无生殖器感染，是否采取避孕措施。特别应注意询问月经史，包括初潮年龄，有无闭经、

---

① 董岚. 内关穴注射维生素 B_1 治疗妊娠剧吐35例［J］. 陕西中医，2005，10（26）：1089－1090.

月经稀发或月经紊乱等情况；夫妇双方健康情况，注意有无结核史、内分泌疾病及生殖器炎症等。

2．体格检查：应注意全身发育、营养情况，第二性征发育情况，挤压乳房有无泌乳，甲状腺有无肿大，有无因脑垂体、肾上腺、甲状腺等内分泌失调所致的异常。

3．妇科检查：注意阴毛分布的形态和密度，阴蒂有无肥大，有无外生殖器和子宫畸形，子宫发育情况及有无子宫肌瘤，卵巢有无增大或肿瘤，有无生殖道或盆腔炎症。

4．辅助检查：包括卵巢功能、输卵管通畅情况、免疫学检查、超声和内镜检查等。

【治疗方法】

（一）体针

取任脉穴、足太阴经等穴为主。

1．主穴：关元、中极、气户、子宫、三阴交。

配穴：肾俞、命门、气海、血海、足三里。

2．手法：针刺用补法或针灸并施。若经迟加天枢、归来；经行不畅加地机；白带量多加丰隆、次髎。

（二）耳针

取穴：内分泌、肾、内生殖器、皮质下。毫针中等强度刺激，每日1次，10次为1个疗程。或用耳压法。

更年期综合征

妇女在49岁左右，月经开始终止，称为绝经。在绝经期前后，由于卵巢功能衰退直至消失，导致内分泌失调和自主神经系统紊乱所表现的症状，称为更年期综合征。此病属于中医“脏躁”的范畴。

【诊断要点】

1．病史。

（1）在更年期发病（更年期一般指绝经前1年至绝经后3年），

或有创伤、手术切除、盆腔放射治疗而损伤卵巢的病史。

2. 症状。

(1) 绝经期间，月经初呈周期紊乱，经量减少或增多，尔后月经逐渐闭止。

(2) 常有自主神经功能紊乱如面部阵发性潮红发热、记忆力减退、失眠、焦虑、抑郁、神经过敏、哭笑无常等。严重时呈精神病状态。

(3) 心悸、胸部压迫感、肢端蚁走感、麻木、疼痛及苍白等。

(4) 代谢障碍表现如食欲异常，多饮多尿，全身发胀及皮肤瘙痒等。

3. 体格检查：血压可升高，体型肥胖或消瘦，皮肤角化，心动过速或过缓，下肢水肿。

4. 妇科检查：阴道黏膜变薄，子宫、输卵管、卵巢及乳腺等逐渐萎缩。

5. 辅助检查：阴道涂片可示角化细胞减少，多数为基底层或中层以下的细胞胞浆嗜酸性，白细胞较多。

【治疗方法】

(一) 体针

取背俞穴和足三阴经穴为主。

1. 主穴：①心俞、脾俞、肾俞、三阴交；

②太冲、太溪、百会、风池；

③脾俞、胃俞、中脘、章门、足三里；

④膻中、中脘、气海、支沟、丰隆、三阴交。

心血管系统功能紊乱选①；精神神经症状选②；消化系统症状选③；泌尿系统症状和其他方面症状选④。根据不同症状也可四组穴交替使用。

配穴：心悸加内关、通里；失眠加内关、神门、四神聪；心烦加劳宫、大陵；情绪不稳定加人中、大陵；腹胀加下脘、气海；腹泻加天枢、阴陵泉；便秘加支沟、照海；浮肿加关元、水分、足三里；腰痛加肾俞、腰眼等。

2. 手法：虚证用补法，并灸；实证用泻法。

（二）耳针

取穴：肾、内生殖器、内分泌、神门、交感、皮质下、心、肝、脾。每次选 3～4 穴，中等强度刺激。隔日针刺 1 次。或用耳压法。

【文献报导】

1. 李氏采用灸脐疗法治疗更年期综合征 31 例，将生地、肉苁蓉、菟丝子、吴茱萸各等分碾为末，加入等量食盐，填入脐中，再将艾炷置于上面，灸至局部皮肤潮红为度，每日 1 次，4 次为 1 个疗程。[①]

2. 郑氏采用走罐法治疗本病 30 例，以背部督脉和膀胱经为主要循行线，反复操作 4～6 次，再分别在心俞、肝俞、脾俞、肾俞等部位反复走罐 0.5～1 分钟，每周 2 次，1 个月为 1 个疗程。[②]

---

① 李芳莉. 灸脐治疗女性更年期综合征的临床观察［J］. 中国针灸，2004，24（10）：689－690.

② 郑如云，诸国庆，等. 背部腧穴走罐法治疗更年期综合征疗效观察［J］. 浙江中西医结合杂志，2011，21（3）：177－178.

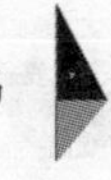

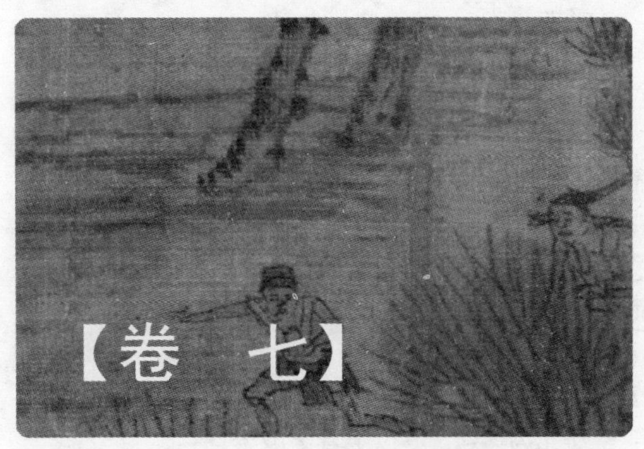

小儿科疾病

小儿体质生理上“脏腑娇嫩、形气未充”，病理上“发病容易、传变迅速、易寒易热、易虚易实”，其发病和治疗均有其特殊性，应用针灸方法可激发经络之气，调整虚实、阴阳、寒热，增强机体的抗病与应变能力，从而达到治疗疾病的目的。

小儿惊风

惊风又称惊厥，是小儿常见的危急重症，可在小儿许多急性疾病过程中出现，以抽搐并伴有神志障碍为特征。其发病突然，变化迅速，症情凶险。好发于1～5岁小儿。根据其临床表现分为急惊风与慢惊风两类，急惊风发病急暴，临床表现多为实证。慢惊风多由久病而来，也可由急惊风转变而来，临床多表现为虚证。

【诊断要点】

1．急惊风诊断要点：

（1）以3岁以下婴幼儿为多，5岁以上逐渐减少。

（2）常有感受风热、疫毒之邪或暴受惊恐病史。

（3）临床以高热、抽风、昏迷为主要表现。

（4）有明显的原发疾病，如感冒、肺炎喘嗽、疫毒痢、流行性腮腺炎、流行性乙型脑炎等。中枢神经系统感染者，神经系统查体病理反射阳性。

（5）必要时可行大便常规、大便培养、血培养、脑脊液、脑电图、脑CT等检查协助诊断。

2．慢惊风诊断要点：

（1）具有反复呕吐、长期泄泻、急惊风、佝偻病等病史。

（2）起病缓慢、病程较长。症状见面色苍白，嗜睡无神，抽搐无力，时作时止，或两手颤动，筋惕肉瞤，脉细无力。

（3）根据患儿的临床表现，结合血液生化、脑电图、脑脊液、头颅CT等检查，以明确诊断原发病。

【治疗方法】

（一）急惊风

1．体针：取督脉穴、十二井穴为主。

（1）主穴：人中、十二井（或十宣）、涌泉、太冲。

配穴：合谷、风池、内关、丰隆、大椎、曲池。

（2）手法：急救时可先指压人中，以缓解抽搐，随即针刺人中、

涌泉，泻法，以开窍醒厥。十二井穴（或十宣穴）速刺放血，以泄热启闭。刺太冲泻法，以熄风镇惊。刺丰隆泻法，以除痰热。惊止后，加刺大椎或合谷、曲池，泻法以退热，刺内关平补平泻法，以宁心安神。

一般经针刺治疗后症状随之缓解，发热明显减退，可适当给予中药处方，以清热善后。

2. 其他疗法：惊止后，可用梅花针点刺项背以疏风解热。或耳穴埋针，取穴神门、交感、皮质下，以退热安神，巩固疗效。

（二）慢惊风

临床症状表现如类似急惊风者，针灸治疗则按急惊风方法治疗。如临床表现为虚脱症状者应按下列针灸方法治疗。

1. 体针：取任脉、督脉穴为主。

（1）主穴：百会、神阙、关元、气海。

配穴：大椎、足三里、脾俞、肾俞。

（2）手法：先艾炷直接灸百会，或隔生盐灸神阙（艾炷如花生仁大小），以回阳固脱，灸至患儿苏醒为度。随之用艾条悬灸气海、关元 15～20 分钟，以温补元气。症状改善后，适当选用配穴悬灸，以提升阳气，调补脾肾。如肝肾阴亏者，症状改善后，可针刺三阴交、太溪，用补法，以滋水涵木、柔肝熄风。

2. 灸惊风穴：用直接灸，连灸 3 壮。本穴在足大拇指第二节足背高骨处。

【文献报导】

1. 胡氏等针刺金钟穴（在鼻中隔的中点）治疗小儿高热惊厥 31 例，刺 5 毫米深，泻法，不留针。①

2. 刘氏等采用耳穴疗法治疗小儿惊厥 30 例，用火柴棒、探针、

---

① 胡志红. 针刺金钟穴治疗小儿高热惊厥［J］. 新中医，2007，39（1）：18.

毫针等点压耳穴之神门穴，大多可在30秒~1分钟止痉。①

3. 陈氏采用泻法治疗小儿惊厥73例，发作时针刺或点穴强刺激人中、合谷和涌泉并配合西药。②

4. 王氏采用毫针浅刺加点刺治疗小儿惊厥50例，发作时疾出不留针法刺水沟、印堂、十宣、合谷、太冲配合十宣穴点刺出血。③

小儿遗尿
（附新生儿小便不通）

小儿遗尿，是指小儿在睡眠中不自觉的排尿，正常幼儿在2~3岁时已能控制排尿，如在5岁后仍发生不随意排尿即为遗尿症，大多数发生在夜间熟睡时，称夜间遗尿症。

【诊断要点】

1. 入睡后不自觉遗尿，临床上没有排尿困难或剩余尿，尿常规化验检查亦正常。

2. 轻者数夜遗尿一次，重者每晚遗尿一次或多次，甚或午间睡眠时亦有遗尿。

3. 常见于3~10岁的儿童，偶可见于10多岁的青少年。

【治疗方法】

（一）体针

取任脉穴、足太阴、足太阳经穴为主。

1. 主穴：气海、关元、中极、肾俞、三阴交、太溪。

配穴：膀胱俞、八髎、足三里、阴陵泉。

---

① 刘永伟，曲延模. 点压神门穴治疗小儿惊厥［J］. 包头医学，2004，28（4）：35.

② 陈亚平. 针药合治小儿高热惊厥的临床观察及护理体会［J］. 中医杂志，2010，51（52）：221-222.

③ 王升敏. 针刺治疗小儿惊厥50例［J］. 上海针灸杂志，2010，29（2）：93.

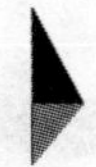

2. 手法：针刺用补法，加艾灸。每次取主穴、配穴各 1～2 穴，交替选用。可嘱患儿家长晚上睡前用艾条悬灸（雀啄灸法）气海、关元、足三里、八髎，每次 2 穴，灸 10～15 分钟，交替选用。

3. 疗程：6 次为 1 个疗程，多数病例一疗程可愈。如久病或体质较弱者，一疗程未愈，可连续 2～3 个疗程。

（二）耳针

取穴：肾、膀胱、皮质下、交感。用毫针轻刺激，留针半小时。或用揿针，2～3 天更换一次。6 次为 1 个疗程，未愈可连续 2～3 个疗程。或用耳压法。

（三）经验疗法

1. 取遗尿穴：本穴位于双侧足小趾底部第一横纹中点。直接捻转进针，当针尖达骨面时，捻转角度可稍加大，致病儿感到明显疼痛和下腹胀甚至发热为止，每 10 分钟行针 1 次，留针 30 分钟，隔日 1 次，5 次为 1 个疗程。

2. 取气海穴：直刺 0.5～1 寸（按年龄体质情况适当掌握深度），运用提插捻转手法，多用补法，腹中可出现热感，留针 20～45 分钟，中间行针 2 次，一般 3～7 次痊愈。

【文献报导】

1. 杨氏取双侧三阴交穴治疗小儿遗尿 30 例，注射硫酸阿托品注射液，每穴 0.2 毫升，每日 1 次，8 次为 1 个疗程。[①]

2. 邹氏等治疗小儿遗尿 40 例，取关元、阴陵泉、三阴交，注射维丁胶性钙、维生素 B_1、维生素 B_{12}，每穴注入 0.5～0.8 毫升药液，每日 1 次，注射 7 日。[②]

---

① 杨怡．穴位注射三阴交治疗小儿遗尿［J］．中国针灸，2001，21（12）：729.

② 邹仕兵，冯江山．穴位注射药物治疗小儿遗尿症 40 例临床观察［J］．实用医技杂志，2006，13（14）：2494.

3. 李氏采用针刺双侧独阴穴（奇穴，位于足第2趾远端趾间关节横纹的中点处）治疗本病60例，进针得气后，施以捻转补法，捻转1分钟，使患儿腹部热感明显，以患儿耐受为度，不留针，每日1次，10次为1个疗程。①

【附】新生儿小便不通治法

正常的新生儿在24小时内大多数都有排尿。若超过48小时仍未排尿者，则属病理现象，称新生儿小便不通或尿潴留。

取穴：中极、关元。

手法：热蕴膀胱取中极穴，毫针直刺0.3寸，用平补平泻均匀的捻转提插手法。元气虚弱取关元穴，毫针直刺0.3寸，用捻转提插补法，出针后按针孔并加艾条灸。

小儿腹泻

小儿腹泻是一组由多病原、多因素引起的以大便次数增多和大便性状改变为特点的消化道综合征，是我国婴幼儿最常见的疾病之一。6个月至2岁婴幼儿发病率高，1岁以内约占半数，是造成小儿营养不良、生长发育障碍的主要原因之一。本病常年皆可发生，但以夏秋季节多发。

【诊断要点】

根据发病季节、病史（包括喂养史和流行病学资料）、临床表现和大便性状可以做出临床诊断。必须判定有无脱水（程度和性质）、电解质紊乱和酸碱失衡。注意寻找病因，从临床诊断和治疗需要考虑，可先根据大便常规有无白细胞将腹泻分为大便无或偶见少量白细胞者和大便有较多白细胞者两组。

1. 大便无或偶见少量白细胞者：该组患儿为侵袭性细菌以外的病因（如病毒、非侵袭性细菌、寄生虫等肠道内、外感染或喂养不当）引起的腹泻，多为水泻，有时伴脱水症状。

---

① 李智. 独阴穴为主治疗小儿遗尿60例［J］. 针灸临床杂志，2010，26(2)：28.

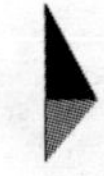

2. 大便有较多的白细胞者：该组患儿症状表明结肠和回肠末端有侵袭性炎症病变，常由各种侵袭性细菌感染所致，仅凭临床表现难以区别，必要时应进行大便细菌培养，细菌血清型和毒性检测。尚需与下列疾病鉴别。

（1）细菌性痢疾：常有流行病学病史，起病急，全身症状重。大便次数多，量少，排脓血便伴里急后重，大便显微镜检查有较多脓细胞、红细胞和吞噬细胞，大便细菌培养有痢疾杆菌生长可确诊。

（2）坏死性肠炎：中毒症状较严重，腹痛、腹胀、频繁呕吐、高热，大便暗红色糊状，逐渐出现典型的赤豆汤样血便，常伴休克。腹部立、卧位 X 线摄片呈小肠局限性充气扩张，肠间隙增宽，肠壁积气等。

【治疗方法】

针灸疗法按辨证分为实证、虚证施治。实证是指急性泄泻伴发热口渴等症，虚证是指重症腹泻中后期之失水以至虚脱症状为主。实证取手足阳明经穴，用毫针泻法为主；虚证取脾胃背俞穴，足阳明经穴，以艾灸为主，针刺用补法。

（一）实证

1. 主穴：天枢、足三里、上巨虚、下脘、下巨虚。

配穴：建里、曲池、太白、公孙、阴陵泉、三阴交。

2. 手法：每次取主、配穴各 1～2 穴。针用泻法为主，症状缓解后，或体质较虚者用平补平泻法。幼婴儿患者，不留针，能合作小儿可适当留针。针刺宜浅，用力宜轻，均可加用梅花针点刺腹部以调理胃肠。

3. 疗程：每日针 1～2 次，急性泄泻连续针治 2～3 日，症状可愈。

（二）虚证

1. 主穴：脾俞、胃俞、肾俞、大肠俞、足三里、天枢。

配穴：下脘、章门、三阴交、阴陵泉。

2. 手法：每次取主、配穴各1~2穴。以艾灸为主，宜用艾条雀啄灸法，每次灸10~15分钟。针刺宜用补法，或温针法。可教家长增加灸次，以加速疗效。

3. 疗程：每日针灸1次，1周为1个疗程，根据病情需要，可连续治疗。

【附】婴儿腹泻针刺疗法

1. 针法：取止泻穴，该穴位于中指指甲根部与皮肤联结处的两侧，两手共四点。刺时将小儿中指捏紧，用半寸毫针或三棱针点刺出血，如无出血，用手挤出亦可。1次无效者，可针第2次，但不要超过两次。

2. 采用三棱针或手术刀常规消毒后，以双侧肾俞穴各为起点，由内向外横划1线，约1寸长为度，然后用手轻轻挤捏，微见血即可。轻者1次，重者2次或3次即见效。

【文献报导】

1. 齐氏等采用穴位注射法治疗小儿腹泻132例，选用双侧足三里穴，注射盐酸山莨菪碱（654-2），剂量按0.3毫克/千克体重计算，每日1次。①

2. 戚氏采用穴位注射治疗小儿腹泻41例，选用双侧大肠俞穴，各注射维生素 B_{12} 0.5毫升，每日1次，5次为1个疗程，一般两个疗程可愈。②

3. 袁氏采用刺血法治疗本病26例，用三棱针或0.5寸不锈钢针点刺双侧少商穴，令其出血，要求血色由暗红变鲜红为止，每日1次，治疗3~5次。③

---

① 齐文辉，周优树，等. 足三里穴位注射654-2治疗小儿腹泻疗效观察[J]. 现代诊断与治疗，2007，7（4）：244.

② 戚红亮. 穴位注射治疗小儿腹泻[J]. 中国针灸，2001，21（6）：354.

③ 袁虹. 点刺少商穴治疗小儿腹泻[J]. 中国针灸，2003，23（1）：35.

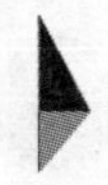

疳　证

疳证是小儿的一种慢性营养缺乏症，又称疳积。现代医学称“营养不良”。多由喂养不当所致，或继发于其他疾病。常见于5岁以下小儿，尤以婴幼儿多见。临床以形体消瘦，面色无华，毛发干枯，精神萎靡或烦躁不安，饮食异常为特征，甚至生长发育停滞。常伴有全身各系统不同程度的功能紊乱。

【诊断要点】

1. 有先天禀赋不足，长期喂养不当或病后失调等病史。

2. 形体消瘦，面色无华，毛发稀疏枯黄，饮食异常，大便不调，或脘腹膨胀，烦躁易怒，或精神不振，或喜揉眉擦眼，或吮指磨牙。

3. 体重低于正常同龄儿平均值15%以上。

4. 实验室检查：血红蛋白及红细胞减少；疳肿胀者，血清总蛋白大多在45克/升以下，血清白蛋白常在20克/升以下。

5. 病情分级：轻度（即Ⅰ度营养不良），体重低于正常值15%～25%；中度（即Ⅱ度营养不良），体重低于正常值25%～40%；重度（即Ⅲ度营养不良），体重低于正常值40%以上。

【治疗方法】

（一）体针

取经外奇穴、足阳明经穴为主。

1. 主穴：四缝、足三里。

配穴：脾俞、胃俞、中脘、三阴交、大肠俞、百虫窝、神门、内关、太冲、太溪。

2. 手法：四缝穴速刺捻转，或用三棱针速刺，挤出黄水或血，3天针刺1次。足三里等穴，虚证补法，实证泻法，虚实夹杂用平补平泻手法。

3. 疗程：2周为1个疗程，一般可愈。若重症未愈，可连续2～3个疗程。

（二）梅花针

轻叩背部脾俞、胃俞、肝俞、肾俞及足阳明经下肢小腿循行路线，自上而下，叩至轻度充血即可，每日 1 次，与体针配合治疗。

（三）可结合捏脊疗法

让患儿俯卧，医者两手食指抵其脊背；双手拇指伸于食指前，合力夹住肌肉提起，后做翻卷动作，双手同步向前移动，自长强穴一直捏至大椎穴，如此反复多次。

【文献报导】

1. 蒋氏等采用挑刺四缝穴为主治疗小儿疳积 138 例，用三棱针快速点刺每一穴位，挤出黄色油状黏稠液体，挤净为度，每 10 ~ 15 日治疗 1 次，一般挑刺 2 ~ 3 次即可。①

2. 钱氏等采用针刺四缝穴治疗小儿疳积 69 例，取一次性采血针，避开小血管，点刺四缝穴，每指缝刺 1 ~ 2 针，挤压出淡黄色液体，视小儿挤出的液体量定下次就诊时间。液体较多者每周 1 次，稍少者隔周 1 次，共 2 ~ 4 次。②

小儿厌食症

厌食是小儿常见的脾胃病证，临床以较长时期食欲不振，见食不贪，食量减少，但精神尚好为特征。本病各年龄阶段均可发生，以1 ~ 6 岁多见，城市儿童发病率较高。发病无明显季节性，但夏季暑湿当令之时，可使症状加重。患儿除食欲不振外，一般无特殊不适，预后良好。但长期不愈者，可使气血生化乏源，抗病能力下降，而易罹患他病，甚或日渐消瘦转为疳证。

---

① 蒋贵东，王海莉．挑刺四缝穴为主治疗小儿疳积疗效观察［J］．针灸临床杂志，2005，21（1）：54－55.

② 钱雄，胡林伟，陆依玲，等．刺四缝治疗小儿疳证 69 例临床观察［J］．浙江中医杂志，2014，49（11）：834.

【诊断要点】

1. 喂养不当、病后失调、先天不足或情志失调等病史。

2. 较长时期食欲不振，食量明显少于正常同龄儿为主症，可伴见面色少华，形体偏瘦，但精神尚好，活动如常。

3. 除其他外感、内伤疾病所致的厌食症状。

【治疗方法】

（一）体针

取经外奇穴、足阳明经穴为主。

1. 主穴：四缝、足三里。

配穴：脾俞、胃俞、三阴交、太冲、太溪。

2. 手法：四缝穴速刺捻转，或用三棱针速刺，挤出黄水或血，3天针刺1次。余穴平补平泻手法。

3. 疗程：5~7日为1个疗程。

（二）经验疗法

取穴：新四缝（位于双手拇指掌面指横纹中点称“手二缝”，双足拇指掌面趾横纹中点称“足二缝”，合称新四缝。主治小儿厌食症和小儿腹泻）。

辨证取穴与治疗操作法：

1. 上取穴法：小儿厌食症病在“胃”、在上，属阳。根据“阳病先治阳”的道理，故先取“手二缝”，再取“足二缝”，每日1次，每次1穴，4次为1个疗程。

2. 下取穴法：小儿腹泻病在“脾”、在下，属阴。根据“阴病先治阴”的道理，故小儿腹泻先取“足二缝”，再取“手二缝”，疗程同上。

【文献报导】

1. 王氏等采用挑刺四缝穴为主治疗小儿厌食症80例，用5分长的毫针迅速点刺，针刺穴位深1.5~3毫米局部挤压挤出白色或黄色液体针刺后用酒精棉球压1分钟。一般每5日针刺1次治疗5次为1个疗程。①

2. 董氏采用捏脊配合点刺四缝穴为主治疗小儿厌食症32例，捏脊每日1次，7日为1个疗程。点刺四缝挤出黄色黏液和血液，1周点刺1次，一般3~5次。②

智能发育不全

智能发育不全，又称精神幼稚症，俗称大脑发育不全，是指在胚胎期或出生后由于多种原因造成中枢神经系统发育异常，临床上以智能障碍为主要特征的一组疾病。

【诊断要点】

1. 患者的发病与胎产、婴幼儿时期后天因素有关，如难产、高热、脑炎、脑膜炎和头颅外伤等。

2. 部分来自遗传因素，或因母体妊娠期受疾病等不良刺激所致。

3. 本病的主要症状：智能障碍、失语、面瘫、流涎、吞咽困难、肢体瘫痪等。

【治疗方法】

（一）体针

取督脉穴和足太阳、足少阳经穴为主。

1. 主穴：百会、四神聪、大椎、风府、风池、心俞、脾俞、肝俞、肾俞、命门、悬钟。

配穴：智能障碍加神庭、头维、脑户；失语加哑门、廉泉、通里、言语一区、二区或三区；面瘫或流涎加地仓、颊车、承浆；吞咽困难加天突、膻中、膈俞、中魁；肢体瘫痪加肩髃、曲池、外关、环跳、阳陵泉、三阴交。

---

① 王丽琼，刘鹏飞．针刺四缝穴治疗小儿厌食症80例疗效观察［J］．基层医学论坛，2014，18（23）：3214－3215.

② 董彩尼．捏脊疗法配合点刺四缝穴治疗小儿厌食症32例［J］．解放军医药杂志，2009，21（5）：50－51.

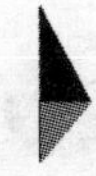

2. 手法：每次选5～7穴，用中度刺激手法，并加用梅花针叩刺项背、腰骶、四肢部。

（二）穴位注射

常用药物有维生素B_1、B_{12}、呋喃硫胺、乙酰谷酰胺、大脑组织液、胎盘组织液、三磷腺苷、当归、红花、丹参注射液等。根据患者的具体病情，每次选上述药液1～2种，取穴2～4个，每次注入药液0.5～1毫升，隔日1次，10次为1个疗程，休息7～10日后再进行第2个疗程。

（三）穴位埋线

取穴同体针。根据患者病情，每次选2～3穴。

（四）经验疗法

艾条悬灸涌泉穴治小儿流涎，每次10分钟，每日2次。

【文献报导】

1. 袁氏等治疗精神发育迟滞（MR）2 683例。针刺主穴：四神针（百会穴左右前后各旁开1.5寸），智三针（神庭和本神穴），脑三针（脑户和脑空穴），颞三针（耳尖直上2寸为第一针，其前后各1寸分别为第二针、第三针）。配穴：根据中医辨证分型和临床症状随症加减。针用1寸毫针，头部穴位平刺，捻转进针0.7～0.9寸，得气采用疾徐补泻或捻转补泻，留针30分钟以上，每5～8分钟行针1次，每日1次，4个月为1个疗程，疗程间休息1～2个月。[①]

2. 张氏采用“靳三针”疗法治疗智障儿童61例。取主穴：四神针、智三针、颞三针、脑三针，合称弱智四项，根据症状配合相关穴位。并加穴位注射：根据病因及症状的不同，药物选用：脑活素（小于5岁者每次2毫升，大于5岁者每次5毫升），胞磷胆碱（每次250毫克），胎盘组织液（每次2毫升），维生素B_{12}注射液（小于5岁者

---

① 袁青，赖新生，彭增福，等. 靳三针治疗精神发育迟滞（MR）2683例临床观察［J］. 中国针灸，1999，19（6）：328－332.

每次100毫克，大于5岁者每次250毫克）加维丁胶性钙注射液（每次1毫升）。每个患者选用其中1种药物，连续注射20次后，再根据病情变化改用另一种药物。取穴：心俞、肾俞、足三里、曲池、风市、百劳、脾俞。每次1穴（双侧），交替注射。①

3. 徐氏等以督脉为主针刺结合穴位注射治疗智障儿童48例，主穴：神庭、百会、风府、本神、内关、通里。配穴：中医辨证好动难静属阳者选开四关、劳宫、涌泉；喜静少动属阴者，取足三里、人中、三阴交、神门；语言障碍者加哑门、廉泉；理解力差两目呆滞者加大钟；久病体弱选五脏背俞穴；肢体障碍加曲池、外关、环跳、阳陵泉等。穴位注射：药物选用神经生长素（小于5岁者每次2毫升，大于5岁者每次4毫升），第一周选用内关穴，下一周选用通里穴，进行两周穴位注射后休息一周继续治疗。②

小儿多动症（附小儿惊哭）

小儿多动症为儿童神经官能症常见类型之一，表现为肌肉瞬息间收缩，此种动作迅速而不自主，并经常重复，如瞬眼、龇牙，做出某种怪相、头部扭动等不自主动作。

【诊断要点】

1. 常见于6～12岁小孩，以男孩为多。

2. 面肌抽动为多，如挤眼、龇牙、做出某种怪相。

3. 头部扭动、扭颈、抖动手臂等。

4. 上述动作，以同样而固定的形式反复出现，易被老师或家长误解为顽皮，因而常受责骂。

5. 患病前常伴有睡眠不安、夜惊、性格易兴奋等症状。

6. 部分病儿有脑电图轻度异常波型。

---

① 张红. “靳三针”治疗儿童弱智61例临床观察［J］. 中国针灸，1995（5）：23－24.

② 徐北东，张红石. 以督脉为主针刺结合穴位注射治疗弱智儿童48例［J］. 中国中医药现代远程教育，2014，12（14）：78－79.

【治疗方法】

（一）体针

取督脉穴为主。

1. 主穴：印堂、百会、风池、大椎、内关。

配穴：足三里、神门、曲池、合谷、悬钟、三阴交。

2. 手法：平补平泻，留针30分钟。

3. 疗程：选上穴3~4个，每日针1次，可加电针，10次1个疗程。

（二）耳针

取穴：神门、肝、皮质下、交感。用王不留行籽贴压，2~3日换籽一次。

（三）梅花针

选用颈项督脉及华佗夹脊穴，用梅花针叩刺5~10分钟至皮肤潮红为度，每日1次。

在治疗本病中，家人对患儿所表现的症状不宜表示过分注意及忧虑，以免增加患儿心理压力。引导患儿从事其他正常学习、文体活动，以转移其注意力。

【附】小儿惊哭

1. 治法：母抱儿于怀，术者面对患儿，用双手拇指按摩百会、四神聪、双风池穴，由轻至重，交替进行，至惊哭停止后，仍继续2~5分钟。一般1次治愈，如再出现惊哭，可重复此法。以上诸穴，对小儿有较强的镇静和催眠作用。

2. 用三棱针或5号注射针头，常规消毒，针患儿中指指尖（即中冲穴），针尖略斜向上方，刺入0.1寸许，刺出少许血即可，1次有效。

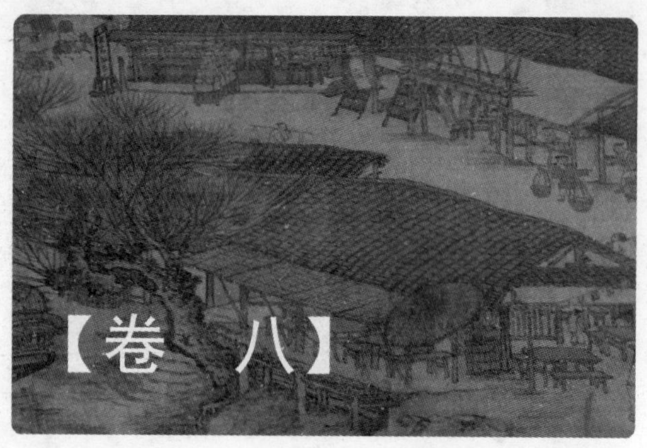

五官科疾病

观古今中外临床上治五官科疾病向以针灸和外治为主，外治可以直接作用于病灶区域，能直接迅速地改善病灶的病理使之趋向痊愈，针灸疗法作为五官科的传统特色疗法之一，具有取效迅速、立竿见影的特点。

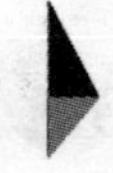

一、眼　　科

青　光　眼

青光眼是一组以特征性视神经萎缩和视野缺损为共同特征的疾病。病理性高眼压、视盘萎缩凹陷、视野缺损及视力下降是本病的主要特点。祖国医学称为“绿风内障”。本病有原发性、继发性和先天性之别。原发性青光眼分为闭角型和开角型两种，其中原发性闭角型青光眼又可分为急性和慢性两大类，本节只介绍急性闭角型青光眼的针灸证治。

【诊断要点】

1. 视力急剧下降甚至仅有余光感，头痛、眼胀、恶心呕吐。
2. 眼压突然明显升高，可达 50 ~ 80 mmHg（6.65 ~ 10.64 kPa）。
3. 角膜水肿雾状混浊，瞳孔呈垂直椭圆形散大。
4. 睫状充血或混合性充血。
5. 前房浅，房角关闭。

【治疗方法】

（一）体针

取足太阳、手阳明、足厥阴、少阳经经穴为主。

1. 主穴：睛明、合谷、风池、球后、太冲。

配穴：攒竹、丝竹空、印堂、太阳、肝俞、胆俞、三阴交、曲池。

2. 手法：用平补平泻针法。
3. 疗程：10 ~ 15 次为 1 个疗程，休息 5 日后再行第 2 个疗程。

（二）耳针

取穴：肝、肾、眼、神门、肾上腺、结节。每次选 3 ~ 5 穴，毫针强刺激，留针 10 ~ 20 分钟，亦可耳埋揿针或耳压法。

（三）穴位注射

取肝俞、肾俞。用维生素 B_{12} 加 654－2 注入穴位，每穴 0.5 毫升，隔日 1 次。

睑 腺 炎

睑腺炎中医学称为麦粒肿，临床上分为外麦粒肿（即睫毛毛囊周围的皮脂腺急性化脓性炎症）和内麦粒肿（睑板腺急性化脓性炎症），本病易复发或多发，发病较急，一般单眼发病，但也有双眼同时发病的。以青少年多见，素体虚弱、屈光不正、卫生习惯不良者常易罹患此病。

【诊断要点】

1. 外麦粒肿初起红肿疼痛，触之有肿块，表现在眼缘处、睫毛根部。以后疼痛加剧，2～3 日形成脓点，溃破、流脓后疼痛减轻，逐渐痊愈。

2. 内麦粒肿：炎症在睑板腺内，肿胀、有硬节、疼痛，结膜表面局限性充血，以后形成脓点，向睑结膜面溃破后疼痛减轻，有痒感，而渐痊愈。

3. 炎症扩散到眼睑皮下组织，可出现整个眼睑红肿、波及同侧颜面，球结膜亦充血水肿，耳前淋巴结肿大，全身可见发热、恶寒、头痛等症状。

【治疗方法】

（一）针灸

取足太阳经，手、足阳明经穴为主。

1. 主穴：睛明、攒竹、承泣、合谷、太阳。

配穴：头痛加风池、行间；恶寒发热加外关。

2. 手法：针用泻法。

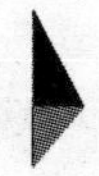

（二）耳针

取穴：眼、肝、脾、耳尖。毫针强刺激，留针 20 分钟，每日 1 次，亦可在耳尖及耳背小静脉处刺络出血 2 ~ 3 滴。

（三）挑刺疗法

在肩胛区第 1 ~ 7 胸椎棘突两侧，找到淡红色丘疹或敏感点，皮肤常规消毒后，用三棱针点刺，挤出黏液或血水（反复挤 3 ~ 5 次）；亦可挑破皮疹或敏感点皮肤，挑断皮下组织纤维，患左眼挑右侧，患右眼挑左侧。

（四）刺络拔罐

取大椎或百劳穴，用三棱针点刺出血后拔罐。

（五）电磁疗法

取麦粒肿阿是穴和太阳穴，用每片含 300 高斯的磁片，共 2 片，贴于穴位上，再接电针机，用疏密波 20 分钟。

【文献报导】

潘氏以脾俞为主刺络法治疗麦粒肿 159 例，配合患侧太阳或攒竹，用三棱针快速点刺脾俞穴 5 ~ 7 下，并拔罐 10 ~ 15 分钟，出血以 5 ~ 10 毫升为度，每日 1 次，5 次为 1 个疗程。①

视神经萎缩

视神经萎缩是视神经纤维在各种病因影响下发生变性和传导功能的障碍，以视力下降甚至失明、视野缺损和视神经乳头褪色为临床特征的退行性病变。临床上分为原发性与继发性两种。前者多发生于脊髓痨、眶内或颅内肿瘤压迫、视神经外伤以及中毒症；后者多发生于

① 潘华．以脾俞为主刺络法治疗麦粒肿［J］．中国针灸，2011，31（9）：782.

视神经炎、视乳头水肿等眼底疾患或青光眼后。中医学称为“青盲”。

【诊断要点】

1. 视力逐渐减退，甚至目无所见。若尚存视力能查视野时，一般表现为向心性缩小，但不同原因可有不同的改变。

2. 眼底改变。原发性（单纯性）者，视乳头苍白，边界清楚，筛板明显可见，网膜血管正常；继发性者，视乳头色灰白或蜡黄，边界模糊不清，视乳头表面有物遮挡，或乳头血管偏向鼻侧，网膜血管变细，或网膜有陈旧病灶或色素沉着。

3. 原因复杂。临床上多种眼底病及眼周围组织疾病，均可致发本病。故需进行全面检查，方能推测病变的性质、部位。

【治疗方法】

（一）体针

取足少阳、足太阳经穴为主。

1. 主穴：风池、睛明、球后、肝俞、养老、光明。

配穴：肝肾阴亏加肾俞、太溪、行间；脾气虚弱加足三里、三阴交；肝气郁结加太冲、章门。

2. 手法：针用平补平泻法，脾虚者可加灸。

3. 疗程：5~10 次为 1 个疗程，休息 3 日可行第 2 个疗程。

（二）耳针

取穴：眼、肝、皮质下、肾、脾。毫针轻刺激，留针 20 分钟，隔日 1 次，亦可耳埋揿针或耳压法。

（三）梅花针

取眼眶周围、第 5~12 胸椎两侧、风池、膈俞、肝俞、胆俞。眼区轻度叩刺至潮红，其余部位及经穴施以中度叩刺，隔日 1 次。

结 膜 炎

结膜炎是由于结膜受感染而发病，临床上结膜充血和分泌物增多是

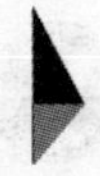

各种类型结膜炎的共同特点。根据致病原因分为微生物性与非微生物性两大类。以夏秋季较多流行，本病属于中医学“目赤肿痛”范畴。

【诊断要点】

1. 检查发现眼睑红肿，睑结膜充血、乳头滤泡增生，球结膜周边性充血，有时水肿及结膜下出血，结膜囊内有分泌物。要确定病源需作分泌物涂片，进行细菌和细胞学检查。

2. 必要时行结膜上皮刮片及分泌物涂片或培养检查细菌、真菌、分离病毒等，并做药物敏感试验。

3. 有刺激症状者，用荧光素染色检查角膜。

4. 必要时，应进行流行病学调查。

5. 对慢性结膜炎应询问有无屈光不正、烟酒过度、睡眠不足或长期暴露于风沙、烟尘等病史，检查附近组织有无慢性炎症，如慢性泪囊炎等。

【治疗方法】

（一）体针

取足太阳、足少阳经穴为主。

1. 主穴：睛明、风池、合谷、太阳。

配穴：急性者加率谷、少商点刺出血；慢性者加光明、三阴交、肝俞、太冲。

2. 手法：急性用泻法，慢性用平补平泻法。

3. 疗程：5 ~7 日为 1 个疗程。

（二）耳针

取穴：耳尖、眼、肝、风溪。毫针中等刺激，留针 30 分钟，每日 1 次，或耳尖及耳背小静脉刺络出血 3 ~5 滴。

（三）梅花针

取第 1 ~4 颈椎、两颞部、眼眶周围，中度叩刺，如头痛者可轻度叩刺头顶部。

（四）挑治疗法

在两肩胛之间找丘疹样反应点挑治，或取大椎、百劳、肺俞穴，皮肤常规消毒，挑断穴位皮下纤维组织，每隔7日挑治1次，每次1~2穴。

近　视

近视是指眼在调节松弛状态下，平行光线经眼球屈光系统的折射后，焦点落在视网膜之前。本病属于中医“能近祛远证”。

【诊断要点】

1. 远视力下降，近视力正常。
2. 验光检查为近视。

【治疗方法】

（一）体针

取足太阳、少阳经穴及眼周穴为主。

1. 主穴：攒竹、四白、太阳、风池。

配穴：肝俞、肾俞、养老、光明。

2. 手法：平补平泻，留针20分钟，每日1次。
3. 疗程：7~10次为1个疗程，停针3~5日再行第2个疗程。

（二）耳针

取穴：眼、肝、肾、心、神门、皮质下。每次选2~3穴，毫针中等刺激，留针30分钟，隔日1次，10次为1个疗程。亦可耳埋揿针或耳压法。

（三）电针

取合谷、太阳、四白、攒竹。针刺得气后接电针仪，用连续波弱刺激，以耐受为度，每日1次，7日为1个疗程。

(四) 头针

取枕上旁线、枕上正中线。按头针常规操作，每日 1 次。

(五) 梅花针

轻度或中度叩刺眼周穴及风池穴，每日 1 次。

斜　视

正常双眼注视状态下，被注视的物体会同时在双眼的视网膜黄斑中心凹上成像。在异常情况下，双眼不协调，在注视状态下出现任一眼视轴偏离，称为斜视。根据不同注视位置，眼位偏斜的变化可分为共同性斜视和非共同性斜视两种，而麻痹性斜视属于非共同性斜视。中医称为“风牵偏视”。

【诊断要点】

1. 共同性斜视。

(1) 发生于幼年时期，眼位偏斜，无复视。

(2) 常有屈光不正。

(3) 眼球各向运动正常。

(4) 第一斜视角等于第二斜视角。

2. 麻痹性斜视。

(1) 发病时间明确，自觉症状显著，有复视、混淆视、眩晕、步态不稳等。

(2) 眼球向麻痹肌作用方向的对侧偏斜。

(3) 眼球运动受限。

(4) 第一斜视角小于第二斜视角。

【治疗方法】

(一) 体针

取手足阳明经、足少阳经穴为主。

1. 主穴：四白、合谷、风池、足三里。

配穴：内斜视加太阳、瞳子髎；外斜视加睛明、攒竹。可加肝俞、肾俞。

2. 手法：针用平补平泻，留针20分钟，每日1次。

3. 疗程：10~15次为1疗程，休息2~3日再行第2疗程。

（二）耳针

取穴：肝、肾、眼。毫针中等刺激，每日1次，亦可埋揿针法。

（三）电针

以眼眶周围腧穴攒竹、四白、瞳子髎、太阳为主，亦可配合四肢远端穴位如合谷、太冲、太溪、光明、足三里等。进针得气后，选用疏密波，电流强度以患者能耐受为度，每次20~30分钟，隔日1次。

（四）梅花针

轻叩刺双眼眶周围腧穴、太阳、颈背部、胸背部，重叩肝俞、肾俞，每日1次。

上睑下垂

上睑下垂是因提上睑肌功能不全或丧失引起上睑不能提起或提起不全，部分或全部瞳孔被遮盖致视力障碍之眼疾。出生后即表现为上睑下垂者，多由先天性提上睑肌发育不全引起；后天发病者多因提上睑肌功能障碍所致，如神经麻痹、外伤、交感神经障碍、癔症、肌无力以及其他眼病引起。中医学称为“上胞下垂”“雎目”等。

【诊断要点】

1. 患者双眼自然向前平视状态时，单眼或双眼上睑缘遮盖上方角膜2毫米以上甚或遮盖部分或全部瞳孔才考虑为上睑下垂。

2. 必须进一步鉴别其属先天性、肌源性、神经麻痹性或外伤性。

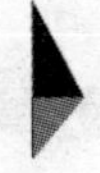

【治疗方法】

（一）体针

取足太阳、足少阳、足阳明经穴为主。

1. 主穴：睛明、攒竹、阳白、头临泣。

配穴：脾俞、合谷、足三里、三阴交、光明。

2. 手法：针刺用补法，可加灸。

3. 疗程：5～7 次为 1 个疗程，停 3 日后再行第 2 个疗程。

（二）梅花针

取患侧攒竹、眉冲、阳白、头临泣、目窗、目内眦—上眼睑—瞳子髎连线，轻度叩刺。隔日 1 次。

（三）穴位注射

取阳白、头临泣、合谷、足三里。每次选 1～2 穴，用黄芪注射液 2 毫升或维生素 B_1 100 毫克，每穴注射 0.5～1 毫升，隔日 1 次，10 次为 1 个疗程。

急性视神经炎

急性视神经炎是紧邻眼球段的视神经急性炎症，发病急剧，视力严重障碍，多累及双眼，常见于青少年及儿童。根据发病部位不同，临床上分为视神经乳头炎和球后视神经炎两类。本病属于中医学“暴盲”范畴。

【诊断要点】

1. 可有感染性疾病、眶周或眼内炎症或脱髓鞘疾病等病史。

2. 发病急骤，视力急剧下降。若为急性球后视神经炎者常伴前额或球后疼痛或压迫感。

3. 急性视神经乳头炎者，视神经乳头充血，轻度肿胀，边缘模糊，视神经乳头周围视网膜水肿、渗出。

4. 荧光素眼底血管造影显示视神经乳头荧光渗漏。

5．视野和视觉诱发电位检查异常。

【治疗方法】

（一）体针

取手阳明、足太阳经穴为主，配以足少阳、足厥阴经穴。

1．主穴：合谷、球后、睛明、风池。

配穴：外关、太冲、光明、印堂。

2．手法：针用泻法，每次选4～5穴，留针20分钟，每日1次，不宜灸。

3．疗程：5～10次为1个疗程，休息2～3日再行第2个疗程。

（二）梅花针

取穴：睛明、攒竹、丝竹空、瞳子髎、太阳、承泣。常规消毒后，用梅花针叩至眼周皮肤略有潮红、充血，或有轻微出血为度。

（三）耳针

取穴：肝、胆、心、胃、神门、眼。每次选3～4穴，毫针强刺激，留针30分钟，每日1次。亦可埋揿针或王不留行籽贴压。还可耳尖点刺出血。

（四）穴位注射

取瞳子髎、风池、合谷、外关、光明。每次选2穴，用维生素B_1或维生素B_{12}加0.5%盐酸普鲁卡因0.2毫升注射穴位，隔日1次，每穴注射0.5毫升。

二、耳、鼻、喉科

急性化脓性中耳炎

急性化脓性中耳炎是化脓性细菌侵入中耳导致的中耳黏膜急性化

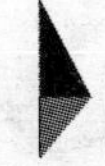

脓性炎症，病变常同时侵及黏膜下层及骨膜，病变范围主要在鼓室，亦可涉及咽鼓管、鼓窦及乳突。本病属于中医“脓耳”的范畴。

【诊断要点】

1. 病史：

有急性化脓性中耳炎病史，病程超过 2 个月；病变复发时，可有近期上感病史或污水入耳病史。

2. 症状：

耳内流脓，听力减退，或有耳鸣、耳内痒；症状复发时，可出现耳内轻微疼痛感。

3. 体征：

（1）单纯型中耳炎：鼓膜中央性中、小穿孔，有黏脓性分泌物，不臭；乳突 X 线摄片无骨质破坏及胆脂瘤形成。

（2）骨疡型中耳炎：鼓膜边缘性穿孔或紧张部大穿孔，分泌物或有臭味，听骨链部分缺损，鼓室黏膜充血、肿胀，或有肉芽、息肉滋生，颞骨 CT 有骨质破坏。

（3）胆脂型中耳炎：多为鼓膜松弛部或边缘性穿孔，有白色豆渣样臭味分泌物，颞骨 CT 有骨质破坏或胆脂瘤空洞形成。

【治疗方法】

（一）体针

取手、足少阳经穴为主。

1. 主穴：翳风、听宫、外关、风池。

配穴：烦热加大椎、关冲；头胀痛加太阳、上星；脓水清稀不断加足三里、阴陵泉。

2. 手法：本症属实证者针用泻法，虚证者针用补法，可加灸。

3. 疗程：5 ~ 10 次为 1 个疗程，休息 3 ~ 5 日可行第 2 个疗程。

（二）耳针

取穴：内耳、肾、内分泌、枕、外耳、肝、胆。毫针中刺激，留针 20 分钟，隔日 1 次。或用王不留行籽贴压，亦可在耳背小静脉刺络放血。

耳鸣耳聋

耳鸣耳聋，是指听觉异常的两种症状。以患者自觉耳内鸣响，如闻潮声，或细或暴，妨碍听觉的称耳鸣；听力减弱，妨碍交谈，甚至听觉丧失，不闻外声，影响日常生活的称为耳聋。在临床上，耳鸣、耳聋常合并兼见，耳聋多由耳鸣发展而来。西医学的许多疾病包括耳科疾病、脑血管疾病、高血压病、动脉硬化、贫血、红细胞增多症、糖尿病、感染性疾病、药物中毒及外伤性疾病等均可导致耳鸣、耳聋。

【诊断要点】

由于耳鸣、耳聋常为多种耳病的症状之一，因此必须通过详细的病史询问及有关检查，找出其可能的原发疾病。

1．病史：

如耳外伤史、爆震史、噪声接触史、耳毒性药物用药史、耳流脓史、其他全身疾病史（如心血管疾病、慢性肾病等）、治疗史等。

2．临床症状：

（1）耳鸣：可急性起病，亦可缓慢起病；可为单侧，亦可为双侧；可呈持续性，也可呈间歇性；可呈高音调（如蝉鸣声、汽笛声、口哨声等），亦可呈低音调（如机器声、隆隆声等）。一般在夜间或安静时加重，严重时可影响睡眠及对生活、工作、情绪产生干扰，多数耳鸣患者伴有听力下降。

（2）耳聋：轻者听音不清，重者完全失听。突发耳聋者以单侧为多见，常伴有耳鸣及眩晕，少数亦有双侧同时发生者；缓慢发生的渐进性耳聋多为双侧。部分耳聋可呈波动性听力下降。

3．检查：

对耳鸣、耳聋者一般可选择进行以下检查：

（1）外耳道及鼓膜检查。

（2）听力学检查：如音叉试验、纯音测听、耳鸣音调与响度测试、声导抗测试、电反应测听等。

（3）影像学检查：如颞骨及颅脑 X 线、CT、MRI 等检查。

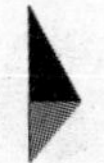

【治疗方法】

（一）体针

取耳周穴和手足少阳经穴为主。

1. 主穴：听宫、听会、翳风。

配穴：暴病耳聋配中渚、外关、足临泣；肝胆火旺，加配太冲、丘墟；外感风邪，配合谷、风池；肾虚耳聋配肾俞、气海、关元、太溪。

2. 手法：除肾虚耳鸣耳聋用补法及加艾灸关元、命门外，其余各型均用泻法。

3. 疗程：10～15次为1个疗程，休息3～5日后再行第2个疗程。

（二）耳针

取穴：肾、肝、内耳、外耳、神门、皮质下、脑。每次选3～5穴，毫针中等刺激，留针30分钟。亦可埋揿针或耳压王不留行籽。

（三）穴位注射

取穴翳风、完骨、肾俞、阳陵泉。每次选1～2穴，用丹参注射液或维生素 B_{12} 注射液，每穴0.5～1毫升，每日或隔日1次。

（四）头针

取双侧颞后线。毫针快速刺入头皮至一定深度，快速捻转约1分钟，留针30分钟，隔日1次。

急性鼻炎

急性鼻炎是由病毒感染引起的鼻腔黏膜急性炎症性疾病，俗称“伤风”或“感冒”。本病有一定的传染性，四季均可发病，但以冬季最为多见。本病属于中医学“伤风鼻塞”的范畴。

【诊断要点】

1. 病前有明显诱因如受凉、过度疲劳及接触感冒病人史。

2. 全身症状有发热、倦怠、头痛等，同时伴有鼻塞、鼻痒、打喷嚏。

3. 前鼻镜检查双鼻黏膜充血、肿胀，有清水样分泌物。

【治疗方法】

（一）体针

取手阳明经穴为主。

1. 主穴：迎香、印堂、上迎香、合谷、曲池。

配穴：头痛配头维、上星，咳嗽配列缺、尺泽，发热加大椎。

2. 手法：针刺用泻法，可加灸。

3. 疗程：5～10 次为 1 个疗程。

（二）耳针

取穴：肺、内鼻、外鼻、肾上腺、额。每次选 2～3 穴，毫针中等刺激，留针 30 分钟，亦可埋揿针或王不留行籽贴压。

（三）穴位注射

取穴：合谷、迎香。用维生素 B_{12} 加维丁胶性钙注射液，每穴 0.2～0.5 毫升，隔日 1 次。

（四）穴位贴敷

取穴：大椎、肺俞、膏肓、肾俞、膻中。用白芥子 30 克，延胡索、甘遂、细辛、丁香、白芷各 10 克，研成粉末，用生姜水调糊，贴敷上穴（一般在上午贴），保留 1～2 小时，每周 1 次，连续 3 次。

【文献报导】

谢氏采用“升阳祛霾”针灸法治疗风寒型急性鼻炎 30 例，针取穴迎香、风池、印堂、百会、合谷。艾灸选取百会印堂穴进行热敏化

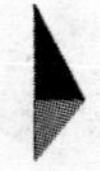

悬灸，隔日1次。①

过敏性鼻炎

过敏性鼻炎即变应性鼻炎，是指特应性个体接触变应原后，主要由IgE介导的介质（主要是组胺）释放，并有多种免疫活性细胞和细胞因子等参与的鼻黏膜非感染性炎性疾病。典型症状主要是阵发性喷嚏、清水样鼻涕、鼻塞和鼻痒，部分伴有嗅觉减退。

【诊断要点】

1. 部分患者有过敏史及家族史。

2. 本病发作时主要表现为鼻痒、喷嚏频频、清涕如水、鼻塞，呈阵发性，具有突然发作和反复发作的特点。且可伴有眼痒、结膜充血等眼部症状。每日症状持续或累计在1小时以上。

3. 检查：在发作期鼻黏膜多为灰白或淡蓝色，亦可充血色红，鼻甲肿大，鼻腔有较多水样分泌物。在间歇期以上特征不明显。变应原皮肤点刺试验阳性，或血清特异性IgE阳性，必要时可行鼻激发试验。

【治疗方法】

（一）体针

以手阳明经穴为主。

1. 主穴：迎香、上迎香、合谷、百劳。

配穴：肺俞、脾俞、足三里、风池。

2. 手法：平补平泻。脾俞、足三里可用补法。

3. 疗程：5～10次为1个疗程。

（二）艾灸

取肺俞、足三里。艾条灸，约30分钟，每日1次，连续治疗4日。

---

① 李迎春，谢强．“升阳祛霾”针灸法治疗风寒型急性鼻炎的临床观察［J］．北京中医药，2009，28（11）：882－883.

（三）埋线疗法

取耳门、肺俞、足三里穴。1 周 1 次。

【文献报导】

1．靳氏采用耳穴疗法治疗过敏性鼻炎 36 例，取内鼻、外鼻、肺、肾、脾、内分泌、肾上腺、神门；睡眠差者配安眠 1、安眠 2；大便秘结者配大肠穴。两耳交替治疗，5 次为 1 个疗程，治疗 3 个疗程。①

2．杨氏采用埋线疗法治疗过敏性鼻炎 58 例，取穴肺俞、脾俞、肾俞。每月治疗 1 次，6 次为 1 个疗程。②

鼻 出 血

鼻出血是临床上多种疾病的常见症状之一，可单纯由鼻腔、鼻窦疾病引起，亦可由全身疾病引发。本病属中医学“鼻衄”的范畴。

【诊断要点】

1．血从鼻孔流出，即可诊断为鼻衄。轻者，仅涕中带血丝；严重者，血从口鼻涌出。

2．鼻衄甚者，血可溢从口出，或因大量血液被咽下，片刻后呕吐。

3．检查：

鼻腔前段出血，一般较容易发现出血点。鼻衄不剧者，可用1% ~ 3% 麻黄素溶液棉片收缩鼻黏膜后，从首先出血的一侧鼻腔寻找出血点。此时，应仔细检查鼻腔，特别是鼻中隔前下方的血管丛区，注意黏膜表面有无充血、静脉曲张、糜烂、溃疡、血痂等。鼻腔后段出血，常迅速流入咽部，并从口吐出。鼻前孔镜多不能发现出血部位，须行鼻后孔镜检查，以寻找出血点。除寻找出血点外，尚需找出鼻衄的原

---

① 靳映伟．单纯耳穴贴压治疗过敏性鼻炎［J］．中国针灸，2009，29（7）：536.

② 杨冠军．背俞穴埋线治疗过敏性鼻炎 58 例［J］．中国针灸，2009，29（2）：98.

因，因此在做止血处理后，还要进一步做必要的全身检查。

【治疗方法】

（一）体针

1. 选穴：太冲穴。

2. 手法：针刺太冲（双），用泻法，留针 20 分钟。如患者鼻腔塞有棉球。此时可将棉球取出，第二天应再针双侧太冲一次以巩固疗效。

（二）指压

1. 用拇指或掌部按压神庭穴和上星穴之间，约 5 分钟即止鼻衄，此法适用于各种鼻衄。

2. 患者取坐位，医者或患者用双手中指同时按压双侧耳屏，使耳屏紧贴外耳道口，使耳道闭塞，指压强度以患者能耐受为度，每次按压 2 ~ 3 分钟，1 次止血。

（三）耳针

取穴：内鼻、外鼻、肺、肾上腺、神门、额。毫针浅刺，留针 20 分钟，也可用王不留行籽贴压。

【文献报导】

李氏采用针刺内关穴治疗鼻出血 66 例，患者坐位，两前臂平放手心向上，取毫针逆着经脉循行方向刺入双侧内关穴 0.5 ~ 1 寸。针下得气后，行捻转提插泻法，针感循手厥阴心包经感传至腋下，感应强者可到胸部，效果快者约 1 分钟鼻衄即止，效果慢者 2 ~ 3 分钟鼻衄亦止。留针 15 ~ 20 分钟后出针，中间行针 4 次。①

---

① 李兆义．针刺内关治鼻衄［J］．山东中医杂志，2003，22（5）：314 – 315.

急性扁桃体炎

急性扁桃体炎为腭扁桃体的急性非特异性炎症，是一种很常见的咽部疾病。以咽痛剧烈、腭扁桃体红肿、表面见黄白色脓点为主要特征，常伴有不用程度的咽黏膜和淋巴组织炎症。本病属于中医学“乳蛾”范畴。

【诊断要点】

1. 咽喉疼痛、肿胀，有异物堵塞感，肉眼见扁桃体肿大或有脓点，即可诊断为本病。

2. 常伴有发热恶寒或高热寒战、头痛、全身关节疼痛等全身症状。

【治疗方法】

（一）体针

取手阳明、手太阴经为主，配以足阳明、足少阴经穴。

1. 主穴：少商、合谷、曲池。

配穴：风热证加尺泽、风池；声嘶加列缺、孔最；便秘加上巨虚。

2. 手法：针刺用泻法。

3. 疗程：3～5次为1个疗程。

（二）耳针

取穴：扁桃体、咽喉、耳尖、耳轮1～耳轮6。毫针中等刺激，留针30分钟，每日2次，可埋揿针或在耳尖放血。

（三）放血疗法

常规消毒，用三棱针在少商、商阳穴交替放血。

【文献报导】

1. 强氏采用针刺蛾根（位于颌下部，下颌骨内缘，当下颌角前下方1寸处）、合谷穴治疗急性扁桃体炎62例。毫针从下颌骨内缘3～4毫米处进针，进针后再向咽部斜刺25～35毫米，提插出现明显酸胀

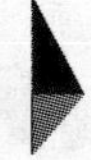

感即可；同时配合合谷穴，采用急提慢按的提插泻法，配合快速、大幅度捻转手法。每日1次，3次为1个疗程。①

2. 张氏采用金津玉液放血治疗急性扁桃体炎100例，取金津、玉液，用三棱针直刺，使其出血为度。每日1次，连刺4次。②

急性咽喉炎

急性咽喉炎是咽喉部黏膜、黏膜下组织的急性炎症，咽部淋巴组织常受累及。常继发于急性鼻炎、鼻窦炎或急性扁桃体炎。如本症久治不愈会转成慢性咽炎、喉炎。本病属于中医学“喉痹”的范畴。

【诊断要点】

1. 有急性咽炎反复发作的病史。

2. 有咽部不适、干燥、灼热感、隐痛，有物黏附感，常干咳，声音嘶哑。

3. 检查见咽部弥漫性充血，咽后壁淋巴滤泡增生成突起的小红块状。有时见黏性分泌物附着，咽侧索淋巴结肥厚或咽后壁黏膜干燥萎缩，有灰绿色干痂附着。

4. 间接喉镜及食管道钡餐透视检查，以排除喉咽新生物及食管癌。

【治疗方法】

（一）体针

取手太阴、手阳明经穴为主。

1. 主穴：少商、尺泽、合谷、照海、孔最。

配穴：头痛加太阳、印堂；音哑或暴瘖加外金精、玉液、扶突。

2. 手法：针刺用泻法，不加灸。

3. 疗程：3～5次为1个疗程，休息3～5日再行第2个疗程。

---

① 强胜. 针刺蛾根、合谷穴治疗急性扁桃体炎62例［J］. 中国针灸，2009，29（4）：264.

② 张文义. 金津玉液放血治疗急性扁桃体炎［J］. 中国针灸，2000（10）：619.

（二）耳针

取穴：咽喉、颈、肺、气管、肾、大肠、耳轮1～耳轮6、耳尖。每次选2～3穴，毫针强刺激，留针20分钟，每日1～2次。亦可用王不留行籽贴压，或取耳背静脉、耳尖或耳轮3～耳轮6，点刺出血。

（三）三棱针

取少商、商阳、耳背静脉点刺出血，每日1次。

（四）灯火灸

取穴：曲池、合谷、尺泽、风池、内庭。用灯心草1根，以香油浸之，除去灯草上的浮油，点燃一段，对准穴位快速点灸1～2下。每日1次。

【附】慢性咽炎治法

（一）刺血法

选准耳背近耳轮处明显的血管1根（左右均可），揉搓数分钟使其充血，按常规消毒后，左右将耳背拉平，中指顶于下，右手持经消毒的手术刀，用刀尖划破血管，见自然出血约0.5毫升即可。在切口上消毒并盖以消毒敷料，贴上胶布，数日内勿被水湿，以防感染。

（二）针刺

1. 选穴：喇嘛穴。位于腋后缝纹头。

2. 手法：初诊以毫针刺少商，三棱针点刺金津、玉液出血。隔日后刺喇嘛穴（隔日1次），缓慢捻转，平补平泻。留针20分钟后再行缓慢捻转，再隔10分钟后再行缓慢捻转，使针感达咽喉，再留针10分钟出针。

【文献报导】

1. 武氏采用穴位埋线法治疗慢性咽炎100例，取穴关元、足三

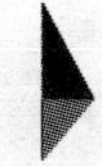

里，埋入2厘米长的1号羊肠线，10日一次，3次为1个疗程。①

2．满氏等采用穴位注射法治疗慢性咽炎38例，取双扁桃体穴（位于下颌角下缘颈总动脉搏动处前方）、双鱼际穴，每穴注射葛根素注射液1毫升，隔日1次，3次为1个疗程，治疗1～3个疗程。②

三、牙　　科

牙　　痛

牙痛是口腔疾病中常见症状之一，西医学的牙体组织疾病（急性牙髓炎、龋齿、牙本质过敏症）、牙周组织疾病（牙周炎、牙周脓肿、智齿冠周炎）、牙根疾病（急性根尖周围炎、牙槽脓肿）等均可引起牙痛。

【诊断要点】

根据牙痛的性质，初步确定牙痛的病因。

1．尖锐自发痛。

尖锐自发痛最常见的病因为急性牙髓炎（浆液性、化脓性、坏疽性）、急性根尖周炎（浆液性、化脓性），其次为急性牙周脓肿、髓石、急性龈乳头炎、冠周炎、三叉神经痛、急性上颌窦炎。

2．自发性钝痛。

慢性龈乳头炎、创伤性根周膜炎、坏死性龈炎等疾病在疲劳、感冒或月经期时，由于抵抗力下降，病变处可出现轻度自发性钝痛或胀痛。

3．激发痛。

当遇到物理刺激（器械探查、食物嵌塞或冷、热刺激）和化学刺

---

① 武应臣．穴位埋线治疗慢性咽炎100例［J］．中国针灸，2002，22（4）：239.

② 满伟，李文丽，刘丽．葛根素注射液穴位注射治疗慢性咽炎疗效观察［J］．时珍国医国药，2007，18（9）：2324.

激（酸、甜）时才发生牙痛，刺激去除后疼痛大多立即消失。常见的牙痛为牙齿敏感症、楔状缺损、牙髓充血、未垫底的深龋充填体、外伤露髓牙。

4. 咬合痛。

咬合痛常见于牙外伤、急性根尖周炎、急性牙周脓肿、牙隐裂或牙根裂。口腔内不同金属修复体之间因电位差而产生的流电作用，可引起轻度咬合痛，或与金属器械接触时发生短暂的电击样刺痛。

【治疗方法】

（一）体针

体针取手足阳明经穴为主。

1. 主穴：颊车、下关、合谷。

配穴：风热型加曲池、风池、外关；胃火型加内庭、足三里；肾阴虚型加太溪、太冲。

2. 手法：除太溪穴用补法外，其余穴位均用泻法。

3. 疗程：5～7 次为 1 个疗程。

（二）耳针

取穴：牙、面颊、屏尖、神门、口、三焦、胃、肾、交感、大肠、耳尖。每次选 3～5 穴，毫针浅刺，留针 30 分钟；亦可贴压王不留行籽或埋揿针；耳尖点刺出血。

（三）电针

取颊车、下关、合谷。用密波 20 分钟。

（四）穴位注射

取下关、合谷。每次选 1～2 穴，每穴注入 0.5% 盐酸普鲁卡因 0.5～1 毫升，每日 1 次。

【文献报导】

1. 牛氏采用穴位注射疗法治疗牙痛 158 例，取颊车，注射清开灵

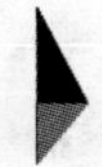

注射液 2 毫升，利多卡因 1 毫升，下牙痛应顺下牙床方向进针，上牙痛应向上顺上牙床向疼痛部位进针，隔日一次。①

2. 王氏采用针刺患侧耳门穴治疗牙痛 68 例，患者取坐位或仰卧位，微张口取穴，针尖垂直皮肤刺入深度 15～25 毫米，行捻转泻法，留针 30 分钟，每隔 10 分钟行针 1 次。每日治疗 1 次，3 日为 1 个疗程，一般治疗 1～2 个疗程。②

---

① 牛忻群. 清开灵穴位注射治疗牙痛 158 例［J］. 中国针灸，2000（增刊）：216－217.

② 王民集，张磊. 针刺耳门穴治疗牙痛［J］. 中国针灸，2011，31（4）：359.

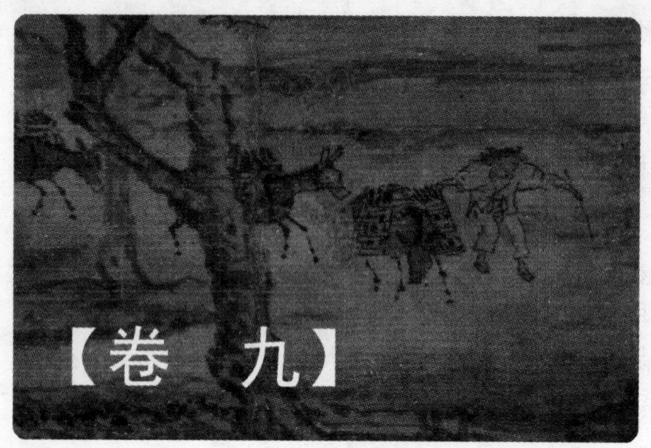

常用疗法

艾灸与针刺、中药并列为中医三大疗法，至今已有数千年的历史，艾灸与针刺各有侧重，互补性强，如“针所不为，灸之所宜”“灸则起阴通阳，针则行营引卫”“以针行气，以灸散郁”，并被后人总结为“阳证宜针，阴证宜灸；针刺偏于清泻，艾灸偏于温补”。

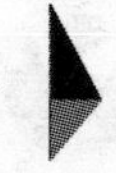

一、灸 法

灸法的源流

灸法治疗是针灸学的重要组成部分，它的起源与人类用火有密切的关系。原始人在用火过程中无意被火烧灼了皮肤，或受火的熏烤，而解除了身体上的某些疾患，从而在长期的生活和劳动过程中，逐渐积累了用火取暖，或烧灼熏烤体表某些部位，来进行治病的方法，这是灸疗法的萌芽。

最初用于灸的材料有各种树枝木火，或某些易于熏焚的物品，在无数次的实践中才确认了艾叶用于灸法治疗的优点，并发展成为后世所常用的艾灸疗法。使用灸法最早的文字记载是《左传·成公十年》（公元前581年），医缓给晋景公诊病时说过：“攻之不可，达之不及。”（汉代“攻”即指灸法）灸这个字在现存文献中以《庄子·盗跖篇》最早提及：“丘所谓无病而自灸也。”《孟子·离娄篇》中也曾说：“犹七年之病，求三年之艾也。”1974年我国湖南长沙马王堆Ⅲ号汉墓出土的帛书中，记载经脉灸法的有三篇，灸法有两种：一是以艾裹“枲（粗麻）垢”的灸法；二是燃点蒲绳之类，类似近代酌艾卷灸。此外还有一种用芥子捣敷头顶部，使局部红赤发泡（治蚖咬）的疗法，相当于后代医家所说的冷灸或天灸疗法。这是现存最早的灸法文献。

在医学典籍中，灸法最早见于《素问·异法方宜论》：“北方者，天地所闭藏之域也，其地高陵居，风寒冰冽。其民乐野处而乳食，藏寒生满病，其治宜灸焫。故灸焫者，亦从北方来。”说明灸法发源于北方的寒冷地带，而后才流传到全国各地的。在黄帝内经《灵枢·背腧篇》中还特别阐述了灸法：“灸之则可，刺之则不可，气盛则泻之，虚则补之。”这给我们指出了灸治背俞，可以治疗相应的内脏病。在《灵枢·官能篇》中说：“语徐而安静，手巧而心审谛者，可行使针艾。”《灵枢·经水篇》也说：“十二经之多血少气，与其少血多气，与其皆多血气，与其皆少血气，皆有大数。其治以针艾，各调其经气，固其常有合乎。”从这里可以看到，在春秋战国及其以前时期，用灸法治病是相当流行的。其后到了汉代以及晋唐时期，灸法仍相当流行，晋代名医陈延之说：“夫针须师乃行，其灸则凡人便施，为师解经者，针灸随手而行，非师所解文者，但依图详文则可灸旷野间无阻不解文者，但逐痸所在便灸之，皆良法……”可见灸法在当时是达到了家喻户晓的程度。

在历代的许多综合性医著中，有不少记述灸法的内容，如《千金方》就有很多用灸法来治病的，并提出灸有保健作用，如“凡入吴蜀地游官，体上常须三两处灸之，勿令疮暂瘥，则瘴疠温疟毒气不能著人也：故吴蜀多行灸法”。《外台秘要》主张多用灸而不用针，并提出灸法的适应证。在《肘后方》的109条针灸方中，灸法便有99条，在全书73类病症中有30多种选用灸方，可见灸法在历代医家中是颇受重视的一种治疗方法。

灸法有不少的专著，如公元3世纪便有《曹氏灸方》（已佚），唐有《骨蒸病灸方》《黄帝明堂灸经》，宋有《灸膏肓俞穴法》，明有《采艾编》，清有《神灸经纶》等都是一些具有代表性的著作，值得一提的是宋闻人耆年等著的《备急灸法》提出20多条灸法治疗急症的证治。

随着灸法的专门化，也出现了专门施行灸法的医师。如公元4世纪时，晋代葛洪的妻子鲍姑，就是一位擅长灸法的女医家。她行医于广东境内很多地方，为民众解除疾苦，她用地方草药“红脚艾”灸治赘疣取得很好的疗效，有很多关于她的事迹的历史故事和民间传说流传，不少地方还修建庙宇来纪念她，现在广州市越秀山脚下的三元宫，就是其中的一座，它创建于南北朝，距今已有1 500多年的历史，经历代修缮而得以保存至今。鲍姑的医疗技术相传好几代，她的灸疗经验有一些流传至今，成为我们现在针灸学的一部分内容。

但是灸法的发展也存在一些问题，如到了南宋末叶，由于其他医药学不断发展，而灸法的功效及适应证没有得到很好的研究，它的操作方法和使人灼痛等的缺点，没有得到很好的解决，以致“……动辄

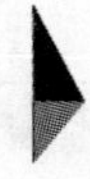

惧痛，闻说火艾，嗔怒叱去”者亦不乏其人。此后很长的一段时间，由于各种原因而未得到更好的发展。

直至近代，随着针灸事业受到人们的珍视，灸法才被人们慢慢重视起来，它的重获新生是近40年来的事情，相信随着针灸成为世界医学的一部分，灸法这种古老的治病方法，将会有广阔的发展前景。

灸法的特点

汉代许慎《说文解字》说：“灸，灼也，从火，音久声。”“灸乃治病之法，以艾燃火，按而灼也。”这时所说的灸法，相当于艾炷灸。现代灸法是以艾绒为主要材料，制成艾炷或艾条，点燃后在体表一定的穴位进行烧灼，发挥艾叶的药理效应和温热刺激作用，从而达到温经通络、行气活血、调理脏腑，发挥防治疾病的作用。

《灵枢》说：“针所不为，灸之所宜。”《医学入门》补充说，凡病“药之不及，针之不到，必须灸之”。说明了灸法不但可以补药物和针刺的不足，而且有它独特的作用。

临床上对于某些病症如阳脱证、慢性顽固性疾病，应用艾灸疗法，有时确实收到良好的效果。此外，还有其他灸法，如灯火灸、隔药物灸、太乙神针灸、天灸等各具有特点，对某些病症也有良好的作用。

灸法的作用

施灸材料主要是艾叶制成的艾绒。关于艾叶的性能，《本草正》指出：“艾叶能通十二经……善于温中，逐冷行血中之气，气中之滞。”《名医别录》说：“艾叶苦，微温无毒，主灸百病。”《中药大辞典》认为，本药具有“理气血，逐寒湿，温经，止血，安胎，治心腹冷痛，泄泻转筋，久痢，吐衄，下血，月经不调，崩漏带下，胎动不安，痈疡，疥癣”等作用。药理研究认为，艾叶具有抗菌，兴奋子宫，舒张平滑肌，促进血液凝固等作用。

关于艾料，《纲目》认为：“凡用艾叶，须用陈久者，治令细软，谓之熟艾。若生艾灸火，则伤人肌脉。拣取净叶，扬去尘屑，入石臼内本杵捣熟，罗去渣滓，取白者再捣，至柔烂如绵为度。用时焙燥，则灸火得力。”一般认为，对于艾料，要求最好是：艾叶要嫩，艾绒纯洁，细柔，无杂质，干燥陈久。

由于灸法主要是以艾点火来熏灼的，所以具有艾叶的药物作用和火力的温热作用，根据临床总结认为，灸法有如下的一些功用。

1. 温经通络，行气活血，祛湿散寒。《内经》云：“血气者喜温而恶寒，寒则气血凝而不行，温则消而去之。”因而灸法可以治疗风寒湿邪为患之痹痛，以及气血不足、贫血与眩晕等证。

2. 温中回阳固脱。《灵枢·经脉篇》指出：“阴阳皆虚，火自当之。”又云：“陷下则灸之。”灸法对于阳气虚脱，出现大汗淋漓，四肢厥冷，脉微欲绝的虚脱证，以及久痢久泻脱肛，崩漏，阴挺，遗尿等有效。

3. 消瘀散结。《医学入门》指出：“虚者灸之，使火气以勘元阳也，实者灸之，使实邪随火而发散也，寒者灸之，使其气之复温也，热者灸之，引郁热之气解发，火就燥之义也。”临床上对于外科疮肿初起者，以及阴疽、瘰疬等均可以用灸法促进内消、排脓、愈合等。在《备急灸法》一书中特别介绍了“骑竹马灸法”对于疮肿颇有效，近代用此治疗脱骨疽亦取得满意效果。

4. 防病保健。《千金方》说：“凡入吴蜀地游宫，体上常须三两处灸之，勿疮暂瘥，则瘴疠温疟毒气不能着人。”《针灸大成》指出：“论中风，但未中风时，一两月前或三四个月前，不时足胫上发酸重麻，良久方解，此将中风之候也，便宜急灸三里、绝骨四处各三壮。”后世有“若要安，三里常不干”之说。临床上常灸大椎、关元、气海、足三里等穴，可鼓舞人体正气，增强抗病能力，起到防病保健的作用。

灸法除了上述治疗作用外，还有除痰止喘咳，调理中焦，补肾益髓，调摄冲任等作用。临床上可用于治疗哮喘、咳逆、脾胃虚寒、呕吐、腹痛、腹泻、劳损虚弱、月经不调及其他生殖系统疾患，小儿发育不良等疾病。

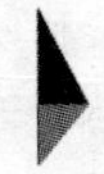

常用灸法

灸法治疗疾病是以艾灸为主，所以亦称艾灸疗法，此外还有灯芯草灸，药物发泡灸等，根据操作方法的不同，艾灸疗法还可分为艾炷灸、艾卷灸、温针灸等不同方法，现将常用灸法简述如下。

（一）艾炷灸

艾炷灸可分为直接灸和间接灸两种。艾炷灸施灸时所燃烧的锥形艾团，称为艾炷。每烧一个艾炷，称为一壮。治疗时艾炷的壮数多少、艾炷的大小，根据病情的需要而定。直接灸是指把艾炷直接置于穴位皮肤上点燃施灸；间接灸是在艾炷与皮肤之间垫一层药物，然后施灸的一种方法。

1．直接灸。

（1）无瘢痕灸：亦称非化脓灸，为最常用之灸法，有温经通络，行气活血之功，适用于一切需要用灸之疾患。操作时所用艾炷较小，一般如麦粒大小，每穴灸 3～5 壮。常采用艾炷熏焚至剩下 1/2～1/3 患者觉灼痛时即移去，也可焚尽，但以不起水泡或仅起小水泡，灸后不化脓，皮肤不遗留痕迹为度。

（2）瘢痕灸：亦称化脓灸，是于施灸后使局部发生无菌性化脓现象的一种灸法。通过这种刺激来激发机体的抗病能力，改善体质，从而达到治病防病的作用。临床上用于某些慢性、顽固性疾病，如哮喘、顽固性痛症、小儿发育不良、症瘕积聚等，对于预防中风，强壮身体也有一定效果。操作时可取高约 0.5 厘米，圆锥底直径约 0.8 厘米的艾炷，每次取 1～3 穴，每穴灸 1～3 壮；一般在施灸时要使每炷艾烧尽，然后才换第二壮，如此直至灸完所需壮数。在施灸过程中可适当采用止痛的方法，以减少患者的痛苦。灸后要注意护理，防止“灸疮”的感染。一般情况下灸疮在 4～6 周内可自愈。

2．间接灸。

隔姜灸：是在艾炷与皮肤接触间，垫一片姜片，然后施灸。有祛风、散寒、温中、止呕功效。临床适用于肢体寒痛、腹痛、吐泻等症。

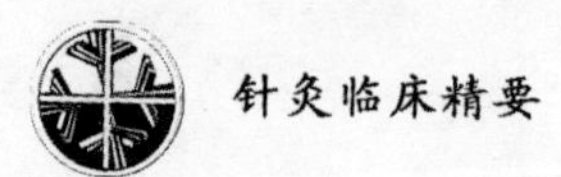

操作时切0.3厘米厚姜片，中针数孔，把花生米大小艾炷置于其上点燃施灸，若患者出现灼痛，可移动姜片或将姜片的一角稍提高，以减少灼痛，直至艾炷燃尽，再换艾炷，如此施灸至所需壮数为止，以患者局部皮肤出现潮红为度。

（二）艾卷灸

艾卷又称艾条，系用艾绒卷成的圆柱形长条，一般长20厘米，直径1.5厘米，可根据是否内含药物而分为纯艾条和药艾条两种。以艾卷为载体进行灸治操作的方法称为艾卷灸。可分为悬起灸和实按灸两类。

1. 悬起灸。

（1）温和灸：将艾卷的一端点燃，对准应灸的腧穴部位或患处，距皮肤2～3厘米，进行熏烤，以患者局部有温热感而无灼痛感为宜，一般每穴灸20～30分钟，至皮肤红晕潮湿为度。或医者可将一手食指、中指置于施灸部位两侧，这样可以通过医者的手指来测知患者局部受热程度，以随时调整施灸距离，防止烫伤。该方法临床应用广泛，适用于一切灸法主治病症。

（2）回旋灸：点燃艾卷，悬于施灸部位上方约3厘米高处，艾卷在施灸部位上左右往返移动，或反复旋转进行灸治，使皮肤有温热感而不至于灼痛为宜。一般每穴灸20～30分钟，移动范围在3厘米左右。适用于风寒湿痹及瘫痪。

（3）雀啄灸：置点燃的艾卷于施灸部位上约3厘米，艾卷一起一落，忽近忽远上下移动，如鸟雀啄食样。一般每穴灸5分钟。多用于昏厥急救、小儿疾患、胎位不正、无乳等。此法热感较强，注意防止烫伤皮肤。

2. 实按灸。

用加药艾卷施灸。因临床需要不同，艾卷里掺加的药物亦异，又分为雷火神针、太乙神针等。因为操作时将药艾卷实按在穴位上，犹如针刺，故名曰“针”。

（1）操作方法：在施灸部位铺上5～7层纱布或绵纸，取雷火神

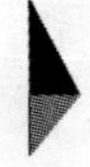

针或太乙神针1支，以执笔状将点燃的艾卷对准穴位，直按其上，稍停1~2秒钟，使药气温热透达于深部，至患者烫不可忍，略提起艾卷，待热减后再行按压，如此反复操作可使药力随艾卷温度不断渗透至穴内，从而加强治疗作用，可预先点燃1条备用艾卷，以防操作中艾火熄灭。每次每穴按灸7~10次，至皮肤红晕为度，每日或隔日1次，10次为1疗程。

（2）临床应用：适用于风寒湿痹、痿证、顽固性疼痛及头晕等病症。

（三）温针灸

温针灸是针刺与艾灸结合应用的一种方法，温针之名首见于《伤寒论》，但其方法不详。本法兴盛于明代，明代高武《针灸聚英》及杨继洲之《针灸大成》均有载述："其法，针穴上，以香白芷作圆饼，套针上，以艾灸之，多以取效。……此法行于山野贫贱之人，经络受风寒者，或有效。"现在方法有一定改进，适应证也扩大到多种病症。

（1）操作方法：先取长度1.5寸以上的毫针，刺入穴位得气后，在留针过程中，于针柄上或裹以纯艾绒的艾团，或取1~2厘米长之艾条一段，套在针柄之上，无论艾团、艾条段，均应距皮肤2~3厘米，再从其下端点燃施灸。在燃烧过程中，可在该穴区置一硬纸片，以防火力过大或火星下落烫伤皮肤。待艾绒或艾条烧完后除去灰烬，将针取出。此法是一种简而易行的针灸并用方法。

（2）临床应用：适用于既需要留针而又适宜用艾灸的病症。

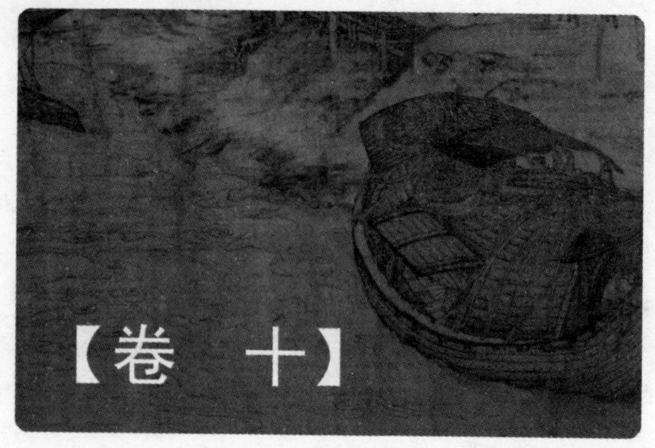

穴位篇

腧穴是脏腑经络气血输注于躯体外部的特殊部位，也是疾病的反应点和针灸等治法的刺激点。腧穴与经络关系密切，腧穴为“脉气所发”“节之交，三百六十五会者，络脉之渗灌诸节者也”，腧穴归于经络，经络归于脏腑，《灵枢·海论》“夫十二经脉者，内属于府藏，外络于肢节”进一步明确了脏腑—经络—腧穴之间的关系。

十四经穴穴位表

十四经穴各穴位的定位、主治和操作法等见表 10－1 至表10－14。

表10－1　手太阴肺经穴

穴名	定位	主治	操作	备注
中府	横平第1肋间隙，前正中线旁开6寸	咳嗽，气喘，胸痛，胸部胀满	向外斜刺或平刺0.5～0.8寸，勿向内深刺，免伤肺脏；可灸	肺之募穴
云门	锁骨下窝凹陷中，肩胛骨喙突内缘，前正中线旁开6寸	咳嗽，气喘，肩痛	向外斜刺0.5～0.8寸，勿向内深刺，免伤肺脏；可灸	
天府	腋前纹头下3寸，肱二头肌桡侧缘处	鼻衄，气喘，上臂内侧痛等	直刺0.5～1寸；可灸	
侠白	腋前纹头下4寸，肱二头肌桡侧缘处	咳嗽，鼻衄，上臂内侧痛	直刺0.5～1寸；可灸	
尺泽	肘横纹上，肱二头肌腱桡侧缘凹陷中	咳嗽，哮喘，咯血，咽喉肿痛，肘臂挛痛	直刺0.5～1寸，可点刺出血；可灸	合穴
孔最	腕掌侧远端横纹上7寸，尺泽与太渊连线上	咯血，咳嗽，气喘，咽喉肿痛，失音，肘前臂挛痛	直刺0.5～1寸；可灸	郄穴
列缺	腕掌侧远端横纹上1.5寸，拇短伸肌腱与拇长展肌腱之间，拇长展肌腱沟的凹陷中	头痛，颈项强痛，咳嗽，气喘，面瘫，咽喉疼痛，手腕疼痛无力	针尖向上斜刺0.5～1寸；可灸	络穴、八脉交会穴之一，通任脉

续上表

穴名	定位	主治	操作	备注
经渠	腕掌侧远端横纹上1寸，桡骨茎突与桡动脉之间	咳嗽，咽喉肿痛，腕关节痛	避开桡动脉，直刺0.3~0.5寸；可灸	经穴
太渊	桡骨茎突与舟状骨之间，拇长展肌腱尺侧凹陷中	咳嗽，咯血，哮喘，胸痛，咽喉疼痛，腕关节痛，无脉症	避开桡动脉，直刺0.3~0.5寸；可灸，不宜瘢痕灸	输穴、原穴、八会穴之一，脉会
鱼际	在第1掌骨桡侧中点赤白肉际处	咳嗽，咯血，气喘，咽喉肿痛，失音，热病，掌中热	直刺0.5~0.8寸	荥穴
少商	在手拇指末节桡侧，指甲角侧上方0.1寸	咽喉肿痛，咳嗽，中风昏迷，高热抽搐，癫狂痫	向上斜刺0.1~0.2寸；或点刺出血	井穴

表10-2　手阳明大肠经穴

穴名	定位	主治	操作	备注
商阳	在手食指末节桡侧，指甲角侧上方0.1寸	中风昏迷，齿痛，高热，中暑，咽喉肿痛	向上斜刺0.1~0.2寸，或点刺出血；可灸	井穴
二间	在手第2掌指关节桡侧远端赤白肉际处	牙痛，面瘫，鼻衄，咽喉肿痛	直刺0.2~0.3寸	荥穴
三间	在手第2掌指关节桡侧近端赤白肉际处	牙痛，眼痛，咽喉肿痛，掌指关节痛	直刺0.5~1寸；可灸	输穴

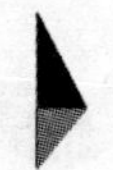

续上表

穴名	定位	主治	操作	备注
合谷	在手背第 1、2 掌骨间，第 2 掌骨桡侧的中点处	头痛，眩晕，面瘫，面肿，齿痛，牙关紧闭，目赤肿痛，鼻渊，鼻衄，咽喉肿痛，耳聋，耳鸣，热病，多汗，无汗；闭经，滞产，上肢痿痹挛痛，腹痛，便秘	直刺 0.5 ~ 1 寸；孕妇禁针。可灸	原穴
阳溪	在腕背侧远端横纹桡侧，桡骨茎突远端，手拇指向上跷起时，当拇短伸肌腱与拇长伸肌腱之间的凹陷中	腕关节肿痛，头痛，眼痛，咽喉肿痛，耳聋，齿痛	直刺 0.3 ~ 0.8 寸；可灸	经穴
偏历	腕背侧远端横纹上 3 寸，曲池与阳溪连线上	鼻衄，咽喉肿痛，手臂痛，水肿	斜刺 0.5 ~ 1 寸；可灸	络穴
温溜	腕背侧远端横纹上 5 寸，曲池与阳溪连线上	痄腮，咽喉肿痛，手臂痛	直刺 0.5 ~ 1 寸；可灸	郄穴
下廉	肘横纹下 4 寸，曲池与阳溪连线上	手臂痛，腹痛，头痛，眩晕	直刺 0.5 ~ 1 寸；可灸	
上廉	肘横纹下 3 寸，曲池与阳溪连线上	上肢瘫痪，肠鸣腹痛	直刺 0.5 ~ 1 寸；可灸	

续上表

穴名	定位	主治	操作	备注
手三里	肘横纹下 2 寸，曲池与阳溪连线上	上肢不遂，肘臂痛，齿痛，颊肿	直刺 0.5 ~ 1 寸；可灸	
曲池	屈肘成直角，肘横纹外侧端与肱骨外上髁连线的中点处	头痛，目痛，齿痛，咽喉肿痛，荨麻疹，皮肤瘙痒，上肢痿痹，高热，高血压，腹泻腹痛	直刺 1 ~ 1.5 寸；可灸	合穴
肘髎	屈肘成直角，曲池穴外上 1 寸，当肱骨边缘处	肘臂痛	直刺 0.5 ~ 1 寸；可灸	
手五里	在臂部，肘横纹上 3 寸，曲池与肩髃连线上	肘臂挛痛，瘰疬	直刺 0.5 ~ 1 寸；可灸	
臂臑	在曲池上 7 寸，三角肌前缘处	肩臂痛，眼疾，瘰疬	直刺或向上斜刺 0.5 ~ 1.5 寸；可灸	
肩髃	肩峰外侧缘前端与肱骨大结节两骨间凹陷中。上臂外展时，肩峰外侧呈现两个凹陷，前下方的凹陷为本穴	肩关节痛，上肢痿痹	直刺或斜刺 0.5 ~ 1.5 寸；可灸	
巨骨	在肩胛区，锁骨肩峰端与肩胛冈之间的凹陷中	肘臂挛痛，瘰疬	直刺 0.5 ~ 1.5 寸；可灸	

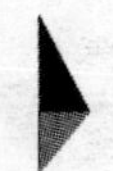

续上表

穴名	定位	主治	操作	备注
天鼎	在颈部，横平环状软骨，胸锁乳突肌后缘	咽喉肿痛，声嘶，瘰疬	直刺 0.3～0.8 寸	
扶突	在胸锁乳突肌区，横平喉结，胸锁乳突肌前、后缘中间	咽喉肿痛，失音，咳喘等	直刺 0.3～0.8 寸	
禾髎	在面部，横平人中沟上 1/3 与下 2/3 交点，鼻孔外缘直下	鼻渊，鼻衄，面瘫等	斜刺 0.2～0.5 寸	
迎香	在面部，鼻翼外缘中点旁，鼻唇沟中	鼻渊，鼻衄，面瘫，面肿，面肌瞤动，胆道蛔虫症等	斜刺 0.3～0.8 寸；不宜瘢痕灸	

表 10－3　足阳明胃经经穴

穴名	定位	主治	操作	备注
承泣	目正视，瞳孔直下，眼球与眶下缘之间	目赤肿痛，夜盲，色盲，青光眼等眼疾	让患者闭眼，向上固定眼球，直刺 0.5～1 寸，一般不提插，不捻转；出针后按压针孔 1～3 分钟，以防出血。不灸	
四白	目正视，瞳孔直下，眶下孔处	眼疾，面瘫，面肌痉挛	直刺 0.3～0.5 寸	

续上表

穴名	定位	主治	操作	备注
巨髎	目正视，瞳孔直下，横平鼻翼下缘	面瘫，齿痛，鼻疾	斜刺0.3~0.5寸	
地仓	目正视，瞳孔直下，口角旁开0.4寸	面瘫，齿痛，面痛	平刺0.5~0.8寸；可灸	
大迎	在下颌角前方，咬肌附着部的前缘凹陷中，面动脉搏动处	牙关紧闭，齿痛，痄腮	斜刺或平刺0.3~1寸，避开面动脉；可灸	
颊车	在下颌角的前上方1横指（中指），咀嚼时，咬肌隆起处	面痛，齿痛，面瘫	直刺0.3~0.5寸，或平刺0.5~1；可灸	
下关	在颧弓下缘中央与下颌切迹之间的凹陷中	齿痛，面瘫，面痛，耳鸣	直刺0.5~1寸；可灸	
头维	在额角发际直上0.5寸，前正中线旁开4.5寸	头痛，头晕，目痛，面瘫，面肌痉挛	平刺0.5~1寸；可灸	
人迎	横平喉结，胸锁乳突肌的前缘，劲总动脉搏动处	高血压，咽喉痛，瘰疬	直刺0.5~1寸，避免刺伤颈动脉；禁灸	
水突	横平环状软骨，胸锁乳突肌前缘	咽喉肿痛，哮喘	直刺0.5~1寸	

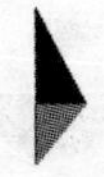

续上表

穴名	定位	主治	操作	备注
气舍	锁骨胸骨端上缘，胸锁乳突肌胸骨头与锁骨头中间的凹陷中	咽喉肿痛，哮喘	直刺 0.3 ~ 0.5 寸	
缺盆	在锁骨上窝，锁骨上缘凹陷中，前正中线旁开4寸	咳嗽，气喘	斜刺或平刺 0.3 ~0.5 寸，不可深刺，勿伤肺及大血管；可灸	
气户	在胸部，锁骨下缘，前正中线旁开4寸	咳嗽，气喘	斜刺或平刺 0.3 ~0.5 寸，不可深刺，勿刺伤肺脏及大血管；可灸	
库房	在第1肋间隙，前正中线旁开4寸	咳嗽，胸胁痛	斜刺或平刺 0.3 ~0.5 寸，不可深刺，勿刺伤肺脏及大血管；可灸	
屋翳	在第2肋间隙，前正中线旁开4寸	咳嗽，胸胁痛，乳痈	斜刺或平刺 0.3 ~0.5 寸，不可深刺，勿刺伤肺脏及大血管；可灸	
膺窗	在第3肋间隙，前正中线旁开4寸	咳嗽，胸胁痛，乳痈	斜刺或平刺 0.3 ~0.5 寸，不可深刺，勿刺伤肺脏及大血管；可灸	

续上表

穴名	定位	主治	操作	备注
乳中	在乳头中央		作为定位的标志，不针灸	
乳根	在第5肋间隙，前正中线旁开4寸	胸痛，乳痈，乳汁少	斜刺或平刺0.5~0.8寸，不可深刺，勿刺伤肺脏肝脏；可灸	
不容	在脐中上6寸，前正中线旁开2寸	腹胀，呕吐，胃脘痛	直刺0.5~0.8寸；可灸	
承满	在脐中上5寸，前正中线旁开2寸	腹胀，呕吐，胃脘痛	直刺0.5~1寸；可灸	
梁门	在脐中上4寸，前正中线旁开2寸	腹胀，呕吐，胃脘痛，食欲不振，泄泻	直刺0.5~1寸；可灸	
关门	在脐中上3寸，前正中线旁开2寸	腹痛，腹泻，肠鸣	直刺0.5~1寸；可灸	
太乙	在脐中上2寸，前正中线旁开2寸	胃痛，癫狂	直刺0.5~1寸；可灸	
滑肉门	在脐中上1寸，前正中线旁开2寸	胃痛，癫狂，呕吐	直刺0.5~1寸；可灸	
天枢	横平脐中，前正中线旁开2寸	泄泻，痢疾，腹痛，便秘，肠痈，月经不调，痛经	直刺1~1.5寸；可灸	大肠之募穴
外陵	在脐中下1寸，前正中线旁开2寸	腹痛，疝气	直刺0.5~1.2寸；可灸	

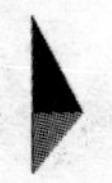

续上表

穴名	定位	主治	操作	备注
大巨	在脐中下2寸，前正中线旁开2寸	小腹胀痛，小便不利，疝气	直刺0.5～1.2寸；可灸	
水道	在脐中下3寸，前正中线旁开2寸	小便不利，疝气	直刺0.5～1.2寸；可灸	
归来	在脐中下4寸，前正中线旁开2寸	经闭，疝气阴挺，月经不调，带下，不孕不育，遗精阳痿	直刺1～1.5寸；可灸	
气冲	在腹股沟，耻骨联合上缘，前正中线旁开2寸，动脉搏动处	疝气，外阴肿痛，月经不调	直刺1～2寸；可灸	
髀关	在股直肌近端、缝匠肌与阔筋膜张肌3条肌肉之间凹陷中	下肢痿痹，髋关节屈伸不利	直刺1～2寸；可灸	
伏兔	在髌底上6寸，髂前上棘与髌底外侧端的连线上	下肢痿痹，膝关节痛	直刺1～2寸；可灸	
阴市	在髌底上3寸，股直肌肌腱外侧缘	膝关节痛，下肢痿痹	直刺1～1.5寸；可灸	
梁丘	在髌底上2寸，股外侧肌与股直肌肌腱之间	胃脘痛，膝关节痛，乳痈	直刺1～1.5寸；可灸	郄穴

续上表

穴名	定位	主治	操作	备注
犊鼻	在髌韧带外侧凹陷中	膝关节痛	向内上方斜刺0.5～1.5寸；可灸	
足三里	在犊鼻下3寸，犊鼻与解溪连线上	胃痛、消化不良、泄泻等消化系统疾病，虚弱，高血压，下肢痿痹，水肿，脚气，乳汁少，乳痛。为强壮保健要穴	直刺1～1.5寸；可灸	合穴、胃的下合穴
上巨虚	在犊鼻下6寸，犊鼻与解溪连线上	腹痛，泄泻，痢疾，肠痈，便秘，脚气等	直刺1～1.5寸；可灸	大肠下合穴
条口	在犊鼻下8寸，犊鼻与解溪连线上	小腿痿痹，肩关节痛	直刺1～2寸；可灸	
下巨虚	在犊鼻下9寸，犊鼻与解溪连线上	小腹疼，下肢痿痹，瘫痪，脚气	直刺1～1.5寸；可灸	小肠下合穴
丰隆	在外踝尖上8寸，胫骨前肌的外缘，条口旁1寸	咳嗽痰多，癫、狂、痫证，下肢痿痹，水肿	直刺1～1.5寸；可灸	络穴
解溪	在踝关节前面中央凹陷中，拇长伸肌腱与趾长伸肌腱之间	膝关节疼痛，足下垂，脘腹胀痛，便秘	直刺0.5～1寸；可灸	经穴

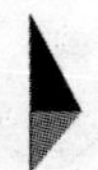

续上表

穴名	定位	主治	操作	备注
冲阳	在第2跖骨基底部与中间楔状骨关节处，可触及足背动脉	足背肿痛，足下垂，面瘫	直刺0.3～0.5寸；可灸	原穴
陷谷	在第2、3跖骨之间，第2跖趾关节近端凹陷中	足背肿痛，肠鸣腹痛	直刺0.3～0.8寸；可灸	输穴
内庭	在第2、3趾之间，趾蹼缘后方赤白肉际处	胃痛吐酸，牙痛，痢疾，面瘫，口糜，便秘，热病，足背肿痛	直刺或斜刺，0.5～0.8寸；可灸	荥穴
厉兑	在第2趾末节外侧，趾甲根角侧后方0.1寸	癫狂，多梦，牙痛	斜刺0.1寸	井穴

表10－4 足太阴脾经穴

穴名	定位	主治	操作	备注
隐白	在足大趾末节内侧，趾甲根角侧后方0.1寸	崩漏，便血，尿血，胃痛呕吐，腹胀，泄泻，癫狂，惊风多梦	浅刺0.1寸；可灸	井穴
大都	在第1跖趾关节远端赤白肉际凹陷中	腹胀胃痛，热病无汗	直刺0.3～0.5寸；可灸	荥穴
太白	在第1跖趾关节近端赤白肉际凹陷中	胃痛，腹胀，泄泻	直刺0.3～0.5寸；可灸	输穴、原穴

续上表

穴名	定位	主治	操作	备注
公孙	在第1跖骨底的前下缘赤白肉际处	胃痛，呕吐，泄泻，腹痛，痢疾	直刺0.5~1.5寸；可灸	络穴，八脉交会穴之一，通冲脉
商丘	在内踝前下方，舟骨粗隆与内踝尖连线中点凹陷中	踝关节痛，腹胀	直刺0.3~0.5寸；可灸	经穴
三阴交	在内踝尖上3寸，胫骨内侧缘后际	遗尿，遗精，月经不调，阴挺，滞产，小便不利，水肿，下肢痿痹，失眠，肠鸣，腹胀	直刺1~1.5寸，孕妇禁针；可灸	
漏谷	在内踝尖上6寸，胫骨内侧缘后际	腹胀肠鸣，小腿痿痹	直刺1~1.5寸；可灸	
地机	阴陵泉下3寸，胫骨内侧缘后际	腹痛，泄泻，月经不调，痛经	直刺1~2寸；可灸	郄穴
阴陵泉	在胫骨内侧髁下缘与胫骨内侧缘之间的凹陷中	水肿，小便不利或失禁，膝关节痛，腹泻，黄疸	直刺1~2寸；可灸	合穴
血海	在髌底内侧端上2寸，股内侧肌隆起处	湿疹，荨麻疹等皮肤病，月经不调，崩漏，痛经，膝股内侧痛	直刺1~1.5寸；可灸	

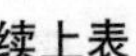

续上表

穴名	定位	主治	操作	备注
箕门	在髌底内侧端与冲门的连线上 1/3 与下 2/3 交点，长收肌和缝匠肌交角的动脉搏动处	小便不利，大腿内收不利	避开动脉，直刺 0.5 ~ 1 寸；可灸	
冲门	在腹股沟斜纹中，髂外动脉搏动处的外侧	疝气，下腹痛，带下	避开动脉，直刺 0.5 ~ 1 寸；可灸	
府舍	在脐中下 4.3 寸，前正中线旁开 4 寸	腹痛，疝气	直刺 0.5 ~ 15 寸；可灸	
腹结	在脐中下 1.3 寸，前正中线旁开 4 寸	腹痛，泄泻，疝痛	直刺 0.5 ~ 1.2 寸；可灸	
大横	脐中旁开 4 寸	腹痛，腹泻，痢疾，便秘	直刺 0.5 ~ 1 寸；可灸	
腹哀	在脐中上 3 寸，前正中线旁开 4 寸	腹痛，消化不良	直刺 0.5 ~ 1 寸；可灸	
食窦	在第 5 肋间隙，前正中线旁开 6 寸	胸胁胀痛	斜刺或平刺 0.3 ~ 0.5 寸，勿深刺，以免伤及肺肝；可灸	
天溪	在第 4 肋间隙，前正中线旁开 6 寸	胸痛，咳嗽，乳痈	斜刺或平刺 0.3 ~ 0.5 寸，勿深刺，以免刺伤肺肝；可灸	
胸乡	在第 3 肋间隙，前正中线旁开 6 寸	胸胁胀痛	斜刺或平刺 0.3 ~ 0.5 寸，勿深刺，以免刺伤肺肝；可灸	

续上表

穴名	定位	主治	操作	备注
周荣	在第2肋间隙，前正中线旁开6寸	胸痛，咳嗽	斜刺或平刺0.3~0.5寸，勿深刺，以免刺伤肺肝；可灸	
大包	在第6肋间隙，腋中线上	胁肋痛，哮喘，全身疼痛，四肢无力	斜刺或平刺0.5~0.8寸，勿深刺，以免刺伤肺肝；可灸	脾之大络

表10－5　手少阴心经穴

穴名	定位	主治	操作	备注
极泉	在腋窝中央，腋动脉搏动处	上肢瘫痪，肩臂痛，胁肋痛，瘰疬	避开动脉，直刺或斜刺0.3~0.5寸；可灸	
青灵	肘横纹上3寸，肱二头肌的内侧沟中	上臂痛，胁痛，目黄	直刺0.5~1寸；可灸	
少海	屈肘成直角，当肘横纹内侧端与肱骨内上髁连线的中点处	心痛，肘臂痛，腋胁痛，瘰疬	直刺0.5~1寸；可灸	
灵道	腕掌侧远端横纹上1.5寸，尺侧腕屈肌腱的桡侧缘	心痛，暴喑，肘臂痛	直刺0.3~0.8寸；可灸	经穴
通里	腕掌侧远端横纹上1寸，尺侧腕屈肌腱的桡侧缘	心悸，心痛，健忘，失眠，癫狂痫，暴喑，哑症，舌强不语	直刺0.3~0.5寸；可灸	络穴

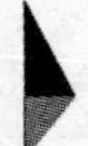

续上表

穴名	定位	主治	操作	备注
阴郄	腕掌侧远端横纹上0.5寸，尺侧腕屈肌腱的桡侧缘	心悸，心痛，健忘，失眠，癫狂痫，吐血，衄血，骨蒸盗汗	直刺0.3～0.5寸；可灸	郄穴
神门	腕掌侧远端横纹尺侧端，尺侧腕屈肌腱的桡侧缘	心悸，心痛，健忘，失眠，癫狂痫，胸胁痛	直刺0.3～0.5寸；可灸	输穴，原穴
少府	在手掌，横平第5掌指关节近端，第4、5掌骨之间	心悸，胸痛，小指拘挛，阴痒	直刺0.3～0.5寸	荥穴
少冲	在手小指末节桡侧，指甲根角侧上方0.1寸	癫狂，中风昏迷，心痛，心悸，高热	浅刺0.1寸，或点刺出血；可灸	井穴

表10－6　手太阳小肠经穴

穴名	定位	主治	操作	备注
少泽	在手小指末节尺侧，指甲根角侧上方0.1寸	乳汁不足，乳痈，咽喉肿痛，中风，昏迷	斜刺0.1寸，或点刺出血	井穴
前谷	第5掌指关节尺侧远端赤白肉际凹陷中	头项痛，手指麻痹	直刺0.3～0.5寸	荥穴
后溪	第5掌指关节尺侧近端赤白肉际凹陷中	落枕，腰背强痛，癫痫，痢疾，手指挛急	直刺0.3～1寸	输穴，八脉交会之一，通督脉

续上表

穴名	定位	主治	操作	备注
腕骨	在第5掌骨底与三角骨之间的赤白肉际凹陷中	腕关节痛，头项痛，黄疸	直刺0.3～0.8寸；可灸	原穴
阳谷	尺骨茎突与三角骨之间的凹陷中	腕关节痛，臂外侧痛，颈肿	直刺0.3～0.5寸；可灸	经穴
养老	腕背横纹上1寸，尺骨头桡侧凹陷中	视力减退，肩臂痛	直桡刺斜0.3～1.2寸；可灸	郄穴
支正	腕背远侧横纹上5寸，尺骨尺侧与尺侧腕屈肌之间	肩背强痛，肘臂痛，颈颌肿痛	直刺0.5～0.8寸；可灸	络穴
小海	尺骨鹰嘴与肱骨内上髁之间凹陷中	肩背痛，肘臂痛，肩颌肿痛	直刺0.3～0.5寸；可灸	合穴
肩贞	肩关节后下方，腋后纹头直上1寸	肩关节痛，肩痛不举	直刺0.3～0.5寸；可灸	
臑俞	腋后纹头直上，肩胛冈下缘凹陷中	肩臂痛	直刺0.3～0.5寸；可灸	
天宗	肩胛冈中点与肩胛下角连线的上1/3与下2/3交点凹陷中	肩胛痛	直刺0.3～0.5寸；可灸	
秉风	肩胛冈中点上方冈上窝中	肩胛痛	直刺0.3～0.5寸；可灸	
曲垣	肩胛冈内侧端上缘凹陷中	肩胛痛	直刺0.3～0.5寸；可灸	

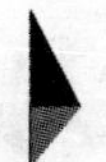

续上表

穴名	定位	主治	操作	备注
肩外俞	第1胸椎棘突下，后正中线旁开3寸	肩臂痛，颈项强痛	直刺0.3~0.5寸，不可深刺，以免伤及心肺；可灸	
肩中俞	第7颈椎棘突下，后正中线旁开2寸	肩背痛，咳嗽，气喘	斜刺0.5~0.8寸，不可深刺，以免伤及心肺；可灸	
天窗	横平喉结，胸锁乳突肌的后缘	耳鸣、耳聋，咽喉肿痛	直刺0.5~1寸；可灸	
天容	下颌角后方，胸锁乳突肌前缘的凹陷中	耳鸣、耳聋，咽喉肿痛	向舌根部直刺0.5~1寸；可灸	
颧髎	颧骨下缘，目外眦直下凹陷中	面瘫、齿痛	向下外斜刺0.5~1寸；可灸	
听宫	耳屏正中与下颌骨髁突之间的凹陷中	耳鸣、耳聋	张口，直刺1~1.5寸；可灸	

表10-7　足太阳膀胱经穴

穴名	定位	主治	操作	备注
睛明	在目内眦内上方，眶内侧壁凹陷中	内外眼疾：目赤肿痛，流泪，夜盲，视物不清，近视	嘱患者闭目，医者左手向外侧固定眼球，右手缓慢进针，紧靠眶缘直刺0.5~1.0寸，一般不提插，不捻转，出针后按压针孔1~3分钟以防出血；禁灸	

续上表

穴名	定位	主治	操作	备注
攒竹	眉头凹陷中，额切迹处	目疾：流泪，目赤肿痛，近视，头痛，眉陵骨，眼睑蠕动，面瘫，眼睑下垂	斜刺或平刺 0.3～0.5 寸，少灸	
眉冲	攒竹穴直上入发际 0.5 寸	前头痛，眩晕	平刺 0.3～0.5 寸；可灸	
曲差	前发际正中直上 0.5 寸，旁开 1.5 寸	前头痛，鼻渊，鼻衄	平刺 0.3～0.5 寸；可灸	
五处	前发际正中直上 1 寸，旁开 1.5 寸	前头痛，目眩，癫痫	平刺 0.3～0.5 寸；可灸	
承光	前发际正中直上 2.5 寸，旁开 1.5 寸	头痛，眩晕，鼻渊	平刺 0.3～0.5 寸；可灸	
通天	前发际正中直上 4 寸，旁开 1.5 寸	头痛，眩晕，鼻渊，鼻衄	平刺 0.3～0.5 寸；可灸	
络却	前发际正中直上 5.5 寸，旁开 1.5 寸	头顶痛，眩晕，鼻渊	平刺 0.3～0.5 寸；可灸	
玉枕	横平枕外隆凸上缘，后发际正中旁开 1.3 寸	后头痛，眼痛，鼻渊	平刺 0.3～0.5 寸；可灸	
天柱	在颈后区，横平第 2 颈椎棘突上际，斜方肌外缘凹陷中	头顶强痛，肩背痛，鼻塞，热病，咽喉肿痛，癫狂痫	直刺或向下斜刺 0.5～0.8 寸，不可向内上方深刺，以免伤及延髓；可灸	

续上表

穴名	定位	主治	操作	备注
大杼	在第 1 胸椎棘突下，后正中线旁开 1.5 寸	项背痛，骨节痛，咳嗽，气喘，发热	斜刺 0.5～0.8 寸，不可深刺，以免伤及心肺；可灸	八会穴之一，骨会
风门	在第 2 胸椎棘突下，后正中线旁开 1.5 寸	伤风，咳嗽，项强，腰背痛	斜刺 0.5～0.8 寸，不可深刺，以免伤及心肺；可灸	
肺俞	在第 3 胸椎棘突下，后正中线旁开 1.5 寸	咳嗽，哮喘，骨蒸潮热，盗汗，咯血，鼻疾，皮肤病，项背痛	斜刺 0.5～0.8 寸，不可深刺，以免伤及心肺；可灸	肺之背俞穴
厥阴俞	在第 4 胸椎棘突下，后正中线旁开 1.5 寸	心痛，咳嗽，气喘	斜刺 0.5～0.8 寸，不可深刺，以免伤及心肺；可灸	心包背俞穴
心俞	在第 5 胸椎棘突下，后正中线旁开 1.5 寸	心痛，心悸，失眠，健忘，癫痫，咳嗽，吐血，盗汗	斜刺 0.5～0.8 寸，不可深刺，以免伤及心肺；可灸	心之背俞穴
督俞	在第 6 胸椎棘突下，后正中线旁开 1.5 寸	心痛，腹痛	斜刺 0.5～0.8 寸，不可深刺，以免伤及心肺；可灸	
膈俞	在第 7 胸椎棘突下，后正中线旁开 1.5 寸	呕吐，呃逆，饮食不下，血证，咳喘，潮热，盗汗，背痛	斜刺 0.5～0.8 寸，不可深刺，以免伤及心肺；可灸	八会穴之一，血会

续上表

穴名	定位	主治	操作	备注
肝俞	第9胸椎棘突下，后正中线旁开1.5寸	黄疸，胁痛，口苦，脊背痛，眼疾，癫狂痫，吐血，鼻衄	斜刺0.5~0.8寸，不可深刺，以免伤及心肺；可灸	肝之背俞穴
胆俞	在第10胸椎棘突下，后正中线旁开1.5寸	黄疸，胁痛，口苦，脊背痛，咳喘，肺痨，潮热	斜刺0.5~0.8寸，不可深刺，以免伤及心肺；可灸	胆之背俞穴
脾俞	在第11胸椎棘突下，后正中线旁开1.5寸	腹胀，胃痛，泻痢，腰背痛，衄血，便血，崩漏，水肿，肌肉萎缩	斜刺0.5~0.8寸，不可深刺，以免伤及内脏；可灸	脾之背俞穴
胃俞	在第12胸椎棘突下，后正中线旁开1.5寸	腹胀，胃痛，泻痢，腰背痛，衄血，便血，崩漏，水肿，肌肉萎缩	斜刺0.5~0.8寸，不可深刺，以免伤及内脏；可灸	胃之背俞穴
三焦俞	在第1腰椎棘突下，后正中线旁开1.5寸	水肿，泄泻，小便不利	直刺0.5~1.2寸；可灸	三焦之背俞穴
肾俞	在第2腰椎棘突下，后正中线旁开1.5寸	遗精，遗尿，月经不调，带下，不孕不育，水肿，耳聋，耳鸣，腰痛	直刺0.5~1寸；可灸	肾之背俞穴
气海俞	在第3腰椎棘突下，后正中线旁开1.5寸	腰痛，泄泻，便秘	直刺0.5~1.2寸；可灸	

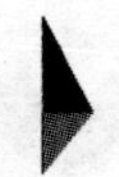

续上表

穴名	定位	主治	操作	备注
大肠俞	在第 4 腰椎棘突下，后正中线旁开 1.5 寸	腹胀，肠鸣，腰痛，泄泻，便秘，痔疾，腰腿疼	直刺 0.8 ~ 1.2 寸；可灸	大肠之背俞穴
关元俞	在第 5 腰椎棘突下，骶正中嵴旁开 1.5 寸	腰痛，泄泻，小便不利	直刺 0.5 ~ 1.2 寸；可灸	
小肠俞	横平第 1 骶后孔，骶正中嵴旁开 1.5 寸	遗尿，遗精，痢疾	直刺 0.5 ~ 1.2 寸；可灸	小肠之背俞穴
膀胱俞	横平第 2 骶后孔，骶正中嵴旁开 1.5 寸	遗尿，小便不利，腰骶痛	直刺 0.5 ~ 1.2 寸；可灸	膀胱之背俞穴
中膂俞	横平第 3 骶后孔，骶正中嵴旁开 1.5 寸	腰骶痛	直刺 0.5 ~ 1.2 寸；可灸	
白环俞	横平第 4 骶后孔，骶正中嵴旁开 1.5 寸	腰腿痛，遗精，带下，月经不调	直刺 0.5 ~ 1.2 寸；可灸	
上髎	正对第 1 骶后孔中	腰骶痛，月经不调，带下，小便不利	直刺 0.5 ~ 1.2 寸；可灸	上髎、次髎、中髎、下髎左右共八穴，合称八髎

续上表

穴名	定位	主治	操作	备注
次髎	正对第2骶后孔中	腰骶痛，下肢痿痹，痛经，月经不调，带下，阴挺，不孕不育，阳痿，疝气，小便不利	直刺1～1.5寸；可灸	
中髎	正对第3骶后孔中	腰骶痛，月经不调，带下，小便不利	直刺0.5～1.2寸；可灸	
下髎	正对第4骶后孔中	腰骶痛，月经不调，带下，小便不利	直刺1～1.5寸；可灸	
会阳	尾骨端旁开0.5寸	痔疮，带下，阳痿	直刺1～1.5寸；可灸	
承扶	在臀沟的中点	腰、骶、臀、股部痛，痔疮	直刺1～1.5寸；可灸	
殷门	在臀沟下6寸，股二头肌与半腱肌之间	腰痛，股后，肿痛	直刺1.5～2.5寸；可灸	
浮郄	腘横纹上1寸，股二头肌肌腱的内侧缘	下肢外侧麻痹	直刺0.5～1.5寸；可灸	
委阳	在腘横纹上，股二头肌肌腱的内侧缘	小便不利，小腿痉痛	直刺0.5～1.2寸；可灸	三焦的下合穴

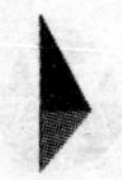

续上表

穴名	定位	主治	操作	备注
委中	在腘横纹中点	腰背痛，下肢萎痹，小便不利，遗尿，腹痛，吐泻，丹毒	直刺1~1.5寸，或点刺出血；可灸	合穴
附分	在第2胸椎棘突下，后正中线旁开3寸	腰背强痛	直刺0.5~0.8寸，勿深刺，以免伤及肺；可灸	
魄户	在第3胸椎棘突下，后正中线旁开3寸	咳嗽、哮喘、肩背痛	斜刺0.5~0.8寸，勿深刺，以免伤及肺；可灸	
膏肓	在第4胸椎棘突下，后正中线旁开3寸	肺痨，咳嗽，气喘，健忘，遗精，完谷不化	斜刺0.5~0.8寸，勿深刺，以免伤及肺；可灸	
神堂	在第5胸椎棘突下，后正中线旁开3寸	咳嗽，气喘，心痛，健忘	斜刺0.5~0.8寸，勿深刺，以免伤及肺；可灸	
譩譆	在第6胸椎棘突下，后正中线旁开3寸	咳嗽，背疼	斜刺0.5~0.8寸，勿深刺，以免伤及肺；可灸	
膈关	在第7胸椎棘突下，后正中线旁开3寸	呃逆，呕吐，饮食不下	斜刺0.5~0.8寸，勿深刺，以免伤及肺；可灸	
魂门	在第9胸椎棘突下，后正中线旁开3寸	胁肋痛，背疼	斜刺0.5~0.8寸，勿深刺，以免伤及肺；可灸	

续上表

穴名	定位	主治	操作	备注
阳纲	在第10胸椎棘突下，后正中线旁开3寸	黄疸，肠鸣，泄泻	斜刺0.5～0.8寸，勿深刺，以免伤及肺；可灸	
意舍	在第11胸椎棘突下，后正中线旁开3寸	腹胀，呕吐	斜刺0.5～0.8寸；可灸	
胃仓	在第12胸椎棘突下，后正中线旁开3寸	胃痛，腹胀，小儿食积	斜刺0.5～0.8寸；可灸	
肓门	在腰区，第1腰椎棘突下，后正中线旁开3寸	乳痛，上腹痛，便秘	直刺0.5～0.8寸；可灸	
志室	在第2腰椎棘突下，后正中线旁开3寸	遗精，阳痿，不育，水肿，小便不利，腰痛	直刺0.5～1寸；可灸	
胞肓	横平第2骶后孔，骶正中嵴旁开3寸	腰腿痛	直刺0.5～1寸；可灸	
秩边	横平第4骶后孔，骶正中嵴旁开3寸	腰骶痛，下肢萎痹，小便不利，便秘，痔疮	直刺1.5～2寸；可灸	
合阳	腘横纹下2寸，腓肠肌内、外侧头之间	腰痛，小腿痹痛	直刺1～2寸；可灸	

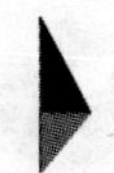

续上表

穴名	定位	主治	操作	备注
承筋	在小腿后区，腘横纹下5寸，腓肠肌两肌腹之间	小腿挛痛，腰背强痛等	直刺1～2寸；可灸	
承山	当伸直小腿或足跟上提时，腓肠肌肌腹下出现尖角凹陷处	痔疮，脱肛，小腿挛痛腰痛	直刺1～2寸；可灸	
飞扬	昆仑穴直上7寸，腓肠肌外下缘与跟腱移行处	小腿挛痛，腰痛，头痛，目眩	直刺1～2寸；可灸	络穴
跗阳	在昆仑穴直上3寸，腓骨与跟腱之间	腰腿挛痛，外踝肿痛，头痛	直刺0.8～1.2寸；可灸	阳跷之郄穴
昆仑	在外踝尖与跟腱之间的凹陷中	头项痛，腰腿痛，外踝肿痛	直刺0.3～0.8寸，孕妇禁针；可灸	经穴
仆参	在昆仑穴直下，跟骨外侧，赤白肉际处	足跟痛	直刺0.3～0.5寸；可灸	
申脉	外踝尖直下，外踝下缘与跟骨之间的凹陷中	癫痫，头痛，眩晕	直刺0.3～0.5寸；可灸	八脉交会穴之一，通阳跷脉
金门	在外踝前缘直下，第5跖骨粗隆后方，骰骨下缘凹陷中	外踝痛，癫痫	直刺0.3～0.5寸；可灸	郄穴

续上表

穴名	定位	主治	操作	备注
京骨	在跖区，第5跖骨粗隆前下方，赤白肉际处	癫痫，头项痛，腰腿痛	直刺0.3~0.5寸；可灸	原穴
束骨	第5跖趾关节的近端，赤白肉际处	癫痫，头项痛	直刺0.3~0.5寸；可灸	输穴
足通谷	第5跖趾关节的远端，赤白肉际处	头项痛，眩晕，癫痫	直刺0.2~0.3寸；可灸	荥穴
至阴	在足小趾末节外侧，趾甲根角侧后方0.1寸（指寸）	胎位不正，难产，头痛	直刺0.1~0.2寸；可灸	井穴

表10-8 足少阴肾经穴

穴名	定位	主治	操作	备注
涌泉	在足底，屈足卷趾时足心最凹陷处（第2、3趾蹼缘与足跟连线的前1/3与后2/3的交点处）	休克、中暑、中风、小儿惊风等各种急症，头顶痛，小便不利	直刺0.5~1寸；可灸	井穴
然谷	在足内侧，足舟骨粗隆下方，赤白肉际处	月经不调，膀胱炎，消渴，足背肿痛	直刺0.5~1寸；可灸	荥穴
太溪	在内踝尖与跟腱之间的凹陷中	耳聋，耳鸣，失眠，牙痛，咽喉痛，月经不调，遗精	直刺0.3~0.8寸；可灸	输穴、原穴

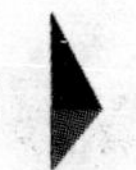

续上表

穴名	定位	主治	操作	备注
大钟	在内踝后下方，跟骨上缘，跟腱附着部前缘凹陷中	小便不利，足跟痛，哮喘	直刺 0.3～0.5 寸；可灸	络穴
水泉	太溪穴直下 1 寸，跟骨结节内侧凹陷中	经闭，经痛，阴挺，小便不利	直刺 0.3～0.5 寸；可灸	郄穴
照海	在内踝尖下 1 寸，内踝下缘边际凹陷中	咽喉痛，月经不调，癫痫	直刺 0.3～0.5 寸；可灸	八脉交会穴之一，通阴跷脉
复溜	在内踝尖上 2 寸，跟腱的前缘	水肿，足痿，盗汗	直刺 0.5～1 寸；可灸	经穴
交信	在内踝尖上 2 寸，胫骨内侧缘后际凹陷中	月经不调，崩漏，小便不利	直刺 0.5～1 寸；可灸	阴跷之郄穴
筑宾	在太溪穴直上 5 寸，比目鱼肌与跟腱之间	癫狂，小腿内侧痛	直刺 1～1.5 寸；可灸	阴维之郄穴
阴谷	在膝后腘横纹上，半膜肌肌腱与半腱肌肌腱之间	阳痿，崩漏，膝股内侧痛	直刺 1～1.5 寸；可灸	合穴
横骨	脐中下 5 寸，前正中线旁开 0.5 寸	遗精，小便不利	直刺 0.5～1 寸；可灸	
大赫	脐中下 4 寸，前正中线旁开 0.5 寸	遗精，带下	直刺 0.5～1 寸；可灸	

续上表

穴名	定位	主治	操作	备注
气穴	脐中下 3 寸，前正中线旁开 0.5 寸	月经不调，经闭，不孕，泄泻	直刺 0.5 ~ 1 寸；可灸	
四满	脐中下 2 寸，前正中线旁开 0.5 寸	月经不调，经闭，不孕，泄泻	直刺 0.5 ~ 1 寸；可灸	
中注	脐中下 1 寸，前正中线旁开 0.5 寸	月经不调，腹痛，便秘	直刺 0.5 ~ 1 寸；可灸	
肓俞	脐中旁开 0.5 寸	腹胀，腹痛，便秘	直刺 0.5 ~ 1 寸；可灸	
商曲	脐中上 2 寸，前正中线旁开 0.5 寸	腹痛，腹泻，便秘	直刺 0.5 ~ 1 寸；可灸	
石关	脐中上 3 寸，前正中线旁开 0.5 寸	腹痛，呕吐，便秘	直刺 0.5 ~ 1 寸；可灸	
阴都	在上腹部，脐中上 4 寸，前正中线旁开 0.5 寸	胃痛，腹胀，肠鸣	直刺 0.5 ~ 1 寸；可灸	
腹通谷	当脐中上 5 寸，前正中线旁开 0.5 寸	腹痛，呕吐	直刺 0.5 ~ 1 寸；可灸	
幽门	脐中上 6 寸，前正中线旁开 0.5 寸	胃痛，呕吐	直刺 0.5 ~ 1 寸；可灸	
步廊	在第 5 肋间隙，前正中线旁开 2 寸	胸痛，咳嗽	斜刺或平刺 0.3 ~ 0.5 寸，不可深刺，以免伤及肺、肝、心；可灸	

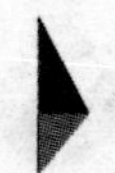

续上表

穴名	定位	主治	操作	备注
神封	在第4肋间隙，前正中线旁开2寸	胸痛，乳痛，咳嗽	斜刺或平刺0.3～0.5寸，不可深刺，以免伤及肺、心；可灸	
灵墟	在第3肋间隙，前正中线旁开2寸	胸痛，乳痛，咳嗽	斜刺或平刺0.3～0.5寸，不可深刺，以免伤及肺、心；可灸	
神藏	在第2肋间隙，前正中线旁开2寸	咳嗽，胸痛	斜刺或平刺0.3～0.5寸，不可深刺，以免伤及肺；可灸	
彧中	在第1肋间隙，前正中线旁开2寸	咳嗽，胸痛	斜刺或平刺0.3～0.5寸，不可深刺，以免伤及肺；可灸	
俞府	在锁骨下缘，前正中线旁开2寸	咳嗽，胸痛，锁骨肿痛	斜刺或平刺0.3～0.5寸，不可深刺，以免伤及肺；可灸	

表10－9　手厥阴心包经穴

穴名	定位	主治	操作	备注
天池	当第4肋间隙，乳头外1寸，前正中线旁开5寸	胸痛，腋下肿痛	斜刺0.3～0.5寸，不可深刺，以免伤及肺；可灸	
天泉	当腋前纹头下2寸，肱二头肌的长、短头之间	心痛，胸胁痛，上臂内侧痛	直刺1～1.5寸；可灸	
曲泽	在肘横纹上，肱二头肌腱的尺侧缘凹陷中	心痛，心悸，中暑，肘臂挛痛	直刺1～1.5寸或点刺出血；可灸	合穴
郄门	在腕掌侧远端横纹上5寸，掌长肌腱与桡侧腕屈肌腱之间	心痛，呕血，胸痛	直刺0.5～1.2寸；可灸	郄穴
间使	在腕掌侧远端横纹上3寸，掌长肌腱与桡侧腕屈肌腱之间	心痛，疟疾，癫狂	直刺1～1.5寸；可灸	经穴
内关	在腕掌侧远端横纹上2寸，掌长肌腱与桡侧腕屈肌腱之间	心悸，心痛，呕吐，呃逆，癫痫	直刺1～1.5寸；可灸	络穴；八脉交会穴之一，通阴维脉
大陵	在腕掌侧远端横纹中，掌长肌腱与桡侧腕屈肌腱之间	心痛，心悸，癫狂	直刺0.3～0.5寸；可灸	输穴、原穴

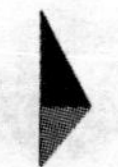

续上表

穴名	定位	主治	操作	备注
劳宫	在手掌，横平第3掌指关节近端，第2、3掌骨之间偏于第3掌骨（握拳，中指尖下是穴）	心痛，口疮，癫狂	直刺0.3~0.5寸	荥穴
中冲	在手中指末端最高点	心痛，中风，昏迷，中暑，高热，抽搐	直刺0.2寸或点刺出血	井穴

表10-10　手少阳三焦经穴

穴名	定位	主治	操作	备注
关冲	在手第4指末节尺侧，指甲根角侧上方0.1寸	头痛，目赤，咽喉肿痛	直刺0.1寸或点刺出血	井穴
液门	在手背，当第4、5指间，指蹼缘上方赤白肉际凹陷中	偏头痛，咽喉肿痛	直刺0.3~0.5寸；可灸	荥穴
中渚	在手背，第4、5掌骨间，第4掌指关节近端凹陷中	耳鸣，耳聋，手指屈伸不利，头痛	直刺0.3~0.8寸；可灸	输穴
阳池	在腕背侧远端横纹上，指伸肌腱的尺侧缘凹陷中	腕痛，肘臂痛	直刺0.3~0.5寸；可灸	原穴

续上表

穴名	定位	主治	操作	备注
外关	在腕背侧远端横纹上2寸，尺骨与桡骨间隙中	头痛，上肢痿痹，发热，耳聋，耳鸣	直刺0.5~1寸；可灸	络穴；八脉交会穴之一，通阳维脉
支沟	在腕背侧远端横纹上3寸，尺骨与桡骨间隙中	便秘，肩背痛，暴喑	直刺0.5~1.2寸；可灸	经穴
会宗	在前臂后区，腕背侧远端横纹上3寸，尺骨的桡侧缘	耳聋，耳鸣，臂痛，癫痫	直刺0.8~1.2寸；可灸	郄穴
三阳络	在腕背侧远端横纹上4寸，尺骨与桡骨间隙中	耳聋、耳鸣，暴喑，手臂痛	直刺0.3~0.8寸；可灸	
四渎	在肘尖下5寸，尺骨与桡骨间隙中点	前臂痛，耳聋，耳鸣，牙痛	直刺0.3~0.8寸；可灸	
天井	在肘后，肘尖直上1寸凹陷中	偏头痛，肩臂痛，瘰疬	直刺0.3~0.8寸；可灸	合穴
清冷渊	在肘尖与肩峰角连线上，肘尖上2寸	肩臂痛	直刺0.5~1寸；可灸	
消泺	在肘尖与肩峰角连线上，肘尖上5寸	肩臂痛，颈项强痛	直刺0.5~1寸；可灸	
臑会	在肩峰角下3寸，三角肌的后下缘	肩臂痛	直刺0.5~1寸；可灸	
肩髎	在肩峰角与肱骨大结节两骨间凹陷中。当上臂外展时，于肩峰后下方凹陷处	肩臂痿痹	直刺或斜刺0.5~1寸；可灸	

续上表

穴名	定位	主治	操作	备注
天髎	肩胛骨上角骨际凹陷中处	肩臂痛，颈项强急	直刺或斜刺 0.5～0.8 寸；可灸	
天牖	横平下颌角，胸锁乳突肌的后缘凹陷中	耳鸣，耳聋，头晕目眩	直刺 0.5～1 寸；可灸	
翳风	在耳垂后方，乳突下端前方凹陷中	耳鸣，耳聋，面瘫，痄腮	直刺 0.5～1.2 寸；可灸	
瘈脉	在耳后乳突中央，角孙与翳风沿耳轮弧形连线的上 2/3 与下 1/3 的交点处	耳鸣，耳聋，头痛	平刺 0.3～0.5 寸，或点刺出血；可灸	
颅息	在耳后，角孙与翳风沿耳轮弧形连线的上 1/3 与下 2/3 的交点处	耳聋，耳鸣，头痛	平刺 0.3～0.5 寸；可灸	
角孙	在耳尖正对发际处	目赤，目翳，耳廓红肿	向下平刺 0.3～0.5 寸，或点刺出血；可灸	
耳门	在耳屏上切迹与下颌骨髁状突之间的凹陷中	耳鸣，耳聋，齿痛	微张口，直刺 1～1.5 寸；可灸	
耳和髎	在鬓发后缘，耳郭根的前方，颞浅动脉的后缘	偏头痛	斜刺 0.3～0.5 寸；可灸	
丝竹空	在面部，眉梢凹陷中	头痛，目赤，眼睑瞤动	平刺 0.5～1 寸	

表 10－11 足少阳胆经穴

穴名	定位	主治	操作	备注
瞳子髎	目外眦外侧 0.5 寸凹陷中	头痛，外眼病	平刺 0.3 ~ 0.8 寸	
听会	在面部，耳屏间切迹与下颌骨髁状突之间的凹陷中	耳鸣，耳聋	张口，直刺 1 ~ 1.5 寸；可灸	
上关	在颧弓上缘中央凹陷中	耳鸣，耳聋，齿痛，偏头痛	直刺 0.3 ~ 0.5 寸；可灸	
颔厌	在从头维至曲鬓的弧形连线（其弧度与鬓发弧度相应）的上 1/4 与下 3/4 的交点处	偏头痛，耳鸣，目眩	平刺 0.5 ~ 1 寸；可灸	
悬颅	从头维至曲鬓的弧形连线（其弧度与鬓发弧度相应）的中点处	偏头痛，目外眦痛	平刺 0.5 ~ 1 寸；可灸	
悬厘	在从头维至曲鬓的弧形连线（其弧度与鬓发弧度相应）的上 3/4 与下 1/4 的交点处	偏头痛，目外眦痛	平刺 0.5 ~ 1 寸；可灸	
曲鬓	耳前鬓角发际后缘与耳尖水平的交点处	偏头痛，牙关紧闭	平刺 0.5 ~ 1 寸；可灸	

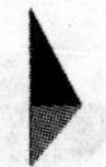

续上表

穴名	定位	主治	操作	备注
率谷	耳尖直上入发际1.5寸	偏头痛	平刺0.5~1寸；可灸	
天冲	耳根后缘直上，入发际2寸	偏头痛，牙龈肿痛	平刺0.5~1寸；可灸	
浮白	在耳后乳突的后上方，从天冲至完骨的弧形连线（其弧度与耳郭弧度相应）的上1/3与下2/3交点处	偏头痛，耳聋，耳鸣	平刺0.5~1寸；可灸	
头窍阴	在耳后乳突的后上方，从天冲至完骨的弧形连线（其弧度与耳郭弧度相应）的上2/3与下1/3交点处	头痛，耳聋，耳鸣	平刺0.5~1寸；可灸	
完骨	耳后乳突后下方凹陷中	头痛，颈项强痛	向下斜刺0.5~1寸；可灸	
本神	前发际上0.5寸，头正中线旁开3寸	头痛，目眩	平刺0.5~0.8寸；可灸	
阳白	瞳孔直上，眉上1寸	头痛，眼睑下垂，眼睑瞤动	平刺0.5~1寸；可灸	
头临泣	瞳孔直上，前发际上0.5寸	头痛，鼻渊，目翳多泪	平刺0.5~0.8寸；可灸	
目窗	瞳孔直上，前发上1.5寸	头痛，目赤痛，鼻渊	平刺0.5~0.8寸；可灸	

续上表

穴名	定位	主治	操作	备注
正营	瞳孔直上，前发际上2.5寸	偏头痛，目眩	平刺0.5～0.8寸；可灸	
承灵	瞳孔直上，前发际上4寸	偏头痛，鼻渊，鼻衄	平刺0.5～0.8寸；可灸	
脑空	横平枕外隆凸的上缘，风池直上	头痛，颈项强痛	平刺0.5～0.8寸；可灸	
风池	在枕骨之下，胸锁乳突肌上端与斜方肌上端之间的凹陷中	感冒发热，头项强痛，鼻渊，眼疾	低头，针尖向鼻尖方向斜刺平刺0.5～1.2寸，禁向内上方深刺，以免伤及延髓；可灸	
肩井	在第7颈椎棘突与肩峰最外侧点连线的中点	项背强痛，乳痈，难产	直刺0.3～0.8寸，勿深刺，以免伤及肺尖；孕妇禁针；可灸	
渊腋	第4肋间隙中，在腋中线上	胸胁痛	斜刺0.3～0.5寸，勿深刺，以免伤及肺脏；可灸	
辄筋	第4肋间隙中，腋中线前1寸	胸胁痛，哮喘	斜刺0.3～0.5寸，勿深刺，以免伤及肺脏；可灸	
日月	第7肋间隙中，前正中线旁开4寸	胁痛，黄疸	斜刺0.3～0.5寸，勿深刺，以免伤及肝胆；可灸	胆之募穴

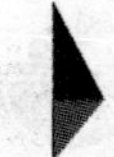

续上表

穴名	定位	主治	操作	备注
京门	第12肋骨游离端的下际	腰胁痛，泄泻，水肿	斜刺0.3～0.5寸；可灸	肾之募穴
带脉	第11肋骨游离端垂线与脐水平线的交点上	月经不调，赤白带下，腰胁疼痛，疝气	直刺0.5～1寸；可灸	
五枢	横平脐下3寸，髂前上棘内侧	带下，小腹痛，疝气	直刺0.5～1.2寸；可灸	
维道	髂前上棘内下0.5寸	带下，阴挺，小腹痛	直刺0.5～1.2寸；可灸	
居髎	髂前上棘与股骨大转子最凸点连线的中点处	腰腿痛，下肢瘫痪	直刺1～2寸；可灸	
环跳	在股骨大转子最凸点与骶管裂孔连线的外1/3与内2/3交点处	髋关节痛，下肢痿痹	直刺1.5～3寸；可灸	
风市	直立垂手，掌心贴于大腿时，中指尖所指凹陷中，髂胫束前缘	下肢痿痹，荨麻疹	直刺1～2寸；可灸	
中渎	腘横纹上7寸，髂胫束后缘	下肢痿痹	直刺1～2寸；可灸	
膝阳关	在股骨外上髁后上缘，股二头肌腱与髂胫束之间的凹陷中	膝关节肿痛	直刺0.5～1寸；可灸	

续上表

穴名	定位	主治	操作	备注
阳陵泉	在小腿外侧，腓骨头前下方凹陷中	黄疸，胁痛，下肢痿痹	直刺1～2寸；可灸	合穴、胆的下合穴、八会穴之一，筋会
阳交	在外踝尖上7寸，腓骨后缘	胸胁痛，下肢痿痹	直刺1～1.5寸；可灸	阳维之郄穴
外丘	在外踝尖上7寸，腓骨前缘	胸胁痛，颈项痛	直刺1～1.5寸；可灸	郄穴
光明	外踝尖上5寸，腓骨前缘	夜盲、青盲等眼疾，乳胀，下肢痿痹	直刺1～1.5寸；可灸	络穴
阳辅	外踝尖上4寸，腓骨前缘	偏头痛，胸胁痛，下肢痿痹	直刺1～1.5寸；可灸	经穴
悬钟	外踝尖上3寸，腓骨前缘	下肢痿痹，落枕，胁痛，鼻渊，鼻衄	直刺0.5～1.2寸；可灸	八会穴之一，髓会
丘墟	在外踝的前下方，趾长伸肌腱的外侧凹陷中	踝关节痛，胸胁痛，颈项痛	直刺0.3～0.8寸；可灸	原穴
足临泣	在足背，第4、5跖骨底结合部的前方，第5趾长伸肌腱外侧凹陷中	足背肿痛，乳胀痛，胁肋痛	直刺0.3～0.8寸；可灸	输穴、八脉交会穴之一，通带脉
地五会	在足背，第4、5跖骨间，第4跖趾关节近端凹陷中	目赤痛，乳痈，足背肿痛	直刺0.3～0.8寸；可灸	

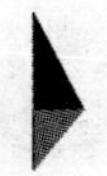

续上表

穴名	定位	主治	操作	备注
侠溪	在足背，第4、5趾骨间，趾蹼缘后方赤白肉际处	耳鸣，耳聋，胸胁痛，颌肿，口苦发热	向上斜刺0.3～0.5寸	荥穴
足窍阴	在第4趾末节外侧，趾甲根角侧后方0.1寸	偏头痛，发热，目赤痛，胁痛	斜刺0.1～0.2寸，或点刺出血	井穴

表10－12　足厥阴肝经穴

穴名	定位	主治	操作	备注
大敦	在足大趾末节外侧，趾甲根角侧后方0.1寸	崩漏，疝气，阴挺，遗尿	斜刺0.1～0.3寸；可灸	井穴
行间	在足背，第1、2趾骨间，趾蹼缘后方赤白肉际处	月经过多，小便不利，目赤肿痛，眩晕，头痛	向上斜刺0.3～0.8寸；可灸	荥穴
太冲	在足背，第1、2跖骨间，跖骨底结合部前方凹陷中，或触及动脉搏动	惊痫，面瘫，疝气，崩漏，头痛，眩晕	直刺0.5～1寸；可灸	输穴、原穴
中封	在内踝前，胫骨前肌腱的内侧缘凹陷中	踝关节痛，阴茎痛，遗精，小便不利	直刺0.3～0.5寸；可灸	经穴
蠡沟	在内踝尖上5寸，胫骨内侧面的中央	月经不调，小便不利，疝气	平刺0.5～0.8寸；可灸	络穴

续上表

穴名	定位	主治	操作	备注
中都	在内踝尖上7寸，胫骨内侧面的中央	崩漏，疝气	平刺0.5~0.8寸；可灸	
膝关	在膝部，胫骨内上髁的下方，阴陵泉后1寸	膝关节疼痛	直刺0.5~1寸；可灸	
曲泉	在腘横纹内侧端，半腱肌肌腱内缘凹陷中	膝关节痛，阴挺，小便不利	直刺1~1.5寸；可灸	合穴
阴包	在髌底上4寸，股薄肌与缝匠肌之间	月经不调，小便不利	直刺1~2寸；可灸	
足五里	气冲穴直下3寸，动脉搏动处	小便不利，股部痿痹	直刺1~2寸；可灸	
阴廉	在气冲穴直下2寸	月经不调，带下，股腿痛	直刺1~2寸；可灸	
急脉	横平耻骨联合上缘，前正中线旁开2.5寸	外阴痛痒，疝气，阴挺	直刺0.5~1寸；可灸	
章门	第11肋游离端的下际	呕吐，腹胀，肝脾肿大，泄泻	直刺或斜刺0.5~1寸；可灸	脾之募穴、八会穴之一，脏会
期门	在第6肋间隙，前正中线旁开4寸	胸胁痛	斜刺0.3~0.5寸；可灸	肝之募穴

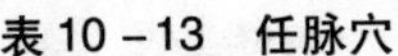

表10－13　任脉穴

穴名	定位	主治	操作	备注
会阴	在会阴区，男性在阴囊根部与肛门连线的中点，女性在大阴唇后联合与肛门连线的中点	阴痒，脱肛，月经不调	直刺0.5～1寸；可灸	
曲骨	在耻骨联合上缘，前正中线上	遗精，带下，小便不利	针前先排尿，直刺0.5～1寸；可灸	
中极	在前正中线上，脐中下4寸	遗尿，阴挺，月经不调，遗精	针前先排尿，直刺0.5～1寸；可灸	膀胱之募穴
关元	在前正中线上，脐中下3寸	遗精，阳痿，月经不调，带下，遗尿，强壮保健要穴	针前先排尿，直刺0.8～1寸；可灸	小肠之募穴
石门	在前正中线上，脐中下2寸	崩漏，经闭	直刺0.5～1寸；可灸	三焦之募穴
气海	在前正中线上，脐中下1.5寸	遗精，遗尿，月经不调，崩漏，虚脱，阴挺，强壮保健要穴	直刺0.8～1寸；可灸	
阴交	在下腹部，脐中下1寸，前正中线上	月经不调，带下，腹痛	直刺0.8～1.2寸；可灸	
神阙	在脐中央	脱证，腹痛，泄泻	大艾炷隔盐灸10～20壮或悬灸15～30分钟，禁针	

续上表

穴名	定位	主治	操作	备注
水分	在前正中线上，脐中上1寸	水肿，腹胀，腹痛	直刺0.5~1寸；可灸	
下脘	在前正中线上，脐中上2寸	腹胀，胃痛，呕吐	直刺0.8~1.2寸；可灸	
建里	在前正中线上，脐中上3寸	胃痛，腹胀，水肿	直刺0.5~1寸；可灸	
中脘	在前正中线上，脐中上4寸	胃痛，呕吐，腹胀，泄泻	直刺0.5~1寸；可灸	
上脘	在前正中线上，脐中上5寸	胃痛，呕吐	直刺0.5~1寸；可灸	
巨阙	在前正中线上，脐中上6寸	心痛，癫痫，呕吐	向下斜刺0.5~1寸；可灸	
鸠尾	在前正中线上，剑胸结合部下1寸	癫痫，心痛，呕吐	向下斜刺0.5~1寸；可灸	
中庭	在胸剑结合中点处，前正中线上	胸痛，噎膈吐逆	平刺0.3~0.5寸；可灸	
膻中	在前正中线上，横平第4肋间隙	哮喘，噎膈，乳汁少，胸痛	平刺0.3~0.5寸；可灸	
玉堂	在前正中线上，横平第3肋间隙	咳嗽，哮喘，胸痛	平刺0.3~0.5寸；可灸	
紫宫	在前正中线上，横平第2肋间隙	咳嗽，哮喘，胸痛	平刺0.3~0.5寸；可灸	
华盖	在前正中线上，横平第1肋间隙	咳嗽，哮喘，胸痛	平刺0.3~0.5寸；可灸	

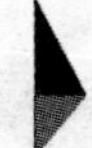

续上表

穴名	定位	主治	操作	备注
璇玑	在前正中线上，胸骨上窝下1寸	哮喘，咳嗽，胸痛	平刺0.3～0.5寸；可灸	
天突	在胸骨上窝中央，前正中线上	哮喘，咳嗽，瘿瘤，失音	先直刺0.2～0.3寸，然后针尖紧靠胸骨柄后缘、气管前缘向下刺入0.5～1寸，必须严格掌握针刺的角度和深度，免伤肺和有关器官；可灸	
廉泉	在喉结上方，舌骨上缘凹陷中，前正中线上	哑症，流涎，舌强	向上斜刺0.5～0.8寸；可灸	
承浆	在颏唇沟的正中凹陷处	面瘫，面肿，齿痛	向上斜刺0.2～0.3寸；可灸	

表10－14　督脉穴

穴名	定位	主治	操作	备注
长强	在尾骨下方，尾骨端与肛门连线的中点处	脱肛，痔疮，腰脊痛	向后上方斜刺0.5～1.2寸，勿刺入直肠内；可灸	络穴
腰俞	正对骶管裂孔，后正中线上	月经不调，腰背痛，痔疮	向上斜刺0.5～1寸；可灸	
腰阳关	第4腰椎棘突下凹陷中，后正中线上	腰骶痛，遗精，月经不调，下肢痿痹	直刺0.5～1寸；可灸	

续上表

穴名	定位	主治	操作	备注
命门	第2腰椎棘突下凹陷中，后正中线上	阳痿，遗精，带下，腰脊痛	直刺0.5~1寸；可灸	
悬枢	第1腰椎棘突下凹陷中，后正中线上	腰脊强痛，泄泻	直刺0.5~1寸；可灸	
脊中	第11胸椎棘突下凹陷中，后正中线上	癫痫，泄泻，黄疸	向上斜刺0.5~0.8寸，此穴至大椎穴均勿深刺，以免伤及脊髓；可灸	
中枢	第10胸椎棘突下凹陷中，后正中线上	腰脊强痛	向上斜刺0.5~0.8寸；可灸	
筋缩	第9胸椎棘突下凹陷中，后正中线上	腰脊强痛，癫痫	向上斜刺0.5~0.8寸；可灸	
至阳	第7胸椎棘突下凹陷中，后正中线上	黄疸，胸背痛	向上斜刺0.5~0.8寸；可灸	
灵台	第6胸椎棘突下凹陷中，后正中线上	咳喘，背痛项强	向上斜刺0.5~0.8寸；可灸	
神道	第5胸椎棘突下凹陷中，后正中线上	惊悸，健忘，脊痛	向上斜刺0.5~0.8寸；可灸	
身柱	第3胸椎棘突下凹陷中，后正中线上	咳嗽，气喘，癫痫，腰脊强痛	向上斜刺0.5~0.8寸；可灸	
陶道	第1胸椎棘突下凹陷中，后正中线上	癫痫，腰脊强痛，疟疾等	向上斜刺0.5~0.8寸；可灸	

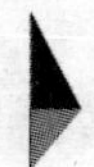

续上表

穴名	定位	主治	操作	备注
大椎	第7颈椎棘突下凹陷中，后正中线上	癫狂，感冒发热，疟疾，头项强痛，咳嗽	向上斜刺0.5~0.8寸；可灸	
哑门	在颈后区，第2颈椎棘突上际凹陷中，后正中线上	哑症，癫狂，癫痫	低头，向喉结方向缓慢斜刺0.5~1寸，勿深刺或向上斜刺，以免伤及延髓；不灸	
风府	在颈后区，枕外隆凸直下，两侧斜方肌之间凹陷中	中风，头项强痛，癫狂	低头，向喉结方向缓慢斜刺0.5~1寸，勿深刺或向上斜刺，以免伤及延髓；不灸	
脑户	在头部，枕外隆凸的上缘凹陷中	头痛，头晕，颈项强痛，癫痫	平刺0.5~0.8寸；可灸	
强间	后发际正中直上4寸	头晕，头痛，癫痫	平刺0.5~0.8寸；可灸	
后顶	后发际正中直上5.5寸	头痛，头晕，癫痫	平刺0.5~0.8寸；可灸	
百会	前发际正中直上5寸	头顶痛，眩晕，脱肛，阴挺，中风，癫狂	平刺0.5~0.8寸；可灸	
前顶	前发际正中直上3.5寸	头顶痛，眩晕	平刺0.5~0.8寸；可灸	

续上表

穴名	定位	主治	操作	备注
囟会	前发际正中直上2寸	头痛，头晕，鼻渊	平刺0.5~0.8寸，小儿前囟未闭合者禁针；可灸	
上星	前发际正中直上1寸	前头痛，目痛，鼻渊	平刺0.5~0.8寸；或三棱针点刺出血；可灸	
神庭	前发际正中直上0.5寸	前头痛，眩晕，鼻渊，癫痫	平刺0.5~0.8寸；或三棱针点刺出血；可灸	
印堂	两眉毛内侧端中间的凹陷中	头痛，眩晕，失眠，小儿惊风，鼻塞，鼻渊，鼻衄，眉棱骨痛，目痛	提捏进针，从上向下平刺，或向左、右透刺攒竹、睛明等，刺0.5~1寸	
素髎	在鼻尖的正中央	酒渣鼻，鼻渊，鼻衄，昏迷	向上斜刺0.3~0.5寸，或点刺出血；不灸	
水沟（人中）	在人中沟的上1/3与中1/3交点处	中风昏迷，惊风癫痫，腰脊强痛，面瘫，面肿	向上斜刺0.3~0.5寸，或点刺出血；不灸	
兑端	在上唇结节的中点	口呐唇动，齿龈肿痛	向上斜刺0.2~0.3寸；不灸	
龈交	在上唇内，上唇系带与上牙龈的交点	牙龈肿痛，癫狂，腰痛	向上斜刺0.2~0.3寸，或点刺出血；不灸	

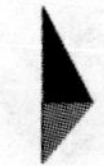

附录　本书主编李素荷学术成果简介

李素荷，女，汉族，出生于1961年9月。教授。博士生导师。33年教龄。1983年毕业于广州中医药大学中医专业，毕业后一直在针灸推拿学院从事针灸教学、临床及科研工作。主讲《腧穴学》《针灸学》《经络腧穴学》等课程。临床及科研方向主要在针灸与变态反应性疾病研究和埋线疗法治疗多种病症的研究方面。历任广州中医药大学针灸推拿学院院长，中国针灸学会腧穴专业委员会委员，中国针灸学会针灸教育专业委员会委员，广东省针灸学会副会长，广东省针灸学会针灸教育专业委员会主任委员，广东省中西医结合学会康复专业委员会副主任委员，广东省中医药学会中医外治法专业委员会副主任委员，广东省中医药学会呼吸病专业委员会广东省中医哮喘联盟委员，广州市美容美发协会副会长。

（一）主持课题

1. 教学课题

（1）主持广州中医药大学教学教育课题：针灸推拿专业基础课程标准化试题库构建及应用效果评析（2006. 9—2008. 9）。

（2）广东省教育厅（广东省高等教育本科教学改革项目）强化针灸推拿基本技能训练，促进学生创新人才培养方案的研究与实践（BKJGYB2008038）（2009. 3—2011. 3）。

（3）2010年广东省教育厅（广东省高等教育教学成果奖培育项目）：构建适应社会需求的中医针灸推拿人才培养模式的研究与实践。

（4）2010年广东省教育厅（广东省高等教育本科教学改革项目）：新型针灸推拿人才培养体系的探索与实践。

（5）2012年获广东省教育厅立项资助的省级质量工程项目精品视频公开课“人体保健穴位的应用”。

（6）2012年获广东省教育厅立项资助的省级质量工程项目专业综

合改革试点项目：培养适应社会需求的针灸推拿创新型人才。

（7）2012 年获广东省教育厅立项资助的省级质量工程项目：人才培养模式创新实验区建设项目：复合型高层次中医针灸人才培养模式创新实验区。

（8）2012 年获广东省教育厅立项资助的省级质量工程项目省大学生实践教学基地建设项目：广州中医药大学—广东省工伤康复医院康复技能综合培训中心。

（9）2013 年获广东省教育厅广东省高等学校教学质量与教学改革工程本科类立项建设项目：精品资源共享课“经络腧穴学”。

2. **科研课题**

（1）广东省自然科学基金课题：穴位埋线对慢性萎缩性胃炎大鼠胃粘膜屏障保护作用研究（项目号：K2080128）。受理编号：8151040701000005（2008—2010）。

（2）国家自然科学基金课题：穴位埋线调节慢性萎缩性胃炎模型大鼠 NF - κB 转导系统的机制研究。项目批准号：81072876（2010—2013）。

（3）合作的课题有广东省中医药局课题：穴位埋线与西药治疗抗精子免疫性不孕的临床研究。项目编号 20111011。

（4）国家自然科学基金课题：基于 JAK - STAT 转导系统的穴位埋线改善慢性萎缩性胃炎炎症机制研究。项目批准号：81473756（2014—2018）。

（二）近几年发表的文章和出版著作

1. **教学论文**

［1］曹敏，许能贵，李素荷，等. 广州中医药大学高素质针灸人才培养模式的研究与实践［J］. 成都中医药大学学报（教育科学版），2016，18（3）：1 - 2，33.

［2］王继红，赖新生，李素荷. 论中医教育过程中的多元与兼容思维［J］. 河北中医，2016，38（2）：318 - 320.

[3] 邵瑛，吴强，李素荷，等. 针灸推拿专业课程双语多维互动教学模式的应用［J］. 中国中医药现代远程教育，2015，13（10）：84－86.

[4] 陈创荣，林涵，李素荷. 试论高等中医药院校大学生科研能力的培养［J］. 吉林省教育学院学报（上旬），2015，31（5）：77－78.

[5] 李素荷，王琴玉，唐纯志，等. 强化基本技能训练 培养创新实践型人才［J］. 辽宁中医药大学学报，2013，15（4）：5－7.

[6] 刘春龙，余瑾，李素荷，等. 标准化病人在康复评定学教学中的应用［J］. 中国康复，2012，27（2）：148－150.

[7] 王琴玉，李素荷. 现代针灸专业人才知识结构体系探讨［J］. 中国针灸，2012，32（2）：177－179.

[8] 李素荷，王琴玉. 针灸推拿学专业建设经验及基本思路的探讨［J］. 中医教育，2011，30（3）：13－15，18.

[9] 刘春龙，余瑾，李素荷. 康复治疗学“三合一”实验教学模式的研究与实践［J］. 按摩与康复医学，2011，2（5）：219－220.

[10] 邵瑛，梁洁群，李素荷，等. 关于加强中医药研究生创新能力培养的思考［J］. 中国医药，2010，5（3）：273－274.

[11] 林锦泉，李素荷，唐纯志，等. 立意创新 锐意进取：记广州中医药大学针灸推拿学综合实验中心建设［J］. 中医药管理杂志，2010，18（9）：813－814.

[12] 何新芳，李素荷. 《经络腧穴学》实践教学的方法探讨［J］. 医学理论与实践，2006（8）：994－995.

[13] 伦新，李素荷，等. 针灸专业新课程《经络腧穴学》的课程建设［J］. 医学教育探索，2004（4）：17－18，61.

[14] 伦新，李素荷. 《经络腧穴学》多媒体教学实验探索［J］. 广西中医学院学报，2003（4）：111－113.

[15] 张宏，李素荷，李万瑶，等. 提高针灸基本技能的教学改革与实践［J］. 成都中医药大学学报（教育科学版），2003，5（2）：18－19.

[16] 伦新，李素荷.《腧穴学》教学中学生操作能力培养的实践[J]. 广西中医学院学报，2003（1）：98-100.

2. **科研论文**

[1] 李素荷，吴艳艳. 阿是穴埋线治疗痛证164例[J]. 中医研究，2013，26（3）：59-60.

[2] 李素荷，张璇. 针灸治疗腱鞘囊肿46例[J]. 上海针灸杂志，2012，31（7）：466.

[3] 李素荷，刘芳，王士超. 针刺孔最穴、鱼际穴治疗哮喘急性发作临床观察[J]. 中国中医急症，2012，21（1）：124-125.

[4] 李素荷，黄德裕，唐纯志，等. 穴位埋线对慢性萎缩性胃炎大鼠胃黏膜的影响[J]. 广州中医药大学学报，2010，27（4）：346-349，440.

[5] 李素荷，杜淑佳. 耳针治疗原发性痛经54例[J]. 中医外治杂志，2009，18（3）：54-55.

[6] 李素荷，江莹. 穴位埋线治疗喉源性咳嗽56例[J]. 上海针灸杂志，2009，28（4）：230-231.

[7] 李素荷，王焱平，阮慧红，等. 穴位埋线治疗单纯性肥胖症69例临床观察[J]. 新中医，2008（11）：69-70，8.

[8] 李素荷，何新芳. 腧穴自血疗法治疗慢性荨麻疹69例疗效观察[J]. 新中医，2005（10）：66.

[9] 李素荷，姜小英，唐纯志. 穴位植线治疗胃痛96例临床观察[J]. 河南中医药学刊，2002（5）：42.

[10] 李素荷，林凯玲，王倩，等. 剪刺龈交穴治疗内痔30例临床研究[J]. 中国针灸，2002（7）：25-26.

[11] 李素荷. 穴位埋线治疗过敏性鼻炎慢性鼻炎195例[J]. 山东中医杂志，1995（12）：555-556.

[12] 李素荷，王倩. 针刺并中药外敷治疗肩周炎78例[J]. 新中医，1995（5）：30.

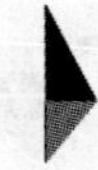

3. **通讯作者论文**

［1］李知行，安潇潇，李素荷，等．李素荷穴位埋线分期论治过敏性鼻炎经验［J］．辽宁中医杂志，2018，45（3）：489－490.

［2］苗芳，李素荷．电针与穴位埋线结合治疗脑鸣验案1则［J］．中医药导报，2018，24（1）：82－83.

［3］马林，李素荷，王坤，等．N－甲基－N′－硝基－N－亚硝基胍诱发大鼠慢性萎缩性胃炎的浓度探讨［J］．辽宁中医杂志，2017，44（7）：1544－1547.

［4］陈奇钰，李素荷．“八脉交会八穴歌”临床应用理论探究［J］．湖南中医药大学学报，2017，37（5）：526－529.

［5］李知行，张海华，李素荷，等．针灸治疗慢性萎缩性胃炎的作用机制研究进展［J］．中国针灸，2016，36（10）：1117－1120.

［6］王丹萍，李知行，李素荷．针灸治疗胃脘痛取穴规律的古代文献研究［J］．上海针灸杂志，2016，35（4）：482－485.

［7］李知行，张海华，李素荷．风市穴简便取穴法准确性之探析［J］．中国针灸，2015，35（12）：1297－1298.

［8］李知行，张海华，李素荷．震颤麻痹伴嗅觉障碍病案［J］．中国针灸，2015，35（S1）：79－80.

［9］李知行，张海华，李素荷．李素荷穴位埋线治疗支气管哮喘经验［J］．广州中医药大学学报，2015，32（3）：533－535.

［10］胡成想，李素荷．关于血海穴简便取穴法准确性的探讨［J］．中国针灸，2014，34（12）：1196.

［11］胡成想，李素荷．穴位埋线疗法治疗支气管哮喘的系统评价［J］．安徽中医药大学学报，2014，33（3）：70－73.

［12］黄奕涵，黄舒娥，李素荷．穴位埋线法治疗抗精子免疫性不孕临床研究［J］．光明中医，2014，29（5）：1008－1010.

［13］陈广贤，李素荷．李素荷针灸治疗原发性痛经经验［J］．广州中医药大学学报，2014，31（2）：315－316，320.

［14］蒋云峰，林丽霞，李素荷．基于CONSORT和STRICTA评价针灸治疗白细胞减少症随机对照试验报告质量［J］．现代中西医结

合杂志，2014，23（4）：380－382.

［15］李知行，李素荷．穴位埋线治疗过敏性鼻炎验案一则［J］．中医外治杂志，2013，22（6）：52.

［16］陈璐，李素荷，等．穴位埋线对慢性萎缩性胃炎大鼠 Toll 样受体 4 和核因子－κB 表达的影响［J］．针灸临床杂志，2013，29（8）：47－50，79.

［17］樊永磊，李素荷，钟国新，等．穴位埋线对慢性萎缩性胃炎大鼠血清 CRP、IL－6、TNF－α 的影响［J］．吉林中医药，2013，33（8）：824－826.

［18］陈璐，李素荷．针刺治疗慢性胃炎有效性的系统评价［J］．针灸临床杂志，2013，29（6）：17－23.

［19］钟国新，李素荷，陈璐，等．穴位埋线对慢性萎缩性胃炎模型大鼠 IKKβ、IκB、NF－κB 表达的影响［J］．中华中医药杂志，2013，28（5）：1291－1294.

［20］钟国新，李素荷．基于 CONSORT 和 STRICTA 评价针灸治疗慢性萎缩性胃炎临床随机对照试验报告的质量［J］．时珍国医国药，2013，24（4）：983－986.

［21］陈璐，李素荷，曾侠一．针刺治疗急性期贝尔麻痹有效性与安全性的系统评价［J］．中医杂志，2012，53（22）：1921－1926.

［22］刘炫斯，李素荷，李珍．针刺患侧中平单穴治疗肩周炎 31 例临床观察［J］．新中医，2012，44（1）：96－97.

［23］黄康柏，李素荷，黄德裕，等．穴位埋线对慢性萎缩性胃炎大鼠胃黏膜超微结构的影响［J］．新中医，2011，43（11）：101－103.

［24］黄奕涵，黄舒娥，李素荷．抗精子免疫性不孕的中西医研究进展［J］．现代中医药，2011，31（5）：70－72.

［25］谢正红，李素荷．阿是穴："病痛局部"在针灸临床中的应用［J］．中医外治杂志，2011，20（3）：53－56.

［26］阮慧红，黄志勇，李素荷．穴位埋线及电针对单纯性肥胖症疗效和生存质量的比较研究［J］．湖北中医杂志，2011，33（3）：22－23.

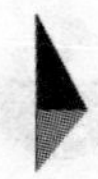

4．其他论文

［1］阮慧红，黄志勇，李素荷．穴位埋线及电针对单纯性肥胖症疗效和生存质量的比较研究［J］．湖北中医杂志，2011，33（3）：22－23.

［2］阮慧红，李素荷，江莹．穴位埋线治疗单纯性肥胖症疗效观察［J］．四川中医，2010，28（3）：118－120.

［3］谢正红，李素荷．阿是穴："反应点"在针灸临床中的应用［J］．中医外治杂志，2006（3）：46－49.

［4］李红，唐纯志，李素荷，等．穴位埋线对慢性胃炎患者环核苷酸及胃肠激素的影响［J］．中国针灸，2005（5）：301－303.

［5］李红，李素荷，唐纯志，等．穴位埋线对慢性胃炎患者胃电图及胃肠激素的影响［J］．广州中医药大学学报，2005（2）：123－126.

［6］何新芳，李素荷，冯淑兰．针灸分期辨证治疗面瘫的疗效观察［J］．针灸临床杂志，2003（11）：8－9.

［7］龚东方，李素荷，陆智华．针刺调和冲任法治疗乳腺增生病的探讨［J］．中国中医基础医学杂志，2001（11）：51－52.

［8］龚东方，杨海燕，李素荷．针药结合治疗乳腺增生症的临床观察与研究［J］．针刺研究，1997（4）：271－274.

［9］李春辉，王雪玲，李素荷．中药穴位外敷内服治疗瘿病58例［J］．新中医，1994，26（8）：37－38.

［10］杨小霞，李素荷，李春辉．中药液穴位温敷治疗瘫痪［J］．新中医，1993，25（11）：31－32.

5．会议收录论文

［1］李素荷．针灸治疗急症［C］// 中国中西医结合学会急救医学专业委员会．2012中国中西医结合学会急救医学专业委员会学术年会论文集．中国中西医结合学会急救医学专业委员会，2012：3.

［2］李素荷．《经络腧穴学》实验教学的规范化建设［C］// 中国针灸学会．2011中国针灸学会年会论文集（摘要）．中国针灸学会，

2011：4.

[3] 李素荷. 穴位埋线治疗功能性便秘32例临床研究［C］//中国针灸学会. 2011中国针灸学会年会论文集（摘要）. 中国针灸学会，2011：5.

[4] 李素荷. 穴位埋线治疗心脾两虚型失眠的临床观察［C］//广东省针灸学会. 广东省针灸学会第十二次学术研讨会暨全国脑卒中及脊柱相关性疾病非药物诊疗技术培训班论文集. 广东省针灸学会，2011：4.

[5] 李素荷. 风雨三十载，萋萋满园春：针灸推拿学专业建设经验及基本思路点滴谈［C］//中国针灸学会针推结合专业委员会. 中国针灸学会针推结合专业委员会成立大会暨针灸教育与腧穴应用学术研讨会论文汇编. 中国针灸学会针推结合专业委员会，2010：5.

[6] 李素荷. 针刺孔最合鱼际穴治疗哮喘急性发作临床观察［C］//中国针灸学会针推结合专业委员会. 中国针灸学会针推结合专业委员会成立大会暨针灸教育与腧穴应用学术研讨会论文汇编. 中国针灸学会针推结合专业委员会，2010：2.

6. **编写教材**

（1）副主编："十一五"国家规划教材中医临床实训教材《经络腧穴学》，中国中医药出版社出版。

（2）副主编：新世纪全国高等中医药院校针灸专业创新教材《中医妇科学》，中国中医药出版社出版。

（3）主编和导演了由人民卫生出版社公开出版发行的卫生部医学视听教材《过敏性鼻炎的针灸治疗》。

（4）主编"全国中医院校针灸推拿专业必修课考试辅导丛书"新世纪辅导系列教材，包括《经络腧穴学》《推拿学》《刺法灸法学》《针灸治学》四册，科学技术文献出版社出版。

（5）参编：卫生部"十一五"规划教材　全国高等中医药院校汉英双语教材《针灸学》，人民卫生出版社出版。

（6）副主编："十二五"规划教材《经络腧穴学》，中国中医药出

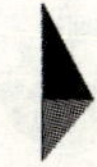

版社出版。

(7) 主编:《针灸推拿康复美容实验教材》，广东高等教育出版社出版。

7. 出版专著

2010 年出版《常见病针灸推拿治疗手册》，中国医药科技出版社。

(三) 教学成果

1. 教学奖励

(1) 2004 年 6 月“有效重组教学资源，构建《经络腧穴学》新课程”获得学校的教学成果一等奖。

(2) 2004 年 6 月“提高针灸基本技能的教学改革与实践”的经验总结，获得学校的教学成果一等奖。

(3) 2008 年 9 月“针灸推拿专业基础课程标准化试题库构建及其应用模式”获得学校教学成果一等奖。

(4) 2008 年主持编导的“十五”国家重点音像出品规划品种、卫生部医学视听教材《过敏性鼻炎的针灸治疗》被中国教育技术协会中医药专业委员会评为优秀视听教材，获得三等奖。

(5) 2009 年 5 月主持编导的“十五”国家重点音像出品规划品种、卫生部医学视听教材《过敏性鼻炎的针灸治疗》在第五届全国医学优秀电教教材评审中荣获中华医学会学术会务部、教育技术分会授予的“索尼杯”三等奖。

(6) 2008 年《在教学中增进师德建设》获大学师德建设征文一等奖。

(7) 2008 年《新世纪的高等中医药教育管理》荣获“广州中医药大学教育思想讨论月活动”优秀论文奖。

(8) 2013 年“构建适应社会需求的中医针灸推拿人才培养模式的研究与实践”获得学校的教学成果一等奖。

2．**科研奖励**

（1）靳三针治疗儿童自闭证技术获2010年中华医学会科技进步奖二等奖署名第四。

（2）靳三针治疗儿童自闭证技术获2011年广州中医药大学科技进步奖一等奖署名第四。

3．**精品课程**

（1）参与省级精品课程“针灸学”。

（2）校级精品课程“经络腧穴学”负责人。

4．**荣获荣誉奖**

（1）2000年11月获广州中医药大学“我心目中的好老师”称号。

（2）2002年9月获“广州中医药大学新南方教学奖励基金”优秀教师奖。

（3）2004年6月获广州中医药大学“我心目中的好老师”提名奖。

（4）2004年9月获“广东省南粤优秀教师”奖。（广东省教育工委省教育厅、省总工会、省教育基金会）

（5）2006年12月获“广州中医药大学十大标兵”称号。

（6）2007年9月获“广东省师德先进个人”奖。（中国教育工会广东省委员会）

（7）2009年9月获“学校教学名师”奖。

（8）2010年4月学校“教学管理工作先进个人”。

（9）2010年10月获学校“优秀博士后管理人员”奖。

（10）2013年3月第四届全国中医药博士生优秀论文评选活动优秀论文指导老师。（中华中医药学会、上海中医药大学、中华中医药杂志社）

（11）2014年1月获广州中医药大学“学位与研究生教育优秀指导老师”。

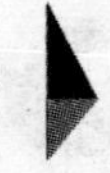

（四）其他

（1）2007 年当选为第十四届广州市白云区人大代表。

（2）2008 年被推选为第十届广东省政协委员。

（3）2012 年当选为第十五届广州市白云区人大代表。

后 记

到今天，本书主编，我的太太李素荷，离开她热爱的针灸事业两年了。

这本书经历了她在百忙中挑灯编写，在病中带病编审，以及重病中的牵挂，但一直到她去世，都未能完成面世。

在她去世大概半年，我发誓要把这本书进一步完善，尽快出版，以告慰她的在天之灵。但是，每当我拿出来要做这项工作的时候，总是不能平静我的思绪，没法思考、没法写作。因为我不愿意承认她已经永远离开我，所以一直都没有完成。直到今天，在她离开我两周年的日子，我忽然冥冥中听到她在呼唤，要我完成她未竟的最后一件事。所以，我决定不再修改，不需要画蛇添足，只按出版社要求，只做一点点补充，基本保持原状，尽快付梓。

李素荷（1961 年 9 月—2016 年 11 月）出生于一个医疗世家，祖上六代都在广佛地区从医。爷爷李仁春，第一届佛山名中医，曾任南海县（现佛山南海区）盐步卫生院副院长，县政协委员。父亲李国桥，世界知名疟疾研究专家，原广州中医药大学副校长，原广东省政协委员、全国人大代表、全国劳动模范，是国家五一劳动奖章获得者，白求恩纪念奖章获得者。李素荷自小家学渊源，礼貌端庄，好学上进。1978 年高中毕业参加应届高考，顺利就读于原广州中医学院，现为广州中医药大学中医医疗专业。1983 年毕业后留校分配到广州中医药大学针灸学教研室当教师并随即参与广州中医药大学针灸系以至针灸学院的筹建，是广州中医药大学针灸学院创始人之一，历任针灸系经络腧穴教研室、针灸学院（现为针灸康复临床医学院）腧穴学教研室主任，针灸学院副院长，针灸康复临床医学院院长等职。三十三年来一直奋斗在针灸临床和教学的第一线，直至退休前夕，倒在她最喜欢的工作岗位上，再也没有起来。她的一生自有别人评判，但我真的觉得，在她一生的工作方面，用“呕心沥血，死而后已”八个字评价她尤不为过。

她短暂的一生，除了学习，都是用教师两个字来写就的。她热爱教师这个职业，为人师表，参加工作三十几年来桃李满天下，从未离开教学、临床和科研第一线，培养了大批优秀本科、硕士、博士学生。在教学和科研方面多次被评为“南粤优秀教师”“最受欢迎的好老师”等称号；在临床上更是深受患者欢迎的好医生。虽然称不上神医，但是她不仅有深厚的家学渊源熏陶和积累了丰富的临床经验，而且更有长辈耳提面授，她总是以针灸为主，实践针药相兼，为无数患者解除了痛苦。

而除了繁重的教学、医疗工作，她也长期担任领导和参与社会工作。在领导岗位上，她正直无私，宽严并济，在学院员工中有很大的影响力；同样，在社会工作上，不管是白云区人大代表、广东省政协委员，还是不同专业的多个学会主委、副主委，她都踏踏实实，兢兢业业，任劳任怨，给她所有的同事、朋友，都留下美好的印象。

更珍贵的是，对我来说，她不仅仅是优秀教师，优秀的医疗工作者，优秀管理者，优秀的社会活动家，他同样是我儿子的好母亲，我的好妻子。不管多忙多累，只要不外出、不加班，即使是很疲累地工作后，我们仍能经常喝到浓浓的广东靓汤、吃到可口的饭菜；只要有时间，不管多忙，不管多累，我们还一起照顾双方的父母和亲戚朋友。对这些，在她的一生中，甚少怨言。为这个家庭，她只有付出，不问回报。“贤妻良母”四个字，她受之无愧。

然而，两年了，七百多个日子过去了，她再也没有回答过我的呼唤了！每天晚上回来，再也没有温暖的灯光和温柔的笑脸等着我。多少次回家，我第一件事还是呼唤她的名字；多少次梦中，我们还是过着以前的日子。我不相信，她真的会这样走了，她的书籍仍然在书柜里排列整齐；她的衣服仍然挂在衣柜；我们的家仍然还是那个模样，仍然整洁充满生机。因为我相信，她还能看到，她还会回来，不然的话，我怎么还能像以前一样，总是感受到她的气息，感觉到她的魂牵梦萦？

素荷啊，你到底在哪里？

素颜怀瑾，鞠躬尽瘁情难了
荷影溢香，桃李满天志未酬

贤淑高风，天地同悲垂白素
精诚济世，杏林永载怀清荷

辨证育人大爱无疆，学人风范
相夫教子持家有道，淑女母仪

我写这些，就当是对她的纪念。也更希望让我、让她的朋友，以及让不认识她，但有缘看到这本书的人，了解她，认识她。

是为后记。

黄德裕
2018年11月1日凌晨